主编 周晓欢

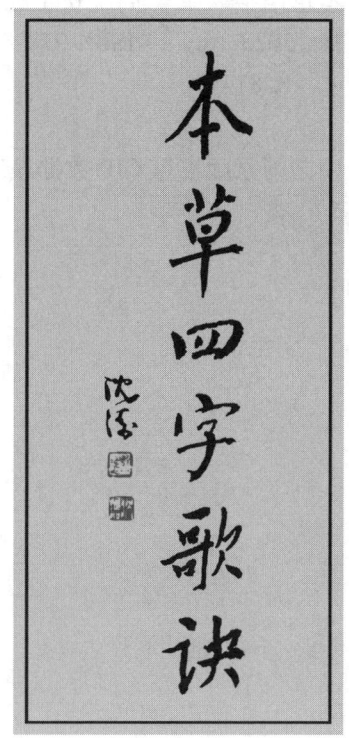

本草四字歌诀

郑州大学出版社

图书在版编目(CIP)数据

本草四字歌诀 / 周晓欢主编. -- 郑州：郑州大学出版社，2025.5. -- ISBN 978-7-5773-1050-3

Ⅰ.R281

中国国家版本馆 CIP 数据核字第 20255VC746 号

本草四字歌诀
BENCAO SIZI GEJUE

策划编辑	张彦勤	封面设计	苏永生
责任编辑	张彦勤	版式设计	苏永生
责任校对	董　珊	责任监制	朱亚君

出版发行	郑州大学出版社	地　　址	河南省郑州市高新技术开发区
经　　销	全国新华书店		长椿路 11 号(450001)
发行电话	0371-66966070	网　　址	http://www.zzup.cn
印　　刷	河南龙华印务有限公司		
开　　本	710 mm×1 010 mm　1 / 16		
印　　张	21.5	字　　数	398 千字
版　　次	2025 年 5 月第 1 版	印　　次	2025 年 5 月第 1 次印刷
书　　号	ISBN 978-7-5773-1050-3	定　　价	89.00 元

本书如有印装质量问题，请与本社联系调换。

作者名单

主　审　夏西超
主　编　周晓欢
副主编　袁亚敏　　李　馨
编　委　(以姓氏笔画为序)
　　　　王惠平　　杨骐好　　苗莹莹
　　　　明虎斌　　明新杰　　贾世钢
　　　　诺维科夫　程传红
秘　书　罗佳琪　　李雨芮　　李若菡
　　　　候婉琪

前　言

　　天气的行运,变幻之中会呈现出阴、晴、风、雨、雷、电等运行特征。地气与天气相应,随行产生水、火、露、霜等自然现象。天地二气之间交泰,气运交合,万物开始萌生和变化,自然界中有了植物、动物、微生物、矿石、山泉等。天地造化出来万物之后,万物各自有了独一无二的形态,外形之美美不可言;形态背后潜藏着各自的特质,特质奥妙无穷。

　　一粒种子,埋在地下,春天发芽,夏天繁茂,秋天结果,冬天收藏。随着四季变化,在感受四时冷暖变化的过程中,吸纳天地之间的灵气,汲取日、月、大地的精华,生成了根、茎、叶、花、种子。自然界中每一种植物都有属于自己形态和品性。猛虎、蟾蜍、蚯蚓、蝎子、蜈蚣、斑蝥、扇贝等动物,或走行陆地或畅行海洋,或白天活动或夜晚出行,或雄霸一方或藏匿洞穴。关于生存之道,其各有各的技巧。动物们在自然中也形成了各自的形态和秉性。雄黄、滑石、石膏、硫黄、阳起石、磁石、寒水石等矿物,采集挖掘之地,或南或北,或东或西,或深或浅,火山爆发,地壳变动,历经沧桑,早已形性各异。透视万物外在形态,至美之处,感慨万千;洞悉万物内在属性,至妙之处,心生敬畏。万物有形、有色、有味,泼墨描绘,字里行间皆可流露出来,若如眼前的壮丽山水。万物有性、有气、有运,如椽巨笔,无字真经皆在生命的体悟之中,若如心中的隐约山水。

　　人与万物,交相呼应,相合相参。人体在生命运行过程中,迎合着天地气运的变化,机体做出相应的改变。因生命运行多变而多姿多彩,在展现生命状态的舞台上,走偏瞬间时有发生。探索天地玄妙之际,万物为人所用,发扬优质特性,纠正人体运行之偏离,回归生命健康运行之通途。华夏圣贤,怜悯苍生,取用万物,扬长避短,沧海桑田,驯服改性,融通组合,分门别类,本草诞生。妙用本草其长,可添补生命运行之短,调和五脏六腑的协同,宣通经脉气血的运行，重塑机体阴阳的制衡，实现生命运行的稳态，本草成为华夏文明的瑰宝。

本草有形，形后藏性，性后化气，气运走行，入驻脏腑，纠偏身体，调和阴阳，各有侧重。本草纷繁，演绎归类，整合特性，迎合五脏，各有归处。作者在细研本草形性和感同气机运行的基础上，体悟本草在生命运行中之奥妙，把本草略分为宫、商、角、徵、羽五个子集，分别对应人体脾脏、肺脏、肝脏、心脏、肾脏五个藏象，从而在"形"的层面把握本草性味归经和作用靶器官，进而编写了《本草四字歌诀》一书。《本草四字歌诀》继承神农、岐黄、历代名家文脉之渊源，接力古典文学风韵，感悟中医药文化的智慧和博大精深，架构起传统医学与现代医学之间的桥梁，构建文化传播与健康普及的纽带，以便更广泛地服务于大众。但是，本草作为天然之物，并非绝对完美无暇。其有自身独道的优点，也必然存在无法克服的缺点。本草功用层面务须认知辨证，做到融汇贯通，应用中做到恰到好处，从"神"的层面解读本草。

本书在编写过程中，力求语言简洁高效，前后表述押韵，便于读者记忆和传播。一些中药在书中出现的过程中，在保证物种属性的基础上，对药物名字进行了简化处理，如龙胆草用胆草、枸杞子用枸杞、熟地黄用熟地、生地用生地黄、菟丝子用菟丝子、山茱萸用山茱、牡丹皮用丹皮、车前子用车前、何首乌用首乌、紫苏梗用苏梗等。书中涉及国家保护的动物类药材，在编写过程中已做了对应功能属性药物的替代和调整，如穿山甲改用鸡血藤、虎骨改用骨粉等。无法替代药物由读者自行选用及灵活变通更换，以期达到理想效果又不失中医对外科疾病认知的朴素辨证观点。

在本书的撰写过程中，很多老师、挚友、亲人和我的学生给予莫大支持和帮助，在此表示衷心的感谢！

编　者
2025 年 2 月

目　录

第一部分　脾脏（宫集） ········· 001

　一、人参 ················· 003

　二、黄芪 ················· 008

　三、甘草 ················· 011

　四、白术 ················· 013

　五、苍术 ················· 016

　六、熟地黄 ··············· 017

　七、生地黄 ··············· 020

　八、当归 ················· 022

　九、牛膝 ················· 024

　十、远志 ················· 026

　十一、石菖蒲 ············· 027

第二部分　肺脏（商集） ········· 029

　一、天冬 ················· 031

　二、麦冬 ················· 033

　三、五味子 ··············· 035

　四、菟丝子 ··············· 037

　五、菊花 ················· 038

　六、薏苡仁 ··············· 040

　七、山药 ················· 041

　八、知母 ················· 043

九、石斛 …………………………………………………… 044

十、肉苁蓉 ………………………………………………… 045

十一、补骨脂 ……………………………………………… 046

十二、羌活（独活）……………………………………… 047

十三、柴胡 ………………………………………………… 048

十四、升麻 ………………………………………………… 050

十五、车前子 ……………………………………………… 052

十六、蒺藜 ………………………………………………… 053

十七、青黛 ………………………………………………… 054

十八、蒲黄 ………………………………………………… 055

十九、何首乌 ……………………………………………… 056

二十、益母草 ……………………………………………… 057

二十一、续断 ……………………………………………… 058

二十二、金银花 …………………………………………… 059

二十三、巴戟天 …………………………………………… 061

二十四、五加皮 …………………………………………… 063

二十五、芍药 ……………………………………………… 064

二十六、黄连 ……………………………………………… 067

二十七、黄芩 ……………………………………………… 069

二十八、桔梗 ……………………………………………… 070

二十九、瓜蒌 ……………………………………………… 071

三十、紫菀 ………………………………………………… 073

三十一、贝母 ……………………………………………… 074

三十二、款冬花 …………………………………………… 075

第三部分　肝脏（角集）……………………………… 077

一、广木香 ………………………………………………… 079

二、香附 …………………………………………………… 080

三、益智 ……………………………………… 082

四、砂仁 ……………………………………… 083

五、肉豆蔻 …………………………………… 085

六、白豆蔻 …………………………………… 086

七、藿香 ……………………………………… 087

八、高良姜 …………………………………… 088

九、紫苏叶（紫苏子）………………………… 089

十、防风 ……………………………………… 090

十一、荆芥 …………………………………… 091

十二、白芷 …………………………………… 093

十三、细辛 …………………………………… 094

十四、麻黄 …………………………………… 095

十五、葛根 …………………………………… 097

十六、威灵仙 ………………………………… 098

十七、秦艽 …………………………………… 100

十八、薄荷 …………………………………… 101

十九、香薷 …………………………………… 102

二十、葳蕤 …………………………………… 104

二十一、蛇床子 ……………………………… 105

二十二、龙胆草 ……………………………… 106

二十三、泽泻 ………………………………… 107

二十四、玄参 ………………………………… 108

二十五、南沙参 ……………………………… 111

二十六、地栗粉 ……………………………… 112

二十七、丹参 ………………………………… 113

二十八、白薇 ………………………………… 114

二十九、茵陈 ………………………………… 115

三十、青蒿 ·················· 117

三十一、仙茅 ················ 119

三十二、附子 ················ 120

三十三、天南星 ·············· 123

三十四、半夏 ················ 124

三十五、莪术 ················ 126

三十六、骨碎补 ·············· 127

三十七、泽漆 ················ 128

三十八、三七 ················ 129

三十九、万年青 ·············· 130

四十、柞木枝 ················ 131

四十一、蜀漆 ················ 132

四十二、白头翁 ·············· 133

四十三、牡丹皮 ·············· 134

四十四、大蓟、小蓟 ·········· 136

四十五、刘寄奴 ·············· 137

四十六、延胡索 ·············· 138

四十七、郁金 ················ 139

四十八、艾叶 ················ 140

四十九、地榆 ················ 141

五十、苍耳子 ················ 142

五十一、茜草 ················ 143

五十二、夏枯草 ·············· 144

五十三、百部 ················ 145

五十四、百合 ················ 146

五十五、旋覆花 ·············· 147

五十六、大黄 ················ 148

五十七、连翘	150
五十八、射干	151
五十九、苦参	152
六十、牵牛子	153

第四部分　心脏（征集）　155

一、泽兰	157
二、萆薢	158
三、防己	159
四、海藻	160
五、甘遂	161
六、白及	163
七、白附子	164
八、王不留行	165
九、蒲公英	166
十、旱莲草	167
十一、灯心草	168
十二、山慈菇	169
十三、贯众	170
十四、山豆根	171
十五、羊踯躅	172
十六、淫羊藿	173
十七、没食子	174
十八、肉桂	175
十九、桂枝	178
二十、柏子仁	180
二十一、黄柏	182
二十二、楮实子	183

二十三、淡竹叶 ………………………… 184

二十四、茯苓 …………………………… 185

二十五、槐角 …………………………… 188

二十六、枳实 …………………………… 190

二十七、女贞子 ………………………… 192

二十八、厚朴 …………………………… 193

二十九、桑白皮 ………………………… 194

三十、栀子 ……………………………… 195

三十一、枸杞子 ………………………… 196

三十二、辛夷 …………………………… 198

三十三、酸枣仁 ………………………… 199

三十四、杜仲 …………………………… 201

三十五、使君子 ………………………… 203

三十六、山茱萸 ………………………… 204

三十七、吴茱萸 ………………………… 206

三十八、接骨木 ………………………… 207

三十九、蔓荆子 ………………………… 208

四十、猪苓 ……………………………… 209

四十一、南烛枝叶 ……………………… 210

四十二、蜀椒 …………………………… 211

四十三、钩藤 …………………………… 212

四十四、大腹皮 ………………………… 213

四十五、槟榔 …………………………… 214

四十六、五倍子 ………………………… 215

四十七、皂角 …………………………… 216

四十八、乌药 …………………………… 217

四十九、血竭 …………………………… 218

五十、沉香 ………………………………………………… 219

五十一、丁香 ……………………………………………… 220

五十二、阿魏 ……………………………………………… 221

五十三、没药 ……………………………………………… 222

五十四、雷丸 ……………………………………………… 223

五十五、麦芽 ……………………………………………… 224

五十六、赤小豆 …………………………………………… 225

五十七、白扁豆 …………………………………………… 226

五十八、黑芝麻 …………………………………………… 227

五十九、巨胜子 …………………………………………… 228

六十、火麻子 ……………………………………………… 229

六十一、神曲 ……………………………………………… 230

六十二、酒 ………………………………………………… 231

六十三、醋 ………………………………………………… 232

六十四、冬葵子 …………………………………………… 233

六十五、姜 ………………………………………………… 234

六十六、干姜 ……………………………………………… 235

六十七、芥子 ……………………………………………… 236

六十八、莱菔子 …………………………………………… 237

六十九、瓜蒂 ……………………………………………… 238

七十、大葱 ………………………………………………… 239

七十一、韭菜(韭菜子) …………………………………… 240

七十二、大蒜 ……………………………………………… 241

第五部分　肾脏(羽集) ……………………………… 243

一、陈皮(青皮) …………………………………………… 245

二、桃仁 …………………………………………………… 246

三、杏仁 …………………………………………………… 247

四、木瓜 …… 248

五、乌梅 …… 249

六、大枣 …… 250

七、龙眼肉 …… 251

八、榧子 …… 252

九、枇杷叶 …… 253

十、郁李仁 …… 254

十一、莲子 …… 255

十二、芡实 …… 256

十三、甘蔗 …… 257

十四、覆盆子 …… 258

十五、金樱子 …… 259

十六、木通 …… 260

十七、山楂 …… 261

十八、胡桃肉 …… 262

十九、橄榄 …… 263

二十、白果 …… 264

二十一、丹砂（水银、轻粉） …… 265

二十二、阳起石 …… 267

二十三、禹余粮 …… 268

二十四、石膏 …… 269

二十五、硫黄 …… 272

二十六、赤石脂 …… 273

二十七、寒水石 …… 274

二十八、钟乳石 …… 275

二十九、代赭石 …… 276

三十、滑石 …… 277

三十一、朴硝（芒硝、皮硝、玄明粉） …… 279
三十二、花蕊石 …… 280
三十三、矾石 …… 281
三十四、磁石 …… 282
三十五、铅丹（铅霜、黄丹） …… 283
三十六、盐 …… 284
三十七、牛黄 …… 285
三十八、山羊血 …… 287
三十九、阿胶 …… 288
四十、麝香 …… 289
四十一、膃肭脐 …… 290
四十二、刺猬皮 …… 291
四十三、雀卵 …… 292
四十四、伏翼（夜明砂） …… 293
四十五、蜂蜜 …… 294
四十六、五灵脂 …… 295
四十七、蝉蜕 …… 296
四十八、蜗牛 …… 297
四十九、蝎子 …… 298
五十、九香虫 …… 299
五十一、蜚虻 …… 300
五十二、僵蚕 …… 301
五十三、蚕沙 …… 302
五十四、桑螵蛸 …… 303
五十五、白头蚯蚓 …… 304
五十六、蟾酥 …… 305
五十七、蝌蚪 …… 306

五十八、白花蛇 …… 307

五十九、鱼鳔 …… 308

六十、龟甲 …… 309

六十一、鳖甲 …… 311

六十二、蛤蚧 …… 312

六十三、蝼蛄 …… 313

六十四、鳗鱼 …… 314

六十五、鳝鱼 …… 315

六十六、螃蟹 …… 316

六十七、海马 …… 317

六十八、文蛤 …… 318

六十九、珍珠 …… 319

七十、牡蛎 …… 320

七十一、水蛭 …… 321

七十二、龙骨 …… 322

七十三、海螵蛸 …… 324

七十四、紫河车 …… 325

参考文献 …… 327

第一部分 脾脏（宫集）

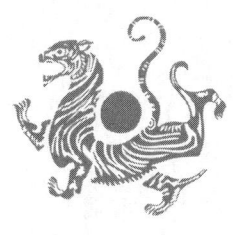

一、人参

人参补气，活人灵苗

药味人参，性味藏甘，气温微苦，气味俱轻，可升可降，阳中有阴。
参本无毒，补气圣药，活人灵苗，气运走行，五脏六腑，无经不到。
五脏之中，专入肺脾，走形入心，十之有八，肝十之五，肾十之三。
世人洞悉，参性归经，脾肺心经，不知其妙，入肝入肾，培植肾元。
五脏肝肾，至阴经脉，人参气味，阳多于阴，少用泛上，多用沉下。
肝肾之病，须多用参，补血补精，助力药味，山茱熟地，纯阴之药。
阴中有阳，反能助力，生血生精，人参功用，诚如所言，世人错看。
天地之道，无机太极，两仪四象，阴阳互根，阳根于阴，阴亦根阳。
无阴凝聚，阳不得生，无阳化变，阴不得长，实有至理，前后相生。
气喘之症，肾气欲绝，宜补肾脏，用以转逆，必用人参，始回元阳。
顷刻之间，人参入肾，肾虚气弱，不能归元，患病而喘，乃是虚喘。
参定喘嗽，须当多用，一服即止，肺脏实火，病发而喘，断不可用。
伤寒厥证，手足逆冷，肝气之逆，用四逆汤，亦必多加，药味人参。
人参性味，多用下沉，入走肝肾，始能定厥，不善人参，往往取败。
组方用药，君臣佐使，人参君药，诸药共用，协同发力，始易成功。
如用提气，必加药味，升麻柴胡，如用和中，必加药味，陈皮甘草。
如用健脾，必加药味，茯苓白术，如定怔忡，必加药味，远志枣仁。
如止咳嗽，必加药味，薄荷苏叶，如用消痰，必加药味，半夏白芥。
如降胃火，必加药味，石膏知母，如清阴寒，必加药味，附子干姜。
如用败毒，必加药味，芩连栀子，如用下食，必加药味，大黄枳实。
用补则补，用攻则攻，因症变通，八纲辨证，配合得宜，轻重得法。

药味人参，亦有单用，一味成功，独参汤方，一时权宜，莫恃常服。
人体气脱，须臾一时，血失之际，顷刻瞬间，精走布散，须臾之间。
阳绝亏绝，旦夕之际，他药力微，缓不济事，须用人参，三五两重。
用药人参，作一重剂，煎服以救，贻误治疗，阳气遽散，生死难料。
杂用他药，共相挽回，诚恐后遗，牵制其手，反致不利，功效滞缓。
用药不力，不能返阳，独参汤方，阳回气转，他药佐助，得保姓名。
用药不当，阴寒逼人，变生不测，用药人参，须有辅佐，相济成功。
人参性味，气运走形，岂特血分，实亦至阴，肝中之血，得参易生。
世人习成，人参性味，气分之药，不疗肝肾，医道微薄，不明大道。
肾中水虚，虚火上冲，人参入肾，参可补水，肾中火动，参反助火。
肺中气满，患病作嗽，参入肝肾，补血添精，归芍熟地，山茱共济。
欲其一味，孤军作战，自入肝肾，气运性味，身单力薄，势亦不能。
肾中阴虚，邪火涌动，邪火有余，补水制火，温热之品，断不可用。
破故杜仲，入肾之味，未尝直入，山茱熟地，不可并用，助力邪火。
况味人参，阳多阴少，乌可轻投，不可同用，慎重明辨，因人而异。
不畏禁忌，妄用人参，肺气更满，嗽且愈烈，肺热叠加，复还伤肺。
火衰阴虚，人参性味，断宜重用，肾中下寒，龙雷之火，不能下藏。
至阴阳虚，势必逆乱，直冲而上，至于咽喉，上热之极，下体畏寒。
四肢厥逆，两足如冰，倘以为热，投以药味，芩连栀柏，火焰愈炽。
苟用人参，附子桂姜，类以从治，引火归元，火自退藏，消归乌有。
虚火不同，阳旺阴消，阴旺阳消，不可偏执，概用人参，以治虚火。

天地气运，化生万物，人参性味，纯正之品，不知人参，攻邪胜药。
人体运行，邪气入身，皆因气虚，营卫失序，内外失呼，不能外卫。
皮毛腠理，稀疏泄露，风寒暑湿，热燥六气，侵袭逼入，始能作乱。
邪由虚入，攻邪用药，用参补气，用参攻邪，审慎时机，顺势而为。
当邪初入，宜少用参，以为佐剂，邪深为君，邪之将去，宜专用参。
斟酌之际，多寡之间，审量用药，先后之际，参之可用，邪不可攻。
邪逼正气，纵深内攻，陷入至阴，重用人参，升阳固本，培植正气。
邪逼内气，拒于停留，表里之间，散于腠理，人参气运，舒达气机。
邪逼气运，逆行串走，胸膈之上，用药人参，疏导内邪，泻于膀胱。
见用人参，病患先惊，窥其一斑，藏死之心，无生之气，难能取效。
邪之所凑，其气必虚，用药人参，切证攻邪，恰到好处，万无一失。
人参性味，非在攻邪，遇邪气盛，正气亏虚，佐以攻邪，多能取胜。

第一部分 脾脏（宫集）

人参攻邪，亦自有说，邪之轻微，不必用参，人之壮实，亦不必用。
唯邪势重，人体气虚，不得已时，加用人参，非助其攻，乃补其虚。

人参阳药，自宜补阳，兼宜补阴，人参性味，巧用其长，阴阳兼补。
人参本性，阳多阴少，阳虚之际，阴多必虚，阳旺之时，阴多必旺。
阳虚补阳，无碍于阴，阳受其益，补阳之际，阴阳互生，阴亦受益。
阳旺补阳，更助其阳，必有火盛，阳火盛大，阴阳相争，阴水必衰。
阴水衰败，阳火更盛，阳无补益，难以补阴，不辨阴阳，不能补阴。
人参性味，善理能补，阳虚之阴，难补漏处，阳旺之阴，千古定论。
真窥之微，补阴之药，少加人参，似亦无碍，阴得阳生，不识可乎。
用参补阴，不制人参，补阴之内，动火之虞，制参之法，生克相随。
参之所恶，为五灵脂，五灵研末，用药一分，将水泡之，用参一钱。
投之水内，即时取起，入诸阴药，助阴生水，断不助阳，化生邪火。
阳旺阴虚，异人之授，率试有验，公告天下，以共欣赏，发扬光大。

喘胀之病，用参更甚，人参气药，以动气也，不言喘胀，深有卓见。
人参性味，补气之王，气药动气，组方定喘，谓之神方，除胀仙药。
病发各异，喘证不同，外感之喘，内伤之喘，外感之胀，内伤之胀。
外感之喘，风邪入肺，用山豆根，柴胡花粉，桔梗陈皮，黄芩即愈。
内伤之喘，脾胃之气，平日大亏，一时气动，挟持相火，上冲咽喉。
忽觉脐下，一裹之气，升腾上行，出由胸膈，直奔作喘，欲睡不能。
身患病疾，气不归元，肾气虚绝，下无藏身，不得不上，相向而冲。
气若盛大，非实反虚，非有余症，不足之证，若药外感，气更消亡。
唯用人参，挽回垂绝，少用泛上，转觉助喘，须用数两，参始下行。
外感之胀，多源水邪，皮肉如泥，按之可捻，牵牛甘遂，泻之利水。
内伤之胀，似水非水，脾胃大虚，虚胀非实，若作水治，气脱胀甚。
骤用人参，脾胃过弱，转不遽受，反作饱满，发病日久，开胃健脾。
气虚中满，非参不除，先少后多，实有次第，用参加味，行气之药。
人参性味，升提气分，今用定喘，至阴之药，人参入肾，一时权宜。
大凡气绝，皆宜人参，以救回逆，滋养肾水，非补阴药，可以速生。
人参性味，气分之药，又兼阴分，阳生阴生，救元阳正，以救真阴。
别不能用，参以补肾，凡用参救，无非补肾，肾气不生，绝必难复。
然则救绝，正救肾也，肾不至绝，不必用参，肾既至绝，唯有用参。

人参性味，气运走形，化生气令，而不破气，时如破气，根源脏腑。
肺气失调，行令旺盛，脾气亦旺，肺气之旺，多缘脾气，脾旺而旺。
人参助气，补益脾脏，五脏之中，脾土肺金，土能生金，脾旺肺旺。
脾本生肺，助气健脾，补肺不足，脾脏受益，肺气有余，肺脏受损。
肺中邪火，聚不得散，无以制衡，肺金受邪，误补益肺，反伤肺气。
火能克金，火气刑金，肺金藏邪，全不受生，转且受克，治当辨证。
制伏邪火，兼益肺气，得参之生，不借其破，变通气运，把握要旨。
五行五脏，脾土肾水，土制肾水，脾土旺盛，水运收敛，无以泛滥。
脾土不坚，水运大旺，欲制其水，必健脾土，固土要药，唯求人参。
五行五脏，脾土肾水，肾脏属水，主司水运，兼纳水火，肾脏藏精。
火运太微，土壁不坚，火潜水中，不在水外，固土须火，补水中火。
人参健脾，脾土克水，克水之际，火愈微弱，水愈旺盛，脾土自崩。
肾阳萎靡，脾土居中，水胀发病，气运失序，愈服人参，病发愈胀。
五行生克，阴阳辨证，先补肾水，以生火运，补火生土，人参补肾。
强固肾阳，生火于水，徐用人参，补肾之内，生土于火，水自不泛。
补肾中火，乃是真火，不可误认，心中阳火，肾生真火，土自不崩。
五行肾脏，水运行令，宜补以消，不宜制激，水火气运，不相走离。
补火之际，不补肾水，火不能生，补水之时，更补肾火，水不能泛。
补水生火，水中补火，人参助益，人参性味，同补兼施，人参入肾。
人参气运，升发阳气，通于肾内，火尤易生，阴聚成形，无阳不长。
肾水得阳，气运变化，肾火气令，随行阳气，升腾走形，生化真气。
人参性味，终是健脾，自然引火，出入肾内，肾火入脾，土自得养。

用药人参，盖今之世，敬畏天地，非畏人参，八纲不辨，乱用人参。
畏用之弊，当用不用，宜而不用，乱用之弊，不当妄用，皆能害人。
人参邀功，畏用之际，助增胆略，人参觑过，诛讨乱用，用心不专。
或存疑虑，人参补益，气血之虚，虚即用参，不问其症，先生多论。
人参选用，不可无识，识生胆中，讲明功过，功过既明，胆识并到。
自然大道，随症用参，无存背缪，多寡参差，迟速舛错，收功绝害。
人参阳药，肺热伤肺，似乎言参，能助肺火，人参助火，能助阳气。
天地万物，不离阴阳，阴阳有分，盖有气血，气中有分，亦有阴阳。
阴气凝聚，必得阳气，初期始生，阳气化变，必得阴气，初期始化。
阴阳相根，在气之中，人参助阳，十之有七，助推阴气，十之有三。
补阴药中，少用人参，以生阳气，阳生阴愈，补阴药中，多用愈亏。

第一部分　脾脏（宫集）

六邪入侵，身患伤寒，伤寒虚证，必须用参，坏证发作，尤宜用参。
伤寒虚证，脉象浮紧，遍身疼痛，宜麻黄汤，病发蔓延，日久不愈。
尺脉迟缓，脉动无力，不可轻汗，气血亏少，不胜发汗，用药荣中。
麻黄汤方，多加人参，用药以补，元气充足，能生气血，病发自愈。
少用人参，多加麻黄，元气既虚，力难胜任，用药组方，亦取败道。
脏结之病，阴虚之际，感获阴邪，原是死证，唯有人参，可救性命。
人参气运，通达上下，回原阳绝，丹田返阴，救其必生，争取时机。
烦躁不同，下后烦躁，不下烦躁，不下烦躁，邪感作祟，断不用参。
下利之后，身仍烦躁，阴阳虚极，不能养心，膻中亏虚，须用人参。
阴虚阳虚，必须辨明，阴虚发病，夜重日轻，阳发病虚，日重夜轻。
宜于补阴，少用人参，用以补阴，阳虚发病，宜于补阳，多用人参。
阳明发病，谵语潮热，脉滑而疾，明邪有余，用承气汤，大便不下。
脉象反变，微涩而弱，欲攻邪气，正气益虚，欲补正气，邪又未散。
唯是用参，不敢据占，为必生耳，当用药味，人参大黄，同煎治疗。
病发坏证，不宜汗下，误用汗发，不宜吐泻，反用吐法，不下而下。
损伤胃气，不宜汗发，必用人参，汗除始收，忌吐用吐，用参始安。
忌不而下，用参下止，危可变安，死可变生，不多加两，功力有限。
伤寒传经，入于少阴，手足四逆，恶寒呕吐，身又倦卧，脉复不至。
心不内烦，反见发躁，阳已外越，阴亦垂绝，阴阳两绝，本不可救。
人参附子，往往有生，真阴真阳，一线之根，最易脱失，最难绝无。
真阴真阳，原自无形，非有形比，救阳阳回，救阴阴续，宁用参附。
伤寒传经，入经少阴，脉象异变，微细欲绝，汗出不烦，上吐下利。
不治之症，理中汤内，加味人参，急固肾阳，真阳扰乱，顷刻奔散。
伤寒下利，日十余次，下多亡阴，宜脉之虚，今不见虚，反有现实。
下利既多，脉不现虚，反有现实，非正气实，脉邪气实，症脉不合。
邪实盛大，不可补正，殊不知晓，正虚之际，益见邪盛，邪盛正脱。
今日之人，不比古人，身体强壮，无病之时，尚不可缺，人参补气。
抱病之时，消耗真气，人参补气，非唯宜用，实宜多用，固本培元。
不知功用，不辨八纲，冒昧用之，不中肯綮，不得参益，反得参损。

二、黄芪

黄芪补气，补血独效

黄芪性味，味见藏甘，气微现温，气薄味浓，可升可降，阳中之阳。
性专补气，入手太阴，太阴肺经，足太阴经，太阴脾经，手少阴经。
黄芪无毒，功用甚多，而其独效，尤在补血，补气圣药，补血独效。
盖气无形，血则有形，有形之血，不能速生，无形之气，得以化生。
黄芪性味，用于当归，能助生血，当归性味，原能生血，须藉黄芪。
血药生血，功性缓慢，气药生血，功用迅速，气分血分，合而相同。
血得气运，凝聚速生，凝血得气，应运而生，少用黄芪，借力发力。
补血汤方，少用当归，倍用黄芪，补血之汤，名虽补血，实单补气。
失血之后，血液外泄，倾盆而出，补血之药，生血过微，难养脏腑。
血失气失，血不速生，气息奄奄，将绝未绝，不急救援，顷刻身亡。
补血之时，必先补气，恐补气时，阳气偏旺，阴气偏衰，又益当归。
当归生血，气生七分，血生三分，阴阳有制，合和有衡，反得大益。
生气之际，宜又生血，两无他害，补中益气，汤用黄芪，又佐人参。
参得黄芪，兼补营卫，强固腠理，健疏脾胃，内消痰食，助升麻柴。
益气汤方，无用人参，升提乏力，多加药味，黄芪白术，始能升举。
人参白术，减去黄芪，断不升气，走于至阴，气虚之人，俱用黄芪。
血虚之人，尤宜多用，骨蒸痨热，中满之人，临证治宜，临证审量。

黄芪无毒，黄芪性补，防风性散，合而用之，补者折中，散者力微。
黄芪防风，防风气运，通达上下，周身之气，得芪而生，黄芪达表。
防风御风，外来之风，得用黄芪，补散之际，防风力微，难以御风。
黄芪补气，气虚之人，反增胀满，不用黄芪，非芪助气，芪不助气。

第一部分　脾脏（宫集）

阴阳有根，气血可补，阴阳之根，气运将绝，服用补药，反不受补。
药见病发，不能受纳，不去补病，黄芪补气，反增胀满，不生气运。
黄芪性味，气分之药，补血之品，血虚之证，俱宜黄芪，用药组方。
四物汤方，佛手散方，补血药多，鲜少黄芪，血证不同，有顺有逆。
病发逆顺，变通用药，顺则发病，血药补血，逆则宜用，气药补血。
血症之逆，非血之逆，而为气逆，气逆发病，后血逆耳，前后相随。
血逆之际，用药血分，气不通顺，血愈逆行，必须补气，用以安血。
气逆血逆，气安血安，不易之理，血不通畅，呕咯吐衄，皆为逆证。
血犹洪水，水逆之际，泛滥天下，腾沸上焦，徒治其血，难平波澜。
补气之药，补血之中，虽气生血，亦气行血，黄芪补血，独胜千古。
黄芪性味，以治气逆，发明独绝，血逆发病，亦有不同，大逆小逆。
病发大逆，必须补气，用以止血，病发小逆，亦可调血，用以归经。
四物汤方，佛手散方，治血血止，血得补助，气运助力，血液归经。
血液行运，最难归经，四物汤方，佛手散方，偏能取效，血逆之轻。
血逆轻者，气逆之小，血逆重者，气逆之大，治血血安，取效必迟。

气虚见补，反作不受，黄芪性味，补气之虚，胃中望补，甚别脏腑。
黄芪性味，一入胃中，唯恐异变，有夺其补，乃有闭关，胀满由生。
治之用法，黄芪用药，不可单用，增药三味，归芎麦冬，散于上下。
黄芪胀满，病有二症，不能受纳，过于受纳，服下黄芪，胀少顷宽。
黄芪补气，不治胀满，药物采用，非芪之故，辨析不彻，不善用芪。
病发日久，人喘大满，肾气欲绝，奔腾上升，似气有余，实气不足。
古用人参，大剂救治，不能助胀，善能定喘，变通证候，用之实宜。
天下苍生，贫多富少，安得多备，人参救急，古用黄芪，代用疗喘。
喘满增剧，不敢复用，黄芪防风，汁炒而用，不增胀增，但制之实。
防风用少，力薄微弱，不制黄芪，用多味浓，过制黄芪，不补反散。
黄芪一斤，防风一两，防风用水，十碗数沸，滤去防风，浸泡黄芪。
湿透之际，以火炒干，再用泡透，又宜炒干，汁干为度，制备黄芪。
用北五味，煎汤一碗，浸泡黄芪，半干半湿，复炒焙干，得获地气。
人参一两，黄芪亦一，定喘如神，不添胀满，至妙之法，至便之法。
古人用方，黄芪用药，加入防风，治病之际，亦能得效，成功更神。

黄芪气运，防风性味，彼此之分，不若先制，调和性情，制伏手足。
黄芪防风，二味相亲，两相合助，不知同异，异姓兄弟，胜于同胞。
患病之初，内气亏虚，初虚之病，黄芪易受，久虚之病，黄芪难受。
虚病用补，新久气虚，皆可用芪，其不可受，非气之虚，乃气之逆。
气逆之虚，必用人参，不用黄芪，发病初虚，病发气逆，忌用黄芪。
气虽亏虚，病发无逆，久病之际，正气萎靡，正宜黄芪，补益气血。
气虚之人，血亦随耗，气血俱耗，重用黄芪，黄芪生气，气旺血衰。
气运有余，血不配伍，生血不足，不得气益，转得气害，气血相逆。
补气之际，必须补血，气血兼施，气虚补气，复补其血，血旺气衰。
血旺之际，气不生血，补血之际，而气自旺，莫忧偏胜，巧妙变通。

三、甘草

甘草平和，性情温顺

甘草味甘，气运平和，性情温顺，可升可降，阳中阳也，内用无毒。
甘草气运，性反甘遂，甘遂苦寒，泄水逐饮，不可同用，同用相杀。
甘草性味，入走太阴，少阴厥阴，调和攻补，消除痈疽，祛散疠毒。
甘草性味，尤善止痛，除却消除，阴虚火热，止渴生津，调和气血。
甘草性缓，急病最宜，寒病热药，必加甘草，以制药性，桂附之热。
热病寒药，必加甘草，以制药性，石膏之寒，调和寒热，平衡阴阳。
下病通利，不宜速攻，必加甘草，以制药性，大黄猛峻，走形迅疾。
上病居位，不宜遽升，必加甘草，以制药性，栀子之动，缓中具和。
其味甚甘，甘则善动，呕吐发病，不宜多服，灵活变通，亦不可拘。
甘药性味，可升可降，用吐则吐，用下则下，顾善之用，扬长避短。
发病中满，忌味甘甜，非忌甘草，气虚中满，气虚呈象，脾胃气虚。
脾胃喜甘，甘草性缓，缓入于胃，不即入脾，胃气即虚，甘草益补。
发病中满，不能接纳，遽然承受，转添胀满，一时之胀，非为久胀。
中满之症，宜用甘草，引药人参，茯苓白术，入于中满，补益脾胃。
甘草多用，多则增满，少用消满，专用添胀，而同除胀，药宜善用。

甘草解毒，无人不知，尽人皆知，不知用之，甘草解毒，上中下法。
上法治疗，上焦之毒，宜引而吐，中焦之毒，宜和而解，下焦逐泻。
吐之用法，甘草一两，瓜蒂三枚，用水煎服，凡遇有毒，一吐而愈。
和之用法，甘草用量，一两五钱，柴胡三钱，白芍三钱，白芥三钱。
当归三钱，陈皮一钱，用水煎服，中焦内毒，集聚滞纳，自然和解。
甘草二两，大黄三钱，当归五钱，桃仁十枚，红花一钱，大便排毒。

甘草和中，攻补俱用，犹如国老，甘草味甘，甘宜脾胃，助力气机。
脾胃之中，过受其甘，宽缓性生，水谷入之，不迅传导，停积瘀滞。
水谷入胃，宜速化者，宜速不速，传各脏腑，少失精华，脏腑不受。
甘草入药，不过调和，无大关系，轻视甘草，甘草重用，收功调剂。
甘草入药，视之平平，不可或缺，夺命之药，诚观解毒，奇效无比。
甘草性味，泻火之品，不在细小，细小泻火，用于急症，可以多用。
缓症多虚，胃气必弱，甘草过甘，多用甘草，难以分消，饱胀之虞。

四、白术

白术苦甘，通利腰脐

白术气运，性味苦甘，气行温和，可升可降，阳中阴也，性味无毒。
白术气运，入心脾胃，肾与三焦，除湿消食，益气强阴，利腰脐气。
有汗能止，无汗能发，黄芪同功，实为君药，非偏裨脏，多用一味。
如人腰痛，用药白术，用二三两，水煎内服，一剂减半，再剂痛失。
腰痛发病，肾经之症，肾虚发病，用选药味，熟地山茱，补水未效。
杜仲破故，补火未效，白术一味，反能取效，白术性味，最利腰脐。
水湿腰痛，气侵走形，入于肾宫，故用补剂，转足反助，邪气之盛。
不若用药，独用白术，单用一味，无拘无束，直利腰脐，为之大得。
二者之气，原通命门，脐之气通，腰气亦利，腰脐气利，肾湿自去。
酒湿作泻，经年累月，病发不愈，亦止消用，白术一味，一连数服。
湿去泻止，泻止脾健，脾健胃健，精神奋发，颜色光彩，受益无穷。
人患疟病，白术二两，半夏一两，米饭为丸，一日服尽，病发即愈。
身患疟病，至难愈病，柴胡青皮，散邪不效，鳖甲首乌，逐邪不效。
草果常山，伐邪不效，白术二两，用药为君，半夏一两，用药为臣。
即以奏功，白术性味，健脾开胃，妙尤祛湿，无痰不疟，半夏去痰。
身体无湿，亦不成痰，利湿之际，清痰其源，除湿消痰，疟失其党。
脾胃健旺，阳气升腾，疟鬼发病，无地存身，用药之效，作用甚捷。
推二陈汤，多加白术，用以消痰，四君子汤，多加白术，所以补气。
五苓散方，多加白术，用以利水，理中汤方，多加白术，用以祛寒。
香薷饮方，多加白术，用以消暑，至于产前，多加白术，用以安胎。
产后用药，多加白术，用以救脱，消食组方，多用白术，用以速化。
降气用方，多用白术，用以遵定，中风组方，须臾夺命，多用白术。
痞块留存，多用白术，防范败坏，人知白术，用为君药，多奏神功。

人之初生，先生命门，人体命门，居位肾脏，先天火运，潜伏汇集。
命门火运，走行施令，变化凝聚，阴阳交合，维系生命，守护脏腑。
命门首生，脏腑后生，脐乃随成，人体脐处，后天母气，交流通道。
命门居腰，交呼应脐，腰脐互动，肾脏元气，布散周身，一身主宰。
腰脐通利，人体自健，腰脐不利，人体发病，凡有水湿，必侵腰脐。
治疗水湿，通利腰脐，水入膀胱，小便化出，得水运行，必利腰脐。
利通腰脐，必用白术，白术之利，腰脐利气，非利之水，气行水行。
腰脐气利，气通膀胱，凡感水湿，化生内邪，俱不能留，膀胱尽泄。
白术利气，非在泻气，正利气运，气通膀胱，膀胱空腔，非气不行。
肾脏膀胱，相为表里，气闭则塞，气通则开，利气之际，必然利水。

白术性味，健脾祛湿，后天培土，用为圣药，白术益人，慎防损人。
白术利水，其性必燥，世人湿病，十居其四，身患燥症，十居其六。
肺气之燥，白术以利，肺气大燥，烁尽津液，痰液凝滞，干嗽之忧。
胃气之燥，白术以利，胃气燥热，炎蒸津液，耗损津液，口渴之虑。
脾气之燥，焦枯津液，肠结便秘，肠道积苦，更用白术，通利肠道。
白术性味，气运生津，能生之津，既济水火，水火未济，不能生津。
燥病解燥，不解其燥，反以治燥，即能生津，为火所烁，多见干渴。
白术祛湿，内无津液，外无水气，白术性味，重在治湿，不可治燥。
白术气运，性味虽燥，健脾之物，脾健之际，化生阴津，津液自生。
用以润药，以佐其燥，白术性味，自失其燥，平衡药性，调和阴阳。
脾胃之气，喜运生发，不喜闭塞，白术气运，开胃开脾，用为圣药。
五行五脏，五行生克，火为土母，非火不生，火气旺盛，非土不旺。
脾胃之土，肾中之火，得获相生，强固脾土，土乃坚刚，以消水谷。
肾水既枯，肾火将绝，土无根培，徒用白术，健脾开胃，唯难显效。
肾中先天，火已损耗，耗尽无余，炉中烬绝，益之薪炭，终难起焰。
生之不生，非在白术，生而不生，无根之土，必须培火，培增肾阳。
脾土强固，肾火所生，胃土实强，心火所生，心火未绝，宜用白术。
心火身火，心火肾火，二者相济，肾火耗绝，心火随行，心火亦绝。
胃不可救，胃无二火，胃气既亡，白术性味，虽能健脾，欲生无从。

先天之火，虽绝未绝，后天之火，一绝俱绝，肾中之火，先天之火。
心中之火，后天之火，后天火绝，源于先天，先天先绝，后天随应。

第一部分 脾脏（宫集）

先天救火，后天之火，运化自生，后天救火，先天之火，唯难救活。
救火之际，先救肾火，肾火化生，心火不死，肾火灭绝，心火不生。
欲救脾胃，徒救心火，非在心火，不宜救治，救治肾火，正所救心。
肾火之绝，徒救心火，多用桂附，白术人参，救心助肾，终亦必亡。
白术甘温，正能去热，脾胃有火，正解火热，唯胃邪火，不用白术。
胃中藏邪，虚火作祟，白术甘温，概曰助火，更疑闭气，尤为可笑。
白术阳药，益脾之阴，阳药补阳，白术偏能，阳中补阴，亦阴分药。
白术性味，阴阳兼补，阴阳之药，相济成功，补阴生阳，补阳生阴。
阴阳本原，两相互生，气运交变，阳以生阳，不若之速，阳以生阴。
药性阴阳，白术阳药，生脾之阴，十之有八，生脾中阳，十之有二。

五、苍术

苍术辟邪，效验如响

苍术性味，气味辛散，味重浓烈，性散发汗，入足阳明，太阴经脉。
苍术消湿，去胸冷气，辟除瘴气，解除祛散，瘟疫尸气，善止心痛。
苍术性味，气运走形，散多于补，伦比白术，二者气运，不可并论。
神农经曰，必欲长生，当服山精，此言白术，非指苍术，别有所指。
苍术辟邪，不可用味，用以补正，苍术善用，人心气痛，效验如响。
湿挟寒邪，上犯膻中，苍术性味，不入膻中，善走大肠，专于祛湿。
川乌同用，引湿下行，寒气沉下，不敢犯上，走形膻中，心痛立定。
不用苍术，反用白术，白术引邪，走行入心，折耗心气，反生大害。
苍术阳药，最能辟邪，邪之所凑，其气必虚，气虚发病，根源不同。
气虚发病，兼有湿痰，气虚患病，兼带燥痰，八纲辨证，阴阳有别。
苍术阳药，善能补气，兼善去湿，湿痰中邪，治疗气虚，自是奇效。
燥痰中邪，疗治气虚，苍术性燥，燥以增燥，势必得邪，燥而更甚。
苍术之妙，善于发汗，功胜白术，发汗之药，皆存弊端，散人真气。
苍术发汗，虽亦散气，终不甚烈，虚人感邪，风药散邪，不若苍术。
盖邪外出，正不大伤，汗出之际，阳不甚越，苍术散邪，实胜风药。
苍术白术，原是两种，神农尝药，首出圣智，岂在人下，必分辨明。
传世久远，迭遭兵火，散失不存，后人阐发，不可同论，既彰彰矣。
白术止汗，苍术出汗，其实相反，关系甚巨，此等悬殊，审慎辨明。

六、熟地黄

熟地消痰，延龄妙味

熟地气运，性味甘润，又有微温，气运下沉，阴中之阳，熟地无毒。
熟地性味，入走肝肾，生血益精，滋养肾脏，骨中脑中，化生长髓。
真阴之气，非此不生，虚火之焰，非此不降，夺命神品，延龄妙味。
熟地入煎，汁液腻滞，未其功效，弃而不用，肾脏要药，补而无泻。
补肾之药，正苦无多，宜山茱萸，牛膝杜仲，兼北五味，并用熟地。
山茱牛膝，不可为君，杜仲气运，性过太温，补肾火衰，不补肾水。
熟地必宜，系为君药，一两八两，多少不等，补阴补阳，实有不同。
药物性味，气运归经，补阳之药，少用奏功，补阴之药，多用取效。
阳主以升，阴主沉降，阳主升发，少用阳药，气易上腾，助力行经。
阴主沉降，少用阴药，味难下达，熟地性味，至阴之药，尤殊他药。
熟地至阴，非多用量，气运走形，难以取胜，临症制宜，通达灵活。
熟地性味，其性甚滞，世人多疑，腻膈生痰，助痰生喘，亦甚可危。
痰发之处，五脏之异，痰出脾肺，熟地性味，多助其湿，用之不宜。
痰出心脏，肝脏肾脏，吐痰症候，如若清水，二陈消痰，百无成功。
心火郁闷，肝气逆行，肾水衰败，皆能生痰，服八味汤，重用熟地。
朝夕之间，皆吐白沫，日轻夜重，卧不能寐，用六味汤，熟地山茱。
一边数服，痰即大减，服数十剂，白沫尽消，卧亦甚安，熟地消痰。
人生饮食，脾肾气行，水谷入腹，不变生痰，变生精华，滋养脏腑。
脾肾之虚，水谷入腹，不化精华，发化化痰，地黄汤方，多见消痰。
人体胃腑，肾脏之关，肾水旺盛，胃中运化，津液自润，肾胃呼应。
肾气盈足，胃气亦足，肾气升扬，胃气亦升，熟地行气，而非滞气。
阴虚之人，胃气不开，熟地开胃，反易饥嗜，疏散阴邪，伸张正气。

阳药奇用，阴药耦用，熟地性味，用药为君，不可独用，独以取胜。
熟地性味，至阴之品，性又至纯，非佐偏胜，专攻一处，断不成功。
四物汤方，补血须臾，必益用药，归芎白芍，阴阳搭配，合和发力。
熟地人参，二者同用，补益心肾，熟地白术，二者同用，脾肾亏补。
麦冬五味，三味同用，肺肾滋枯，熟地白芍，二者同用，益补肝肾。
熟地肉桂，二者同用，命门助火，枣仁同用，安解膻中，内化火沸。
熟地地榆，二味同用，大肠清血，熟地沙参，二药同用，凉胃消炎。
熟地玄参，二者同用，阳明泻焰，八纲辨证，灵活组合，扬长避短。
用药熟地，一两二两，用为君药，加佐之味，五钱八钱，万全取胜。
内唯肉桂，熟地少用，一钱二钱，不可三钱，借力发力，畅达药性。
妇人用药，产前产后，正宜熟地，大剂重用，产妇血亏，熟地生血。
佛手散方，产后圣药，加入熟地，生血尤奇，产后血晕，人参熟地。
肾中元气，后天之祖，天地气运，汲取精华，熟地藏灵，禀气先天。
产妇患病，血室亏损，元气大耗，后天之血，不能速生，正藉先天。

熟地味甘，性运温和，气味甘美，脾胃所喜，性温柔和，脾胃所宜。
脾脏与胃，相为表里，既不相忤，熟地阴药，不留胃中，即留肾中。
人体胃腑，肾之关门，肾经之味，入走胃腑，沿行经脉，引导至肾。
姜汁开胃，砂仁苏脾，无碍熟地，各走经脉，客舍脏腑，花生气运。
熟地性味，无藏腻膈，六味地黄，茯苓山药，泽泻药味，谓曰制熟。
肾脏宜补，不宜用泻，熟地补肾，复用利药，用以泻肾，利药制补。
补肾之药，有泻无补，不制熟地，茯苓山药，泽泻三味，暗藏玄机。
熟地性味，但能滋阴，不能去湿，但能补水，不能生阳，三味助功。
茯苓山药，泽泻药味，三味性味，非掣手足，六味地黄，相得益彰。
熟地性味，消痰圣药，世反没功，凡痰之生，起于肾虚，痰成于胃。
肾气不虚，胃气不弱，肾不亏虚，痰无从生，胃不微弱，痰无由成。
欲痰不成，必须补胃，欲痰不生，必须补肾，肾胃气足，肾无生处。
熟地性味，补肾之药，性味走行，实亦补胃，胃中津液，原本于肾。
补肾生化，胃中津液，真水升胃，真水升胃，胃中邪水，自然难存。
熟地性味，补肾中水，山药山黄，气运走行，用药相佐，助力熟地。
肾水化生，非酸不生，山茱味酸，性又温和，佐助熟地，水乳之合。
山茱过酸，非得熟地，性味甘温，难生肾水，配合相宜，夫妇好合。
八味地黄，补肾中火，火运补益，不可独补，须于水中，阴中生阳。
补火之际，既须补水，补水之药，必宜为君，方中诸药，唯熟补水。

第一部分 脾脏（宫集）

熟地性味，补水圣药，故以为君，有君有臣，山药山茱，用以为佐。
用药有臣，则有佐使，丹皮泽泻，茯苓从之，桂附补火，补水补火。

熟地性味，亦可独用，心肾不交，熟地二两，煎汤饥服，心肾相交。
熟地性味，肾经之药，上通于心，心火太过，肾水大亏，心肾不交。
熟地性味，滋养肾脏，防水枯干，肾得水滋，肾中津液，上济于心。
熟地相配，茯神山药，山茱枣仁，心得肾济，心之气运，下交于肾。
熟地性味，宜多不少，用之得宜，数两不多，用之失宜，钱未见少。
肾水大亏，多犹觉少，脾土大崩，少亦觉多，肾火沸腾，殊多欠多。
胃土喘胀，用量其少，殊憎其少，用之得宜，多与不多，恰到好处。
熟地单用，用以出奇，实属偶然，熟地腻滞，补阴过多，终有相碍。
熟地性味，佐之他味，两味建功，心肾之亏，加龙眼肉，功用更胜。
肝肾之亏，加味白芍，肺肾之亏，加为麦冬，脾肾之亏，加味人参。
人体胃腑，肾之关门，肾脏亏虚，胃腑亦虚，补肾之际，正所补胃。
胆附于肝，胆囊汁液，肾液渗入，始无枯涸，肾虚胆虚，补肾补胆。
倘见胃虚，徒用补胃，香燥之品，烁焦肾水，胆虚补胆，酸耗肾水。
肾水既虚，胃胆愈弱，唯用熟地，用以补肾，胃与胆囊，取给肾脏。
肾水有余，燥者不燥，枯者不枯，阳证虚火，熟地性味，正宜补阴。
熟地性味，药非阳分，药而偏用，以治阳病，阳得阴平，阴阳和合。
阳气运行，非阴不伏，熟地性味，摄至阳气，水升火降，阴阳既济。
熟地滋阴，正开胃药，胃为关门，肾中枯槁，藉胃关门，水谷济困。
肾水不亏，胃中无火，遽用熟地，少加胀闷，善用熟地，彰显奇妙。

七、生地黄

生地凉血，性味归阴

生地气运，性味为甘，又有微寒，走形沉降，阴阳归属，归属味阴。
生地入药，性味归经，入手少阴，少阴心经，走手太阴，太阴肺经。
头面凉火，肺肝清热，亦为君药，性味专功，凉血止血，善疗金疮。
生地性味，安稳胎气，通畅经脉，夫人用药，止停漏崩，俱有神功。
生地性寒，脾胃冷涩，不宜多用，热血妄行，生地性味，功善凉血。
吐血衄血，或遇下血，宜用为君，加入荆芥，以归其经，入三七根。
当血之来，其势甚急，重用生地，凉血止血，若血一止，宜改温补。
生地止血，谓曰神药，灵丹妙药，日日煎服，久用生地，脾胃太凉。
脾胃亏虚，必至泄泻，元气困顿，而血重来，不疑用多，反疑用少。
生地熟地，同是一物，寒温各别，入汤煎服，二者性味，各有特色。
生地用药，不先制熟，性味苦涩，苦则见凉，生地制熟，性味甘温。
譬如一人，先未陶淑，其性刚烈，后加涵养，其性柔和，生熟亦同。
生地凉血，用以止血，人服生地，用以止血，不敢再用，改用他药。
服用生地，止血之后，改用他药，而仍吐血，非因生地，改用他药。
止血之后，不可不补，补血实难，补血之药，未有不温，无温难补。
吐血之后，又最忌温，恐温热性，引沸其血，补血之药，未有不动。
吐血之后，最忌血动，恐血浮动，化生气运，气行血行，气催迫血。
六味地黄，加味药物，五味麦冬，平而不热，静而不动，水升火降。
生地气运，性味之凉，不特沁胃，且沁入脾，不特沁脾，又沁入肾。
久服生地，脾肾俱伤，往往致病，大瘕之泻，生地久用，不可不慎。
生地性味，生地沉阴，凉血所长，断宜轻用，退火泄热，盖其所短。
玄参药味，气运性味，浮游退火，枯涸滋水，疏解内热，尚可重用。
生地凉血，血止不行，不能退火，火欲炎灼，火熏难静，久则上腾。

生地寒凉，可以止血，凉中有补，得凉而止，亦得补止，凉中有补。
生地性味，清肺肝热，只清一时，肺肝之火，初起多实，久病多虚。
生地气运，初起清热，热变为寒，清久病热，热愈增热，寒解实火。
虚火得寒，火焰燃起，生地性味，暂用一时，不可长用，久用伤身。

八、当归

当归温和，升降随行

当归气运，性味甘辛，气性温和，可升可降，阳中之阴，内用无毒。
当归气运，上下有分，补血圣药，性味入心，脾肝三脏，调和脏腑。
气运行令，性运甚动，入之补气，药味补气，入之补血，药味补血。
入之升提，药味提气，入之降逐，药中逐血，用寒则寒，用热则热。
功虽无定，功能殊异，如遇痢疾，非以当归，肠中积秽，无遗去除。
如遇跌伤，非以当归，用药为君，统领气血，骨中瘀血，不能消散。
大便燥结，非以当归，用药为君，润滑肠道，聚结硬粪，不能下利。
产后亏损，非以当归，用药为君，气血亏虚，血晕头眩，不能消除。
肝中血燥，当归少用，难以解纷，心中血枯，当归少用，难以润泽。
脾中血干，当归少用，难以滋养，当归组方，必宜多用，后可成功。
畏其功性，气运过滑，不敢多用，功用薄迟，当归可臣，不可为君。
补血汤中，黄芪为君，出奇夺命，败毒散中，银花为君，角异散邪。
当归组方，实为君药，角色转变，为臣佐使，用彼彼效，用此此效。
当归性味，气运走行，五脏六腑，皆可相资，在人之用，辨证策略。
用之得当，攻补并奏，上下均疗，用之不当，气血两无，阴阳各鲜。

当归补血，补气汤中，善用当归，当归本原，非独补血，实亦气药。
当归入药，性味藏辛，气运少散，恐其耗气，故言补血，不言补气。
气血大亏，当归性味，实补气处，十之有四，党参补血，十之有六。
产后血少，佛手散方，当归为君，川芎为佐，二味用药，补血圣药。
产后血亏，似乎相宜，产后气虚，佛手散方，气血两旺，归补气血。
当归性动，善行滑动，用于燥结，下利症候，恐非所宜，痢症必用。

第一部分 脾脏（宫集）

痢疾水泻，二病不同，水泻发病，病原脾泻，痢疾发病，病源肾泻。
脾主消化，脾泻发病，最忌用滑，肾脏藏精，肾泻发病，最忌用涩。
肾脏归水，邪火侵袭，肾欲通利，火邪阻扰，肾欲留火，后重之苦。
肾水无多，宜用补益，不宜泻下，下多亡阴，肾水枯竭，愈加艰涩。
必用当归，下润大肠，大肠滑润，肾水丰盈，阴阳合和，肾气可安。
肾气安和，大肠有养，火自固守，不敢迫肾，自然火散，痢疾亦安。
当归君主，宜佐当归，偏裨之将，反易成功，当归性动，共试奏功。
入攻则攻，入补则补，偏裨之将，气象变幻，驾驭无方，反治为乱。
当归宜多，重病救危，宜少用者，轻病杜变，不敢多用，非疗之奇。
肠胃素滑，忌用当归，此论其常，变生意外，内火沸腾，外火凌逼。
当归性味，不用润滑，难滋枯槁，当归润滑，足救焦涸，平日畏滑。

生命运行，气血同源，人体血液，非气不生，人体气运，非血不长。
当归性味，生气生血，用为圣药，非但补益，当归生气，而又生血。
气血两生，当归性味，生血之中，而又生气，生气之中，而又生血。
生气之际，即可生血，血得气运，血自旺盛，气血双生，相益更盛。
当归辛温，辛能开胃，温能暖胃，胃之恶食，伤食之际，不能受纳。
辛以散之，则食易化，食不消者，脾气乃寒，脾寒食积，不能运化。
温以暖之，则食易消，产前产后，苟患前症，尤宜多用，开胃健脾。
当归救产，后之重危，富贵之家，用药人参，贫寒之妇，用药当归。
当归性味，如畏滑肠，佐之药物，白术山药，因循坐视，束手高阁。
妇人产后，用药组方，不用当归，补血补气，实无二味，可以相代。
平素滑肠，时当产后，肠亦不滑，不必顾忌，过虑其滑，佐术山药。
当归补血，用之疗效，有效不效，非故当归，不得其法，用药走偏。
血症发病，有兼气虚，或不气虚，气血双虚，兼发积火，不可单用。
血症发病，兼有气虚，治血补气，气行通畅，血自归经，各归其位。
血症发病，气血双虚，平补气血，血亦归经，兼火作祟，补中清火。

九、牛膝

牛膝气运,补中续绝

牛膝性味,有苦甘酸,气令平缓,入药无毒,气运善走,十二经络。
牛膝气运,宽解筋骨,补中续绝,益阴壮阳,腰膝除酸,去除疼痛。
组方用药,牛膝性味,气运走行,引药下走,最通尿管,除却涩痛。
妇人用药,牛膝性味,血症血瘕,绝无一效,未取其功,审慎辨析。
血症血瘕,脾经之病,牛膝性味,走于经络,不走肠腹,症瘕无效。
牛膝性味,阴分用药,总能逐血,不能逐痰,临证制宜,审慎用药。
未悟牛膝,血晕血虚,儿枕作痛,尤不宜用,近人用之,变生不测。
牛膝性味,气运善走,不善留守,血虚之极,无血养心,妇人产晕。
妇人产晕,组方选用,当归川芎,用以补血,反用牛膝,背道而驰。
儿枕作痛,瘀血在腹,妇人产后,气血大亏,阴寒之变,正气亏虚。
非为瘀血,儿枕作痛,腹内积块,妄用牛膝,用以逐瘀,本末倒置。
手按腹部,触摸痛甚,始可组方,少用牛膝,重用归芎,消除肿块。
牛膝性味,补损用药,滋养肾脏,填充骨髓,凡有断续,尚可再接。
古用牛膝,合之麝香,外治堕胎,取性之走,麝香堕胎,非缘牛膝。

牛膝性味,下部用药,以补两膝,多无显效,膝之坚实,非膝独健。
肾脏主骨,膝之所健,骨中髓满,髓空足弱,欲膝之健,必须补髓。
五脏肾脏,肾水之足,髓之以满,肾水不足,骨中之髓,无以盈满。
欲补骨髓,须补肾精,牛膝气运,补精之味,气运微弱,不能大补。
单用牛膝,以治肾虚,性味单一,合用药物,杜仲菟丝,鹿茸苁蓉。
足之能步,气运充盈,不补内气,气以运足,徒用牛膝,膝不能健。
牛膝气运,性善走行,气亦善走,两相合和,气无止遏,血无凝滞。

肾脏主骨，牛膝配味，气运用药，气血走行，补益肾水，髓满足健。
牛膝性味，补中续绝，牛膝性味，走而不守，气运行血，断续之间。
牛膝气运，断续之内，不能补血，须用牛膝，气血用药，交融其中。

十、远志

远志定神，安稳心气

远志气运，性味藏苦，气令温和，内服无毒，巧用远志，善能解毒。
远志性味，安稳心气，定神益智，多服强记，能止梦遗，心经要药。
心经虚病，俱可治之，肝脾肺病，归脾汤方，用药远志，俱可兼治。
五行五脏，心火肾水，心肾相通，心不通肾，肾气走行，不交于心。
肾不通心，心气不下，不交于肾，远志定神，君心宁静，心气通肾。
心之气运，下通于肾，远志益心，水火相济，远志气运，亦能益肾。
远志气运，通达心肾，开启心窍，益助智力，安稳肾脏，止休梦遗。
远志性味，心经之药，心气一虚，多加益心，寻常少用，审慎多用。
心为君主，君心宁静，火不上炎，心虚之际，少益其火，心受大补。
多用远志，以益心脏，必至添火，增焰燃烧，非能益心，反害心矣。
远志益心，心经主药，气运补心，多于补肾，心肾之气，实两相通。
用药组方，远志入方，心药多用，重在补心，补肾多用，重在补肾。
肾药用药，易通于心，心药组方，难通于肾，故用肾药，或用远志。
肾脏益心，曰水克火，实水润心，肾气乘心，非肾气旺，乃肾气衰。
五行生克，肾水心火，肾水旺盛，肾脏益心，肾水衰弱，肾水克心。
不滋肾水，徒用远志，以益心火，火愈旺生，水不制火，心愈不安。
少用不效，苟用远志，熟地山萸，滋养肾脏，肾水充盈，水火相济。
三因方方，痈疽发背，阴毒有效，用远志酒，单举远志，一味示奇。
酒中用药，不止远志，单藉远志，药酒治痈，性味缺陷，未有不败。
痈毒发背，其势凶猛，最横最大，区区远志，酒汁传之，难能奏功。
银花为君，佐之远志，银花半斤，当归二两，甘草五钱，治之为神。
远志性味，引肾之气，用以通心，非助肾水，用以滋心，通行心肾。
远志一味，心肾两益，心肾两虚，审慎气血，用药远志，莫可单用。

十一、石菖蒲

石菖蒲草，善开心窍

石菖蒲草，味辛而苦，气运温和，内服无毒，气运走行，能开心窍。
菖蒲性味，善通气运，止休遗尿，安稳胎气，清除烦闷，能治善忘。
菖蒲生境，石上生者，性味优良，否则无功，可为佐使，不可为君。
菖蒲气运，开启心窍，辅君人参，通气行气，必须佐君，配合参术。
遗尿欲止，非多加参，不能取效，胎动欲安，非多白术，不能成功。
菖蒲性味，实有专攻，气机壅塞，心窍之闭，非石菖蒲，不能开启。
徒用人参，不能取效，人参气运，必得菖蒲，佐助发力，得以成功。
菖蒲人参，两两相须，两两相成，方可奏效，实为药中，不可无物。
石上菖蒲，细小走长，俱可用药，前人用药，取用九节，通达九窍。
善忘之证，心气之虚，心窍之闭，补心之虚，人参菖蒲，相得益彰。

第二部分 肺脏（商集）

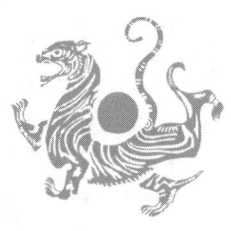

一、天冬

天冬透凉，不可久用

天门冬草，味苦而甘，性味透凉，气运沉降，阴中有阳，内服无毒。
气运走行，肺肾二经，补益虚痨，内用杀虫，泽润五脏，和颜悦色。
天冬性味，消烦除热，止嗽定咳，性味止血，消肺痈疮，多见奇效。
性味透凉，多服损胃，天冬性味，善消虚热，此说争议，不可不辨。
天冬性味，可泻实火，虚寒最忌，虚热宜忌，虚热发病，多见胃虚。
胃虚气弱，用药天冬，损胃之药，胃气复累，胃伤传脾，脾亦受伤。
脾胃两伤，上焦之中，不受水谷，下焦之中，不化糟粕，难见补益。
大约天冬，肾水亏虚，肾火炎上，权用解氛，肾寒又弱，断不久用。
天冬性润，可以解火，可以益水，不可久用，肾火之寒，自不可用。
肾水未竭，肾火未寒，平常无病，肾水未竭，肾火未寒，亦可用之。
补药之中，胜于天冬，多之甚多，性味寒凉，以日伐火，背道而驰。
天地万物，非有水火，不能生活，水非火气，万物不生，非水不养。
天冬补水，反泻其火，初火渐衰，水运自旺，用药日久，火去水亡。
天冬用药，性味走行，暂以补水，不可久用，用以泻火，阴阳失衡。

肾脏藏精，映象须发，肾水不足，须发早白，或源他因，肾火有余。
火运有余，因水不足，寒凉补水，正值寒凉，用以泻火，调和阴阳。
天冬地黄，二者同用，天冬性味，凉者不凉，肾得滋补，须发焦枯。
天冬性味，乌黑须发，仍泻实火，非泻虚火，调和寒热，平衡虚实。
天冬性味，疗治瘰癃，大肠燥结，肺气火炎，必以脾健，调和五脏。
宜少服之，不可多服，寒凉之物，多易损胃，大肠燥结，肺气必燥。
天冬凉肺，兼有凉胃，宜其无恶，久用天冬，胃凉脾凉，肺凉肠凉。

湿热不祛，下流于肾，能使骨痿，坚欲肾脏，急食苦味，天冬黄柏。
治痿之际，必治阳明，属肾骨痿，必兼治胃，天冬大寒，不利胃气。
暂服天冬，可以治痿，久服损胃，胃损伤肾，人体胃腑，肾之关门。
胃气滞纳，关门受损，气无生固，欲牢肾宫，壮骨生髓，必不得数。
火有虚实，泻火之药，只可暂用，不可常用，久用伤阳，元气亏虚。

二、麦冬

麦冬退热，尤以大剂

麦冬气运，性味藏甘，气令微寒，功性沉降，阳中微阴，内服无毒。
麦冬性味，气运走行，入手太阴，太阴肺经，走手少阴，少阴心经。
麦冬性味，祛除清泻，肺中伏火，胃中热邪，补益心气，缓解劳伤。
用药组方，止血呕吐，益精强阴，解烦止渴，俊美颜色，和悦肌肤。
麦冬性味，退却虚热，解肺内燥，平定嗽咳，大有奇功，可君可臣。
麦冬之妙，世人未知，临证制宜，少用麦冬，不能成功，实为可惜。
火伏肺中，烁干内液，热炽胃中，熬尽真阴，必须多用，力量始大。
五脏相生，肝木生火，心火生土，脾土生金，肺金生水，肾水生木。
肺为肾母，肺脏灼燥，肾脏益燥，大小二肠，津液干枯，随之尽燥。
大小肠道，津耗干燥，润肠之药，肠滑脾虚，伤阴之际，肾脏愈虚。
肾虚之际，取液肺金，肺脏素燥，无气滋肾，干涩咳嗽，用药润肺。
欲以小剂，补益益肺，助生肾水，必不得数，脏腑联动，波及他脏。
脾脏胃腑，相为表里，脾为肺母，胃热脾亏，脾土亏虚，火邪愈炽。
火邪炽盛，须以水济，胃火太盛，肾水细微，不能止火，熬干津液。
用药组方，祛散火邪，涓涓细流，水立蒸干，汪洋之水，速为救援。
大旱枯涸，滂沱之水，不可骤得，肾水有源，主水运化，细流绵绵。
五行五脏，肾脏主水，渊泉有本，犹能浸润，外火焚烁，不至死亡。
胃火之盛，必须补水，补水之源，在于补肺，外火既盛，杯水难解。
四时气运，阴寒之气，断须深秋，白露之时，金气大旺，而后湛露。
欲旺肺气，重用麦冬，益其肺气，清除胃火，止休沸腾，一举两得。
五脏相克，肝木克土，脾土克水，肾水克火，心火克金，肺金克木。
肝木畏金，肺过于弱，金不克木，肝木反侮，肝木旺盛，挟持心火。
肝木心火，同力刑金，不畏肺金，肺欲生息，求救肾子，肾水又衰。

肺金生水，肾水亏虚，自顾不遑，无力顾肺，咳嗽胀满，气喘痰塞。
肺脏发病，用药泻肺，益虚肺气，肝木更炽，心火愈刑，终年不痊。
膀胱之火，上逆心胸，小便排尿，点滴不出，膀胱之热，小便大闭。
膀胱之气，上焦气运，清肃令行，膀胱收令，火乃下降，水乃下通。
上焦气运，清肃之令，禀于肺脏，肺气积热，肃令不行，膀胱火闭。
膀胱鼻塞，水路亦闭，欲通膀胱，须清肺金，清肺之药，有损无益。
不若麦冬，清中有补，膀胱泻火，不损之气，然而少用，不能成功。
麦冬气运，气味平寒，必多用之，大补肺气，必须多用，不可不知。

五脏相生，肝木生火，心火生土，脾土生金，肺金生水，肾水生木。
肺肾之气，二气相须，肺脏之气，夜归于肾，肾脏之气，昼升于肺。
麦冬安肺，肺气下行，可交于肾，肾无所补，气取肺母，肺仍不矣。
补益肺母，必补肾子，肾水一足，不取肺金，肺气自安，且能生水。
麦冬性味，只可益肺，不能益肾，麦冬五味，非取敛肺，正取补肾。
肺脏主气，人参补气，汤名补气，不言生气，而言生脉，原有秘旨。
心脏主脉，生心之谓，用以生脉，疑心主火，而肺主金，心火克金。
知心之子，脾胃归土，肺金化生，源于胃土，胃弱气虚，肺金随弱。
补益心火，心火生土，自生脾土，脾土一生，脾土生金，肺金自旺。
恐补心火，以克肺金，加味麦冬，用以清肺，肺脏安顺，不畏火炎。
五味性味，用以补肾，肾水制火，调和制伏，自藏之妙，千古之法。
生脉饮方，示以天下，补心之妙，不畏心火，用以刑金，故曰生脉。
肺金之母，胃土气衰，胃喜温煦，不喜寒凉，麦冬益肺，反致损胃。
胃寒气萎，不能生金，温胃之药，以生胃气，后佐麦冬，子母两补。
水火气运，交融相生，火多宜泻，火少宜补，胃中之火，多为邪火。
正邪交争，人体异变，邪火积聚，非为正火，邪火宜泻，正火宜补。
麦冬胃寒，正火衰微，自宜补益，审慎正邪，胃中正火，须辨得清。
肺为娇脏，治疗肺病，不宜直补，脾胃母气，肾经子气，瞻前顾后。
脾胃已绝，金不能生，肾经已绝，金无以养，实无药用，可以相救。
胃气不绝，尚有救机，麦冬为君，加味人参，熟地山药，山茱助力。
麦冬治肺，亦降胃火，可生肾水，可息心火，肝木可养，胆木可滋。
心包之火，用之可旺，三焦之火，用之可安，膀胱之水，用之可泻。
麦冬功效，内治独神，外治汤火，热汤滚水，泡烂皮肉，疼痛呼号。
麦冬半斤，煮汁二碗，鹅翎扫之，随扫随干，随干随扫，止痛生肌。

三、五味子

五味子实，不宜多用

五味子实，性味甘酸，气运温和，走行沉降，性味阴阳，阴中微阳。
五味无毒，五味分布，药有南北，气令性味，北者为佳，南不可用。
五味子实，北五味子，添益肾水，滋补肺金，尤善润燥，特敛肺气。
五味子实，性味入经，肺肾二经，生津止渴，强阴益阳，生气除热。
性味酸涩，止停泻痢，自显有神，不宜多用，多反无功，少用有效。
不宜独用，独用无功，且有大害，须同补药，用入汤丸，相得益彰。
五味收敛，用生脉散，可以防暑，生脉散方，非祛暑药，乃防暑药。
五味子实，非消暑药，夏热之时，外热蒸腾，真气必散，故易中暑。
生脉饮方，人参为君，补气圣药，人参益气，内气重足，暑不能犯。
麦冬气运，用以清肺，肺气清肃，暑不能侵，佐北五味，用药收敛。
五行五脏，肺脏归金，耗散之金，五味收敛，肺气更旺，拒外暑热。
五味子实，助力人参，麦冬二味，以生肺气，非辅君臣，以消暑邪。
五味子实，补益肾脏，正不必多，五味气运，性味藏酸，气令温升。
味酸收效，过于收敛，气运温升，易动龙雷，不若少用，反生津液。
北五味子，性善收敛，独用之际，利其闭精，精宜安静，不宜浮动。
服五味子，欲能精绝，世无其人，自古英雄，偶遇美人，多善心动。
心动之际，情不自禁，精必离宫，五味酸收，精随小便，汹涌暗泄。
唯不心动，功用五味，且恃闭涩，搏久嗜战，纵欲贪欢，精藏不泄。
精藏不泄，异化内败，变为淫浊，痈疽发背，伤累内气，耗损真气。
谓曰大害，五味子实，独用一味，经年累月，忘乎所以，以图闭涩。

天一生水，上天好德，化生之妙，不在味多，生脉散方，益肺实肾。
五脏相生，肝木生火，心火生土，脾土生金，肺金生水，肾水生木。
盖药补肾，以生肾水，药难为力，用药补肺，以生肾水，多易为功。
五味子实，助力人参，肺金收散，金气坚凝，水源渊彻，肺足肾足。
五味气运，性味透酸，酸能生津，性味过酸，收敛过多，生发气少。
生发气弱，转夺人参，不能生气，不能生精，古人少用，胜于多用。
邪火作祟，补肾之际，水升入肺，肺恃子水，与邪相斗，肺愈不安。
益肺之际，肺金克肝，肾水生肝，肝恃母水，与邪相争，肾亦不安。
五味性味，补肾益肺，时有补肾，不利于肺，或有补肺，不利于肾。
肾乃肺子，肺乃肾母，补肺益肾，补肾益肺，补邪之时，补肾益肺。
藏精不足，宜用补法，五味之补，五味子实，不可多用，气运生水。
精不足者，补之以味，人参羊肉，巧用五味，人参五味，更胜一筹。
五味子实，敛散肺金，滋涸肾水，疮疡溃烂，皮肉欲脱，五味炒焦。

四、菟丝子

丝可安神,补髓添精

菟丝子实,味辛藏甘,气令温和,内服无毒,性味入境,心肝肾经。
菟丝气运,益气强阴,补髓添精,腰膝止痛,安心定魂,能断梦遗。
坚强筋骨,且善明目,可以重用,亦可一味,世人未知,余表而出。
心虚病患,日夜梦遗,精频外泄,菟丝三两,水用十碗,煮汁三碗。
煮水汤药,早午与夜,分三次服,一服即止,固肾藏精,后不再遗。
梦遗之病,多起淫邪,思想未已,自泄其精,精泄之后,再加思想。
五行五脏,心主神明,心火暗烁,相火作乱,乘心之虚,上夺君权。
淫火躁动,水亦随动,久而久之,结成梦想,宫门失闭,时有精遗。
玉关不闭,不必梦乡,亦见遗精,水火两虚,心肝肾经,三经齐病。
菟丝子实,心肝肾脏,正补圣药,不杂别味,则力尤专,直入三经。
夜梦不安,两目昏暗,双足乏力,可用二两,参熟术苓,多建奇功。
轩岐之秘,不传于世,躬受岐夫,真传而秘,当世怀疑,万世隐晦。
菟丝子实,无根之草,依树木生,用药治病,宜依他药,成功神药。
菟丝治病,不可思议,梦遗之病,亦为奇病,无端结想,无端入梦。
菟丝子实,治疗梦遗,用药异草,治疗异梦,效验如响,不可思议。
菟丝子实,实治梦遗,更能强阳,一味二两,煎汤内服,阳坚不泄。
菟丝子实,安心君神,更补心包,脉络之气,君火相火,二气同补。
菟丝子实,善补精髓,助阳之旺,不损阴衰,强阳不倒,不动虚火。
菟丝子实,实为神药,以神通神,实有至理,方奇更奇,妙在至理。
入房易泄,心君气虚,神先怯耳,心之神怯,则相神旺,神旺阳举。
心之神旺,相神严肃,不敢犯君,君之权尊,君之权尊,不可摇动。
阳不挺举,多易痿软,阳举则坚,不易倒伏,身旺阳安,阳自固强。

五、菊花

甘菊明目，永葆青春

菊花花朵，味甘微苦，性味微寒，可升可降，阴中阳药，内服无毒。
菊花性味，胃肝二经，气运走行，能除大热，止停头痛，消除晕眩。
收敛眼泪，修复翳膜，明目有神，黑须鬓颇，散湿去痒，除烦解燥。
菊花气运，气味轻清，功亦甚缓，必宜久服，始见功效，不可责近。
唯目骤痛，重用菊花，成功甚速，人多种菊，也有用之，不知滋补。
菊花性味，不但明目，可以大用，气运行令，消解退却，阳明胃火。
阳明内热，必宜阴寒，用药以泻，遴选药味，石膏知母，清泄胃热。
石膏性味，过于太峻，未免太寒，以损胃气，不若甘菊，性味缓和。
菊花二两，兼合药味，玄参麦冬，用药共济，平胃之火，不伤胃气。
凡有胃火，用药菊花，俱可清退，而尤相宜，身患痿病，亦用甘菊。
身患痿病，责在阳明，然治阳明，多白虎汤，石膏过寒，恐伤胃气。
痿病溯源，阳明虚热，白虎汤方，泻除实火，力所不及，尤为不宜。
不若甘菊，用一二两，煎汤代茶，阳明退火，补阳明气，久服自痊。
菊花生境，汲取吸纳，天地清气，群卉自芳，傲霜而香，挹露而葩。
花最耐久，草木之种，欲与松柏，同为后凋，生长分散，长生之物。
世人不知，服食之法，徒作茶饮，不识修合，弃用神丹，置放草莽。
异人所传，备书于后，依方服食，延龄益寿，入仙不难，菊英仙丹。
黄菊三斤，人参三两，白术六两，黄芪十两，桑椹十两，熟地一斤。
生地三两，茯苓六两，当归一斤，远志四两，巴戟一斤，枸杞一斤。
花椒三两，山药四两，茯神四两，菟丝八两，杜仲八两，研为细末。
制备蜜丸，滚水温服，每日五钱，颜色光润，精神健强，永葆青春。
可以久服，无火之虞，又益添精，实可御老，仙人所采，服之仙去。
甘菊花朵，药味平常，古人采食，配合得宜，燥热无忌，实多滋益。

虚人之目，菊花明目，病患之目，非明双目，有病之目，即用菊花。
患病目暗，用药同治，不可单恃，去风去火，疾病不常，慎疾各异。
菊有别类，野生家种，皆感金水，精英而生，家种味甘，补多于泻。
野菊味苦，泻多于补，益精平肝，可用家菊，息风制火，当用野菊。

六、薏苡仁

多用出奇，不必节用

薏苡仁实，性味显甘，气运微寒，内服无毒，归经脾肾，兼入肺经。
薏仁性味，疗治湿痹，舒展筋骨，消除拘挛，止骨疼痛，消除肿胀。
气运走行，通利小便，升举胃气，亦治肺痈，须一二两，始易有功。
用量偏少，力薄味单，薏仁性味，最善利水，不耗真阴，性味平和。
下体感湿，最宜用之，视病轻重，用药多寡，阴阳不伤，湿病易去。
利水之药，俱宜多用，多用利水，必损真阴，水未通利，而见阴虚。
利水之药，不敢多用，薏仁利水，不损真阴，诸利水药，力所不及。
薏仁生境，感获土气，利气之际，兼不损阴，多用出奇，不必节用。
凡遇水湿，用药薏仁，宜一二两，用药味君，佐以健脾，祛湿之味。
薏仁气运，性善利湿，所酿之酒，通利经络，打通气机，亦可利湿。
薏酒治湿，酒性大热，薏仁化酒，薏仁气味，亦化为热，独不化湿。
薏仁性味，湿气之瘴，唯用薏仁，岚气之瘴，薏仁性味，无能为力。
岚气气性，湿气下受，岚气上感，又各不同，薏仁消下，不消上湿。
阳明之经，胃与大肠，二经湿热，病发成痿，湿去之际，热亦随解。
天下痿病，唯最难治，重用薏仁，水不易消，热不能解，治痿须多。

七、山药

山药性温，益人无穷

山药气运，性味甘美，气运温平，多食无毒，性味如走，手足太阴。
手太阴经，太阴肺经，足太阴经，太阴脾经，亦能入舍，脾脏胃腑。
诸虚百损，宜用山药，助益气力，开启心窍，益生智慧，善止梦遗。
健脾开胃，止泻生精，山药性味，可君可臣，无存不宜，多用受益。
脾胃之气，气运太弱，须用山药，以健脾胃，气运太旺，反能动火。
胸腹饱闷，服用山药，助旺脾胃，不明药性，山药之过，归咎他药。
脾胃之邪，山药入心，引邪走行，亦易入心，山药补虚，亦能补实。
天下之人，脾胃太旺，千中一二，山药性味，益人无穷，损人绝少。
脾胃未旺，肾气必衰，健助脾胃，正补阴精，调和阴阳，和畅气机。
六味丸药，方药实用，直补肾水，山药性味，补益肾水，同舟共济。
六味丸药，巧用山药，心肝脾肺，肾脏五脏，无经不入，无处不到。
六味丸药，直补肾水，肾水散散，分资五脏，五脏生克，无相引使。
五脏用药，佐使之品，方杂不纯，不若山药，肾中补水，遍通五脏。
仲景用方，六味丸药，补一顾五，用方玄机，鬼神难测，绝妙无伦。
八味丸药，六味加增，六味丸药，补肾中水，八味丸药，肾中补火。
肾中补火，命门补火，命门相火，相火有二，一在肾中，一在心外。
肾中相火，心外相火，必来相争，二火相争，必相混乱，宜以安之。
肾寒补下，势必下补，肾中之火，心热藏热，以补其上，下温其寒。
八味丸药，山药气运，入走肾脏，十之有七，入走心脏，十之有三。
山药性味，引热桂附，多温肾中，少温心外，心肾二火，各有相得。
水火相济，不致相争，肾气通心，心气通肾，脾胃之气，安然健运。

八味丸药,命门补火,虑及心包,火必相争,山药解纷,心肾相通。
山药入肾,尤通任督,任督之脉,上行唇颊,借味善用,柔和诸药。
山药乌芝,黑豆地黄,南烛首乌,引黑须鬓,非在山药,功在首乌。

八、知母

知母石膏，清泄胃火

知母气运，性味苦甘，气令大寒，走行沉降，属性归阴，内服无毒。
知母气运，入足少阴，少阴肾经，阳明胃经，入手太阴，太阴肺经。
知母性味，胃肾二经，最善泻火，解渴止热，平衡阴阳，亦治久疟。
知母性味，只可暂用，不可久服，加入六味，泻肾游火，不宜久服。
阴虚火热，知母黄柏，清退虚火，经年长用，脾胃虚寒，不能饮食。
知母过寒，切戒久食，知母暂用，胃中泻火，调和气机，实可夺命。
五脏六腑，仰藉于胃，胃气内存，生命运行，胃气消亡，生命无存。
胃中火盛，消烁津液，选用药味，石膏知母，用以救胃，非在泻胃。
石膏气运，过于峻削，知母性味，过于寒凉，胃火虽救，胃土必伤。
石膏知母，性味阴寒，宜暂解氛，不宜常用，久用二为，损气耗气。
胃与肾脏，胃为关门，胃与肾脏，久用石膏，胃腑冷寒，肾脏亦寒。
万物之味，温能益人，知母味苦，气运大寒，无益脾胃，久服伤脾。
五行五脏，肾脏属水，肾脏虚火，知母泻火，只言救肾，非能补肾。
白虎汤方，胃火初起，单用石膏，用以救胃，犹恐不胜，故加知母。
肾中之火，胃火熊熊，不能增焰，胃火已炽，后将衰时，减味知母。
火之有余，水之不足，阴虚火动，火气炽烈，六味汤方，知母黄柏。
胃火有余，用药知母，唯可泻火，肾火不足，泻除肾火，多致病危。
黄柏性味，肾中清火，肺中清火，知母气运，肾中泻热，胃中泻热。
人体胃腑，多气多血，黄柏知母，二药相须，临证制宜，功效卓著。

九、石斛

石斛金钗，寒中有补

石斛金钗，气运走行，性味甘美，微藏小苦，气性微寒，内服无毒。
石斛繁多，竹斛木斛，用之无功，石斛性味，却惊定志，益精强阴。
常服石斛，能健脚膝，助增气力，消痹散邪，阴虚降火，大有殊功。
金钗石斛，生于粤闽，岩洞之中，岩洞至阴，粤闽之地，至阳至热。
石斛生境，秉借阴阳，交融气运，寒不为寒，气运性味，虚浮降热。
脏腑失序，阴阳失和，化变虚火，多源相火，相火宜补，而不宜泻。
金钗石斛，妙在寒药，兼有补性，其性下行，润泽三焦，而不上行。
相火气运，善易升举，不易沉降，石斛性味，降而不升，疏导相火。
夏月之间，两足无力，内服石斛，双脚有力，气运下降，兼补至阴。
五行五脏，肾脏藏精，主水运化，肾脏之内，水火有分，唯有平衡。
水运不足，火气有余，火之有余，水源不足，水火相失，不能两平。
水火阴阳，失衡日久，脚膝无力，肾水不足，水现不足，火运有余。
火运有余，水又不足，不能制火，火旺烁燃，熬干骨髓，脚膝无力。
金钗石斛，本非益精，强阴之药，气运走行，肾中命门，祛散虚火。
去火之余，自然益水，补水不足，泻肾虚火，润物无声，添骨真水。
肾中之火，用药大寒，泻而不补，用药微寒，石斛微寒，补而能泻。
知母黄柏，性味大寒，直入至阴，寒入骨髓，肾脏主骨，多伤脏器。
石斛微寒，自不伤骨，骨既不伤，骨中藏寒，得热自解，必散于外。
黄柏知母，善泻相火，二味泻火，泻中无补，金钗石斛，补中有泻。

十、肉苁蓉

本草苁蓉，兴阳补水

肉苁蓉菌，气运走行，性味甘温，味含咸酸，内服无毒，性味入肾。
苁蓉性味，最善兴阳，止停崩漏，男女久用，怀孕有子，又温腰膝。
性味专补，肾中水火，壮健肾阳，若用多量，滑腻润泽，能滑大肠。
古人用药，所以治虚，大便秘结，苁蓉一两，洗出盐味，净水煮服。
正取补虚，苁蓉补肾，不可专用，佐用人参，白术熟地，用山茱萸。
阴阳之药，实有利益，阳道修伟，兼与驴鞭，同用更奇，不可锁阳。
盖用锁阳，非比苁蓉，苁蓉化生，生于草原，马精所化，功性能神。
锁阳化生，非为马精，所化之物，滋阴兴阳，功效甚薄，薄而不取。
人舍苁蓉，而用锁阳，选草苁蓉，尤不可用，凡用苁蓉，肥大有鳞。
苁蓉大补，性温无毒，正足补肾，马精所化，马欲炽烈，故能兴阳。
马精流露，原系肾中，滋养所出，故又益阴，苁蓉多用，易动大便。
老人便秘，以通大便，精血不足，老人闭结，非火有余，悟补非攻。
大肠润滑，肾中无火，苁蓉兴阳，补火之物，骤用而滑，久用自涩。
或疑苁蓉，未是马精，物出边塞，沙土之中，岁岁如草，实出神农。
本草苁蓉，肉苁蓉菌，不得马精，边塞苦寒，兴阳补水，无以见功。
补肾之药，上通于心，心得肾精，后无焦枯，苁蓉补肾，即补心气。

十一、补骨脂

骨脂桃仁，相得彰显

补骨脂药，即破故纸，性味辛苦，气运显温，气运性味，内服无毒。
补骨性味，入走脾肾，男子劳伤，妇人血气，腰膝酸痛，补髓添精。
祛除囊涩，敛缩小便，固精止滑，兴起阳事，手足去冷，定诸逆气。
下焦寒虚，始可久服，虚火太旺，只可暂用，引火归元，合和阴阳。
久用内服，浮游之火，反助上升，用破故纸，必用胡桃，相须相用。
补骨脂味，性过于燥，恐动相火，以制使润，用补骨脂，必用胡桃。
青娥丸药，治下冷寒，无火之人，下寒无者，正宜久服，扶阳固本。
命门火衰，腰膝酸痛，手足逆冷，发病甚烈，阳痿泄泻，最宜补骨。
肾中虚寒，用补骨脂，尤能定喘，关元真气，上冲咽喉，病发咳喘。
降气用药，不见其效，投补骨脂，气自归元，温补命门，回阳定喘。
破故纸药，纳气归元，誉为圣药，唯性过温，恐动命门，火动气动。
气动破气，用补骨脂，必非单用，一二味药，补阴以济，火且不动。
补骨脂药，非治泻药，不治而治，非治脾泄，忠治肾泄，温补命门。
肾中命门，气运火寒，脾气不固，五更痛泻，须补骨脂，温补命门。
命门不寒，脾脏自泻，有火之泻，用补骨脂，正其所恶，安能相宜。
破故纸药，性味属火，收敛神明，心包之火，命门之火，二者相通。
盖破故纸，自有水火，相生之妙，得胡桃仁，效用更佳，相得彰显。
肾中阳气，阴阳既济，用破故纸，阴阳两补，补火之功，多于补水。
命门之内，故纸之火，然气过燥，补火之余，恐水不足，古用胡桃。
肾中之火，非水不生，胡桃之油，最善生水，故纸胡桃，水火相济。

十二、羌活（独活）

羌活性升，独活性降

羌活气运，性味辛苦，气平而温，气运升扬，性味归阳，内服无毒。
羌活性味，入足太阳，太阳膀胱，少阴肾经，入足厥阴，厥阴肝经。
羌活性味，善散风邪，利身骨节，消除疼痛，祛散风湿，头齿止痛。
羌活气运，味辛气升，性过于散，可用引经，通达上下，风祛湿消。
恃为君臣，调和气血，燮理阴阳，必至变幻，变出非常，祸生反掌。
羌活性味，可加药味，当归川芎，白术茯苓，逐邪返正，则有神功。
羌活独活，本是两种，少阴之邪，景用独活，太阳之邪，用药羌活。
六经病发，二物散邪，升降各别，羌活性升，独活性降，各有取益。
羌活性味，虽散风邪，实能损正，邪随散解，正亦随散，病发俱解。
九味羌活，杂而不纯，外感风邪，遵守仲景，内伤外感，遵方东垣。
洁古创造，九味羌活，东垣先生，补中益气，外感善变，岂用羌活。
羌活独活，同是散药，羌活性升，独活性降，升发之际，难免浮动。
有邪宜散，升发可用，沉降亦可，无邪可散，散药无用，变通相用。

十三、柴胡

柴胡提气，以升内阳

柴胡气运，性味辛苦，气和微寒，气味俱轻，升而不降，阳中阴药。
性味无毒，入走四经，手部三焦，足部胆经，手三焦经，足部肝经。
柴胡性味，肝胆泻邪，心下去痞，解散痰结，清除烦热，尤治疮疡。
血凝气聚，散诸凝聚，止偏头风，胸胁刺痛，通达表里，善解潮热。
伤寒门中，疟症郁症，必须之药，妇人胎产，前后宜用，目病亦良。
柴胡性味，可为佐使，不可君臣，入走表里，自通经络，可为佐使。
柴胡性味，轻清微寒，所到之处，春风和气，善于解纷，无不相宜。
正因相宜，审慎用药，阴虚痨瘵，终日煎服，耗散真元，内热更炽。
柴胡性味，可解郁热，骨髓之炎，不可释放，入里散邪，不能补正。
柴胡提气，以升于阳，佐参归术，共健脾胃，不能生津，沉降于阴。
佐使药味，麦冬丹皮，益肺滋肾，能入血室，用以去热，内不去寒。
阴虚未甚，虚火初起，少用柴胡，引诸阴药，直入肝肾，转能泻火。
用药所恶，重加柴胡，久用不止，用药之际，贵通权达，岂可拘泥。
柴胡性味，不可妄用，提气反甚，气病有余，气之有余，血必不足。
血之不足，阴必甚亏，水运不足，无以制火，反助升阳，阴愈消亡。
火愈上达，气安得顺，不上冲逆，柴胡提气，必致气虚，不能下陷。
阴虚火动，火正炎上，又加柴胡，以升提气，火愈上腾，水益下走。
阴虚火动，不用柴胡，不更可信，柴胡提气，宜提阳气，不宜阴火。

柴胡药味，半表半里，治肝最效，肝经阴脏，邪入于肝，比入于胆。
肝经胆经，相为表里，邪入于肝，必入于胆，或邪从胆，走行入肝。
邪已入肝，尚留于胆，彼此相望，柴胡性味，乃散肝邪，亦散胆邪。

第二部分 肺脏（商集）

邪入于肝，而入于胆，邪亦半也，柴胡性味，用以治肝，必治胆邪。
柴胡性味，调和之药，非引经味，邪入于内，能和外出，岂邪入内。
仲景夫子，每用柴胡，和解表里，反危为安，拨乱而治，调和阴阳。
妇女发病，郁于怀抱，欲得男子，而不可得，肝脉必大，弦出寸口。
怀抱既郁，未用柴胡，肝脉必涩，搏动有力，一服柴胡，涩脉大弦。
郁开火炽，非柴之过，正柴之功，仍用柴胡，白芍山栀，火且随散。
盖一言郁，男子妇人，尽在其中，世人治郁，柴胡开郁，更易香附。
五脏相生，肝木生火，心火生土，脾土生金，肺金生水，肾水生木。
五脏相克，肝木克土，脾土克水，肾水克火，心火克金，肺金克木。
肝脏属木，最喜者水，其次喜风，然风之寒，又其所畏，木遇寒风。
枝叶黄落，叶既凋零，木之根本，必不下生，土一受伤，胃气不开。
肝不喜风，不喜寒风，而喜温风，木遇温风，萌芽即生，枝叶扶疏。
土不受伤，胃气辄开，人病顿愈，柴胡风药，性味温风，肝得解郁。
克既不克，非克以生，克即是生，克非真克，生乃是克，生实非生。
柴胡提气，须于补气，用药提之，始易见功，舍补气药，实难奏效。
补中益气，升提之力，得补更大，千古补气，方中为冠，柴胡用升。
肝不克土，土气升腾，方中用药，甘草陈皮，调和胸膈，补更有力。

十四、升麻

升麻右提，柴胡左升

升麻气运，性味甘辛，气平微寒，气浮而升，阴阳归属，属性为阳。
升麻无毒，气运走行，入足阳明，阳明胃经，走足太阴，太阴脾经。
升麻性味，升脾胃气，白芷葱白，升麻同用，气运性味，自有妙处。
三味合用，气机走行，入手阳明，阳明大肠，入手太阴，太阴肺经。
升麻性味，能辟疫气，肌肤散邪，消除内热，头齿咽喉，止停诸痛。
升麻入药，并治中恶，化消斑点，消除疮疹，实建奇功，疗治肺痈。
升麻组方，可为佐使，不以君臣，世人思虑，恐其散气，不敢多用。
发斑之症，升麻多用，凡热不甚，必不发斑，内热唯甚，发出于外。
皮毛坚固，不能遽出，故而见斑，不能骤散，积聚于内，化生恶邪。
升麻性味，原非退斑，欲退其斑，须解内热，通达气机，和谐阴阳。
解热之药，不外玄参，麦冬黄芩，黄连栀子，唯能下行，不能外走。
必藉升麻，以引诸药，表里通达，引领外邪，出于皮毛，斑乃尽消。
热走于内，尽趋肠道，火性炎上，引其上升，易于发散，下行难解。
清散内热，必须多用，火热之毒，玄参麦冬，芩连栀子，行而尽消。
升麻止血，吐血出胃，衄血出肺，止血之际，必须地黄，非用升麻。
用药升麻，气运性味，引导地黄，入于肺胃，此等病疾，又忌多用。
升麻柴胡，同是升提，气运性味，各有侧重，然一提气，另一提血。
大便燥急，大肠经火，大肠有火，肾水之涸，水火之间，水不制火。
欲润大肠，舍补血药，补血之际，责之补肾，肾之气运，通于大肠。
通行肾气，可以生血，必加升麻，用于组方，补肾补血，自然玄妙。
阴性凝滞，不善流动，取用升麻，升提阴气，肺金清肃，令行气运。
大肠与肺，二者表里，肺气通达，大肠之气，亦能通畅，闭者解闭。
若用柴胡，虽亦入肝，提血之气，不入大肠，通于肺肾，不若升麻。

升麻犀角，气运性味，同属阳明，仲景夫子，妙用升麻，以代犀角。
犀角地黄，汤方妙用，治肺之火，犀角行为，引领地黄，以至于肺。
升麻性味，能引地黄，以至于肺，肺与大肠，二者表里，遥相呼应。
清肺之际，大肠阳明，内火自降，瘀血走出，大便而出，升麻清肺。
补中益气，汤方之中，柴胡升麻，同用汤方，升提其气，两不相顾。
柴胡气运，从左升气，升麻性味，从右提气，两两相顾，两亦相益。

十五、车前子

车前频用，内多耗气

车前子实，性味为甘，气运微寒，内服无毒，入走膀胱，脾肾经脉。
气运性味，功专利水，通利尿管，止淋沥泻，能闭精窍，祛除风热。
善消赤目，催生有功，性行多滑，利水之际，可以多用，其不走气。
五子衍宗，丸用车前，枸杞覆盆，气过动阳，菟丝五味，过于涩精。
用味车前，以小利通，用通于闭，用泻于补，始能利水，内不耗气。
水窍开启，而精窍闭，内气固守，精神渐旺，肾气充盈，入房生子。
补药之中，同群共济，多有奇功，不可偏执，种子之药，过于多用。
车前性味，利水之物，古人偏用，尿窍开启，精窍闭合，以治梦遗。
膀胱之火，火邪作祟，煽动精门，淫邪生梦，车前闭精，最善泻火。
用药车前，以利膀胱，火随水散，精门收放，无炎蒸腾，欲火躁动。
肾中恬和，精气自安，神不外走，自无淫邪，变化生梦，阴精无泄。
诗经载草，苤苢性味，催生之药，苤苢之明，车前子草，果可催生。
车前子实，性行滑利，自易生产，用药组方，不可单藉，车前子实。
产妇妊娠，易于生产，必以气血，旺健为主，儿身易转，血旺出户。
气运怯弱，小儿无力，难于速转，血涸凝滞，胞内无浆，难于顺送。
不补气血，唯图车前，气运滑胞，恐过利水，胎胞干燥，转难生产。
人体九窍，上七下二，男女阴中，藏有二窍，一窍通精，一窍通水。
二窍运行，不并开启，水窍开启，而精窍闭，车前性味，利水闭精。
肾脏归水，水中藏火，肾脏命门，真阳之火，道家持重，谓之君火。
膀胱湿热，浊阴之水，渗出窍外，为之小便，谓之民火，民火甚新。
车前利水，内不耗气，气既不耗，唯过利水，日用车前，内多耗气。
胎浆太干，难于生产，古之妇人，采撷苤苢，以用滑胎，取备临产。

十六、蒺藜

白蒺沙苑，各有专长

蒺藜子草，性味甘辛，气运温和，气运微寒，内服无毒，种类繁多。
沙苑为上，次白蒺藜，种类各异，性味气运，明目去风，祛散眼疾。
白蒺藜草，善破症结，沙苑蒺藜，善止遗精，治带喉痹，内消阴汗。
白蒺沙苑，两种性味，各有功效，各有专长，临证制宜，灵活变通。
蒺藜性味，催生堕胎，凡遇刺多，有碍进取，留而不进，反行甚速。
沙苑蒺藜，解火之味，妇人堕胎，半由缘由，胎气太热，气烦躁动。
古人安胎，用药黄芩，正取其寒，善能去火，祛散热邪，平定躁动。
蒺藜微寒，不同黄芩，性味大冷，而性兼补，能止精滑，安止精涩。
同州沙苑，白蒺藜草，二味气运，各有功效，沙苑蒺藜，补多泻少。
白蒺藜草，补调肝肾，泻多补多，乃泻实邪，泻而明目，调和脏腑。
沙苑蒺藜，补益肝肾，善能明目，补益虚火，不补实邪，长疗目疾。
蒺藜子草，可补虚火，补虚明目，目更光明，泻实明目，目更清爽。
二者相较，沙苑蒺藜，用药明目，不若白蒺，明目为佳，近人未知。

十七、青黛

青黛色青，杀虫奇效

青黛用药，即靛之干，出波斯国，性味藏咸，气运透寒，内服无毒。
气运性味，杀虫除热，能消赤肿，化解疔毒，兼疗金疮，余无功效。
身受外邪，喉痹之证，倘系实火，内外兼治，大约此物，止可佐使。
惟用杀虫，可以多用，只消一味，用至一两，加入神曲，使君子草。
研磨为丸，一日服尽，顺沿肠道，虫尽死亡，杀虫奇效，试之屡验。
他处用药，不必多用，青黛气寒，能败胃气，久服之际，饮食不消。
五脏所主，肝脏主筋，心主血脉，脾主肌肉，肺主皮毛，肾脏主骨。
青黛至微，仲景公用，以治发斑，身患赤肿，发斑别名，满身肿起。
五行五脏，肺脏应金，青黛至微，而能化斑，气运走行，善凉肺金。
肺主皮毛，皮肤发斑，正肺之火，然而发斑，不止肺火，必挟胃火。
肺火胃火，二气同行，青黛性味，亦清胃火，一物两用，自解皮肤。
青黛色青，古用画眉，故曰为黛，即为靛花，内用无毒，五脏敛火。
尤泻肝火，消除食积，解诸药毒，热疮恶肿，金疮下血，摩敷用药。
主应证候，小儿惊痫，发热毛焦，鼻干皮枯，面黄肢瘦，百般疳证。

十八、蒲黄

蒲黄藏甘，善消瘀血

药味蒲黄，性味藏甘，气运平和，服用无毒，气运性味，入走肺经。
气运性味，衄血妄行，咯血吐血，亦可蒲黄，善消瘀血，止停崩漏。
妇人用药，调理白带，血候不齐，去儿枕痛，跌扑折伤，佐使用药。
蒲黄性味，能治实症，不可治虚，虚人用药，泄泻之病，不可不慎。
蒲黄性味，气运走行，治诸血症，功能最效，血症之中，咯血尤效。
肾火上冲，咯血发病，肺金又燥，治疗肾脏，以止咯血，兼须治肺。
蒲黄性味，肺经润燥，加入药味，六味地黄，调和脏腑，服可奏功。
妇人发病，月候过多，血伤经脉，漏下不止，蒲黄龙骨，艾叶一两。
捣罗为末，炼蜜和丸，梧桐子大，每二十丸，煎米饮下，艾汤下得。
妇人产后，恶露不快，血上抢心，烦闷满急，昏迷不醒，狂言妄语。
气喘欲绝，荷叶丹皮，配延胡索，生干地黄，甘草蒲黄，同煎温服。
蒲黄气运，性凉而利，膀胱洁原，小肠清气，小便不通，必用蒲黄。
用药蒲黄，治血之方，血上可清，血下可利，血滞可行，血行可止。
生用性凉，行血兼消，炒用味涩，调血且止，诸失血久，炒用助补。
摄血归源，血不妄行，体轻行滞，味甘和血，上治吐衄，下治崩漏。
蒲黄性味，心腹膀胱，寒热交作，良由血结，营卫不和，五灵同用。
胃气虚者，入口必吐，下咽则利，五灵脂味，性味浊恶，转伤津液。
蒲黄性味，专入血分，清香之气，兼行气分，导行瘀结，通畅气血。
蒲黄性味，蒲之精华，汇聚一处，即能逐瘀，辛散之力，通畅气机。
心腹结滞，新产之际，瘀露之凝，五灵同用，失笑一投，捷于影响。

十九、何首乌

首乌黑须,最恶铁器

何首乌草,味甘苦涩,气运微温,内用无毒,神农未尝,草本非遗。
首乌气运,功效甚缓,不能急救,首乌蒸熟,能黑须鬓,最恶铁器。
首乌性味,入合诸药,审慎熬制,曾经铁器,沾其气味,绝无功效。
久服首乌,发不变白,非源首乌,不黑须鬓,尊用首乌,延生之宝。
唯生首乌,用以治疟,实有速效,治疗痞满,亦有神功,人不尽知。
首乌蒸熟,以黑须鬓,不若生用,首乌九蒸,气味尽失,经铁无效。
首乌入药,石块敲碎,晒干为末,同合药味,桑叶茱萸,熟地枸杞。
麦冬女贞,乌黑芝麻,白果同用,共捣为丸,不见铁器,反乌须鬓。
首乌蒸熟,性味甘益,生用味涩,自宜制熟,颜色为黑,白易变黑。
首乌制黑,犹若生地,用以制熟,似宜熟药,性味气运,更宜胜生。
首乌性味,不同生地,生地气运,性寒味苦,制熟苦甘,而寒变温。
首乌性味,本素味甘,气运本温,生用首乌,原本益人,何必制熟。
生者味涩,凡人之精,未有不滑,正宜味涩,用以止益,制涩无补。
盖服药物,乌须用药,必须绝欲,断用饮酒,补益内气,否则无功。
乌须延寿,首乌性缓,攻邪散疟,其功疾速,近人用之,多犯铁器。
首乌实效,久服乌须,固非虚语,薄其功用,用药补气,不若黄参。
如药补血,不若归芎,用药补精,不若熟地,山茱性味,易于见胜。
丸药之中,原图缓治,正宜大用,古载首乌,称极大神,夸诩之辞。

二十、益母草

益母佐补，不宜多用

益母草药，性味苦辛，气运微寒，内服无毒，胎前产后，皆可入药。
气运性味，去除死胎，功能最效，通畅气机，行瘀生新，亦能下乳。
谓名益母，益于妇人，功能不浅，归芎参术，用药为君，益母为佐。
前人用药，胎前无滞，产后无虚，行中有补，益母草药，实非补物。
益母性味，止能佐补，不宜多用，入诸补剂，三钱为率，从中再减。
益母草药，益于产母，无产之妇，均能受益，益母草药，妇科妙药。
益母组方，妇人之病，十之有七，产母之病，十之有三，无产多用。
益母草根，茎花叶实，并皆入药，手足厥阴，血分风热，组方用药。
明目益精，妇人调经，肿毒疮疡，消水行血，单用茺蔚，益母草子。
益母草药，行血养血，行血之际，不伤新血，养血之时，不滞瘀血。
妇人临产，气有不顺，迫血妄行，或逆于上，或崩于下，横生不顺。
子死腹中，胞衣不落，恶露攻心，血胀血晕，沥浆难生，蹊涩不下。
呕逆恶心，烦乱眩晕，临产危急，唯益母草，统能治之，解妇危难。
疮肿科中，用益母草，以消诸毒，疗肿痈疽，功能行血，解毒除郁。
眼目科中，血贯瞳仁，头风眼痛，用益母草，功能行血，善去风邪。
习俗益母，性善行走，行血通经，消瘀逐滞，疗肿痈疽，眼目血障。
产后诸疾，血行滞涩，气脉不和，用之相宜，若执益母，施于胎前。
血虚形怯，营阴不足，肝虚血少，瞳孔散大，血脱血崩，阳竭阴走。

二十一、续断

续断奇妙，断者复续

续断性味，苦养血脉，辛养皮毛，善理血脉，接续筋骨，故各续断。
续断气运，性味苦辛，气行微温，内服无毒，善续筋骨，断者复续。
气运性味，亦调血脉，折伤最神，治疗血症，固涩滑精，消除梦遗。
温暖子宫，补多于续，不可多用，续断气温，多用生热，热生火炽。
少用续断，温而不热，肾水得温，气运渐生，阴生阳中，助推肾气。
续断之奇，药味奇妙，骨断无续，病发危重，断后复续，莫误时机。
跌打伤折，筋骨于断，血之先死，续断功用，筋骨接断，不能血生。
用于生血，活血之中，则血之死，既庆再生，筋骨之断，自庆再续。
活血之际，始可接骨，补虚之际，始能续断，真不易论，辨证用方。
唯补可续，不补何续，或疑续断，因补接骨，凡补之药，皆可接骨。
续断性味，补续血脉，大抵所断，血脉不续，所伤筋骨，非此不养。
所滞关节，非血不利，所损胎孕，非此不安，久服常服，能益气力。
补伤生血，补而不滞，行而不泄，女科外科，续断入药，取用恒多。
续断味苦，善能坚肾，辛能润肾，疗便频数，精滑梦遗，腰背酸痛。
紫菀同用，调血润燥，疗治血枯，解除便闭，宣通血气，走而不泄。
续断药味，气味俱厚，通行百脉，疏通气血，接续筋骨，第一用药。

二十二、金银花

银花败毒,唯有多用

金银花药,名忍冬藤,芳香四溢,性味甘美,气运寒凉,内服无毒。
气运行令,入心脾肺,肝肾五脏,无经不入,气运走形,消毒神品。
银花性味,祛除毒邪,未毒则散,已毒则消,扭转病势,转危为安。
热邪淫秽,滞纳气血,拥堵经脉,痈疽发背,必以此药,救命之丹。
气味纯良,性又补阴,虽善消毒,功用甚缓,必须大用,走形发力。
如发背痈,用七八两,甘草五钱,当归二两,一剂煎饮,立时消散。
身上头上,足上各毒,减半投用,无不奇效,近治痈毒,多用银花。
然断不敢,用到半斤,背痈之毒,外象虽小,内痈实大,非重不消。
银花性味,少用力单,多用力浓,尤妙之处,在补先攻,不耗气血。
初起之时,出脓之后,变生不测,无可再救,败毒之药,唯金银花。
前方投用,起死回生,勿惊剂重,妄生疑畏,银花太多,难于煎药。
水十余碗,银花煎汁,再煎药味,当归甘草,止痢除温,益寿延龄。
攻毒之药,未不散气,银花补性,实多于攻,且能补气,更善补阴。
银花少用,补多于攻,多用之际,攻胜于补,攻毒之药,未善银花。
至纯之品,始可长服,用以延龄,偏霸之味,只可暂投,速以奏效。
金银药味,只宜攻毒,不宜补虚,长年益寿,始信补阴,止言攻毒。
银花化毒,痈毒初生,身必疼痛,欲将身死,服金银花,痛发以消。
痈毒溃脓,头必昏眩,不能上举,服金银花,目眩症候,自然消除。
痈毒收口,口必黯黑,疮不能起,服金银花,阳证痈毒,自然化解。
阴症痈毒,其疮初生,背如山重,服金银花,祛散毒邪,背轻释负。
身发溃脓,心如火焚,服金银花,心中清凉,如饮浆液,合和阴阳。

其收口也，肉如刀割，服金银花，皮痒爪搔，然犹阴证，无大变者。
痛痒未知，昏愦不觉，内洞肺腑，外无皮骨，予食不食，予汤不饮。
悬乎性命，顷刻之间，候亡须臾，银花人参，共煎汁饮，返魄于飞。

二十三、巴戟天

巴戟天草，补药翘楚

巴戟天草，性味甘辛，气运温和，内服无毒，气运入走，心肾二经。
气运性味，补益内虚，填补劳伤，强壮阳道，止腹牵痛，健骨强筋。
安定心气，益精增志，善止梦遗，用药为臣，不只利男，夫妇俱益。
阳事之痿，命门火衰，妇人命门，男子相同，巴戟天草，痿阳重起。
命门火衰，脾胃寒虚，不进饮食，附子肉桂，以温命门，性过太热。
巴戟天草，性味甘温，命门补火，不烁肾水，功能奇妙，男女皆益。
巴戟天草，正汤妙药，近人不识，气运性味，健脾开胃，温而不热。
助益元阳，复填阴水，接续利器，既有近效，又有远功，远近皆宜。
五脏相生，肝木生火，心火生土，脾土生金，肺金生水，肾水生木。
汤剂组方，巴戟天草，味入心肾，必生脾土，补脾健胃，脾胃获益。
巴戟天草，药效易速，大开胃气，多能加餐，时有多餐，善消脾壅。
巴戟天草，补益肾气，熏蒸脾胃，温补命门，大补肾水，资生妙药。
水火不足，巴戟天草，补益心肾，心肾相交，水火相济，补药翘楚。
内用补气，健脾开胃，组方补血，润肝养肺，故不特用，且宜重用。

大风邪气，头面游风，风力阳邪，势多走上，邪之所凑，其气必虚。
巴戟天草，补助元阳，而兼散邪，真元得补，邪安所留，愈风邪气。
阴痿不起，强健筋骨，安稳五脏，补中扶阳，增志益气，入走心肾。
少腹不适，阴中引痛，宜巴戟天，通利下气，并补五劳，益精培元。
五脏之劳，肾为之主，下气火降，火降水升，阴阳互宅，精神内守。
巴戟天草，主增肾气，滋长阳气，元阳益盛，诸虚为病，不求自退。
巴戟天草，入走肾经，血分之药，补助元阳，胃气滋长，诸虚自退。

翘楚居功，萆薢石斛，性味多热，黄柏知母，组方用药，功善强阴。
用药组方，苁蓉锁阳，多善助阳，用之之贵，用热远热，用寒远寒。
巴戟天草，补肾要剂，五劳七伤，强阴益精，气味辛温，祛风除湿。
风气入袭，腰膝疼痛，脚气水肿，服之更益，地黄饮子，用治风邪。

二十四、五加皮

五加五色，配位五行

五加皮草，味辛藏苦，气运温通，内服无毒，五加酿酒，通达经脉。
五加皮草，青黄赤白，黑共五色，配位五行，内服三年，可作神仙。
止利风湿，善消瘀血，疗治疝气，益气疗鳖，小儿强骨，祛除阴蚀。
风寒湿邪，伤累肝肾，五脏肝肾，外主筋骨，风寒湿邪，二经先受。
五加皮草，辛能祛风，温能除寒，苦能燥湿，湿气浸淫，舒展筋脉。
湿气留中，虚羸气乏，五加除湿，筋骨自坚，气益补中，益精强志。
五加性味，主应证候，男子阴痿，阴囊潮湿，小便余沥，女子阴痒。
性味走行，补中益精，坚固筋骨，内强意志，破逐恶风，补益五劳。
化痰除湿，养肾益精，祛风消水，活血消肿，治疗风湿，阴囊湿疹。
风胜之际，筋骨拘挛，湿胜之际，筋脉缓纵，阴痿囊湿，阴痒虫生。
寒胜之际，脉为凝滞，筋骨疼痛，脚挪莫行，内服用药，五加皮草。
五加辛苦，气运温暖，辛则气顺，气运化痰，苦则坚骨，内益生精。
温则驱风，善能胜湿，肌肤瘀血，筋骨风邪，五加祛邪，合和阴阳。

二十五、芍药

芍药苦酸，最善平肝

草药芍药，性味苦酸，气运平和，微寒小毒，可升可降，阴中之阳。
气运性味，走形经脉，手足太阴，肺经脾经，厥阴肝经，少阳胆经。
芍药性味，能泻能散，能补能收，赤白相间，无分彼此，功全平肝。
五行相生，肝木生火，心火生土，脾土生金，肺金生水，肾水生木。
五行相克，肝木克土，脾土克水，肾水克火，心火克金，肺金克木。
肝木平和，不克脾胃，脏腑各安，大小二便，通行自利，火热自散。
肝脏舒达，郁气自除，痈肿自消，坚积自化，泻痢自去，痫痛自安。
盖善用之，无往不易，不善用之，亦无大害，世人畏用，恐过酸收。
恐用芍药，引邪入内，不求之功，唯求之过，黄农之学，不彰天下。
夭札之病，世世难免，不得不辨，死于疾病，色欲居半，气郁居半。
纵放色欲，肝经血亏，血亏内虚，木无血养，木必生火，以克脾胃。
脾胃一伤，肺金受刑，难能制肝，木寡于畏，仍来克土，治须滋肝。
病犯气郁，肾经之水，原必大足，难生肝木，时遇拂抑，肝气必伤。
肝脏属木，喜扬恶抑，拂抑不舒，下克脾土，脾土求救，援求肺金。
肺金肝木，肾水正亏，肺金顾子，化生肾水，金不克肝，用以制木。
木气拂抑，更添恼怒，治必解肝，木之忧郁，肝舒脾舒，脾胃皆舒。
滋肝平木，唯有芍药，性味酸收，肝肾两伤，必资芍药，往难奏效。
肝木恶急，遽以酸收，少用以济，肝木愈急，木旺难平，肝郁不解。
五或六钱，或用一两，大滋肝血，足慰心快，虚者不虚，郁者不郁。
当归并用，治痢甚效，甘草并用，止痛实神，栀子并用，胁痛可解。
蒺藜并用，目疾可明，肉桂并用，可以祛寒，黄芩并用，可以解热。
与参并用，可以益气，芎归熟地，四味并用，气运性味，可以补血。
用补则补，用泻则泻，用散则散，用收则收，要在善用，得以酸收。

第二部分 肺脏（商集）

妇人产后，忌用芍药，气运性味，恐引寒气，走行入腹，不可轻用。
即遇必用，芍药之病，只可少加，数分而已，临证制宜，灵活变通。
伤寒发病，未传太阳，能用芍药，邪尤易出，传入阳明，断不可用。
六经传变，至入少阳，少阳胆经，厥阴肝经，正用芍药，和谐肝胆。
人生斯世，酒色财气，四者并用，内气一动，气逆伤肝，气不能平。
气不能平，大小有分，大不平和，气逆自大，小不平和，气逆亦小。
气逆之小，未尝不平，肝气已逆，平肝之药，时常须用，平息肝气。
芍药性味，郁结之气，断不能开，郁结之际，香附解郁，而郁益甚。
心境拂抑，郁气化生，追本溯源，肝气不足，唯用芍药，郁结立解。
芍药性味，以利肝气，肝气通利，郁气亦舒，肝郁气结，虚者益虚。
重用芍药，气运通利，肝气易复，郁成肝虚，芍药解郁，妙在益肝。

五行相生，肝木生火，心火生土，脾土生金，肺金生水，肾水生木。
五行相克，肝木克土，脾土克水，肾水克火，心火克金，肺金克木。
肝木克土，肝木过旺，旺则克土，肝木既平，土已得养，肝脾和顺。
土得滋养，土且自旺，脾胃气旺，肝木气平，因平而旺，土之所喜。
芍药气运，性味平肝，而不平胃，胃受木克，泻肝之际，脾胃自平。
胃火炽灼，宜泻肝木，以泻胃火，反用芍药，益肝生木，疏肝健脾。
胃火之盛，胃土正衰，胃土既衰，肝木又旺，肝木脾土，无以制衡。
肝中无血，脏内干燥，肝木驱水，胃中之水，用以自养，尽为木耗。
水尽火炽，芍药性味，益肝中血，肝足自养，胃水不干，胃火自熄。
胁痛发病，手不可按，目痛而至，日不可见，怒气吐血，之不可遏。
胁痛至手，不可按压，肝血非旺，肝火之旺，火旺卓然，源于血虚。
目痛至日，不可见光，肝气非旺，肝风乃旺，风旺飙升，气虚怒极。
外来之事，触动其气，而不能泄，血不能藏，外越出境，至血狂吐。
平日之内，肝木素虚，气不能平，皆宜芍药，肝火可清，肝风可去。
肝气可舒，肝血可止，阴阳不察，错认为旺，用味泻肝，变证蜂起。
芍药性味，毋论衰旺，肝脏虚实，皆宜必用，不必特用，更宜多用。

五行相生，肝木生火，心火生土，脾土生金，肺金生水，肾水生木。
五行相克，肝木克土，脾土克水，肾水克火，心火克金，肺金克木。
肝为心母，心为肝子，子母相关，补肝之际，正以补心，必用芍药。
五脏心脏，君主之官，心虚不足，统筹兼顾，五脏兼补，融为一体。

补肾之际，可以益心，不舍肝木，补脾益心，滋养心脏，肝木旁亲。
盖肾交心，必先补肝，肾之气运，交于心中，肝取肾气，心不得益。
脾脏滋心，必先补肝，脾脏之气，始有满足，运化有力，滋于心内。
肺脏润心，必先补肝，后肺之气，润于心宫，肝耗肺气，心不得润。
子母相亲，他脏不得，肾脾肺脏，三经入心，必得肝气，而后走入。
三脏补心，必由肝脏，肝经之药，难舍芍药，补肝补心，最宜芍药。
肺气旺盛，肝气自平，金能克木，肝旺之极，肺金衰极，难助生肺。
肺气过旺，肝弱补肝，自是通义，肺气大旺，肝木凋零，芍药益肝。
心乃肝子，肝脏生心，芍药生肝，生肝生心，独是生肝，直入肝中。
五脏心脏，君主之宫，生心用药，旁通心外，入肝较易，入心极难。
补心之药，直入心宫，气运艰难，补肝气运，母子相连，正以补心。
肝气有余，用药以泻，肝气不足，用药以补，芍药平肝，补泻得宜。

二十六、黄连

黄连最苦，尤善入心

黄连气运，性味苦寒，可升可降，其性归阴，内用无毒，入心包络。
黄连性味，最能泻火，亦能入肝，引经之药，俱能入之，尤善入心。
黄连性味，止停吐利，抑制吞酸，善解口渴，身患火眼，黄连甚神。
黄连性味，善能安心，止停梦遗，平定狂躁，消除痞满，阴户祛肿。
小儿食土，大便作痦，巧用黄连，实有专攻，解除暑热，湿热郁热。
黄连配伍，臣使之药，不可为君，多宜少用，不宜多用，可治实热。
虚火宜补，实火宜泻，黄连泻火，为之正治，肉桂治火，为之从治。
黄连性寒，肉桂性热，黄连入心，肉桂入肾，日夜之间，心肾两交。
黄连肉桂，用药组方，水火既济，心肾相交，火水两分，心肾不交。
心不交肾，日不能寐，肾不交心，夜不能寐，二为同用，心肾交顷。
苦先入心，火必就燥，黄连味苦，入心相宜，久服黄连，反从火化。
不解心热，反增其焰，黄连宜少，而不宜多，心虽属火，肾水相济。
火旺水衰，水衰火烈，不下治肾，上治心脏，釜内无水，止成焦釜。
以水投釜，热势上冲，沸腾熏蒸，法当去薪，釜底抽薪，则釜自寒。
正治心火，反有现热，必以从治，心火为安，从治心火，大补肾水。
黄连性味，非治痢物，泻火之品，痢疾湿热，黄连性燥，性味寒凉。
黄连性味，解湿除热，独用黄连，而痢益甚，用于人参，治噤口痢。
用于药味，白芍当归，红赤之痢，功能最效，借以泻火，非用止痢。
止停吐利，平息吞酸，泻利日久，下多亡阴，刮去脂膜，肠胃必薄。
黄连性味，性燥寒凉，止停泻利，可以暂用，不可久用，伤累脂膜。
气血大衰，肠膜微薄，精水之耗，黄连泻火，不生气血，精水滋养。

五脏心肾，异变化火，黄柏知母，黄连泻火，正寒益心，未闻益肾。
心中之火，谓之君火，肾中之火，谓之相火，正寒益心，心中君火。
心中君火，藉以用事，心外相火，心之君火，气运喜寒，相火喜热。
黄连性味，治心君火，热变为寒，治心相火，寒变为热，事与愿违。
君火正治，相火从治，相火藏匿，心火之中，不用药味，以寒治热。
相火藏匿，肾水之内，黄柏知母，六味丸中，正寒益心，亦可益肾。
人生于火，不生于寒，脾胃喜温，而不喜寒，寒凉降火，必多变生。
虽降肾火，胃为门户，肾之关门，肾寒胃寒，胃寒脾寒，寒极多变。
脾胃既寒，难腐水谷，下不能消，上不能受，上下交困，病生危急。
肺金之气，夜归肾中，肾火沸腾，肺气不归，补其肾水，兼益肺金。
肾气充足，肺气走行，复归于肾，肾寒气滞，肾火不归，上腾于肺。
因肾之寒，不敢归下，肺且变热，咳嗽症生，肺热肾寒，病发危重。
虚火实火，正火邪火，君火相火，临证治火，八纲辨证，不可不明。
黄连性味，泻除实火，补益正火，安定君火，黄连之义，不可乱用。

二十七、黄芩

黄芩入药，多演臣使

黄芩气运，性味藏苦，气运平和，功性偏寒，可升可降，阴中微阳。
气运性味，入肺大肠，退热除烦，泻膀胱火，止休赤痢，消散赤眼。
善安胎气，伤寒解郁，润燥益肺，药味组方，可为臣使，不可为君。
最喜用药，肺与大肠，膀胱有火，用之始宜，消除热邪，不可频用。
黄芩性味，安胎之药，胎中有火，归术人参，熟地杜仲，自然胎安。
倘无内火，寒虚胎动，正恐黄芩，反助其寒，虽有参归，难固胎气。
黄芩性味，以清肺热，正治之法，正治组方，治肺实邪，清除邪热。
肺有实邪，黄芩用之，可以解热，肺经虚邪，黄芩用药，反足增寒。
肺经藏邪，用药黄芩，实邪正治，虚邪从治，八纲辨证，和合阴阳。
黄芩性味，气运走行，但入肺脏，不入肾脏，性寒不烈，亦非久用。
世人积热，上热频多，下热实少，清泻上热，上下相合，正救下寒。
多用久用，亦损胃腑，未伤肾经，本实不拔，一用温补，便易还原。
知母黄柏，肾中泻火，肾火消亡，脾胃无生，下寒愈寒，上热愈热。
阴虚火动，本欲救火，反愈增火，下火无根，上火必灭，不成阴寒。
黄芩性味，能清肺金，肺为肾母，肺处上游，居高润下，自然常理。
肺中之火，多乃邪火，而非真火，黄芩性味，清肺邪火，真水自生。
下生肾水，必得真火，芩泻邪火，不生真火，不生肾水，本素存偏。

二十八、桔梗

桔梗气运,引药上升

桔梗气运,性味苦辛,气运微温,阳中显阴,内有小毒,入走肺胆。
气运性味,泽润胸膈,除上壅闭,清醒头目,散表寒邪,祛胁刺痛。
通气鼻中,消除窒塞,咽喉去肿,消解疼痛,消肺积热,消肺痈疮。
桔梗气运,能消恚怒,舟楫之需,引药上升,解儿惊痫,男子提气。
药中必用,不可多用,攻补之药,恃之上行,用以去病,多用生殃。
内邪积聚,壅塞咽喉,突发疼痛,甘草同用,重用药味,立时解纷。
桔梗性味,气运上行,下行之药,攻补之中,桔梗性味,欲上不能。
下行药味,欲下不下,阴虚用药,六味地黄,阳虚用药,补中益气。
阴阳两虚,夜用汤药,地黄汤方,日服汤药,补中益气,精神健旺。
六味地黄,补益阴精,药味下降,补中益气,补阳气药,气运上升。
二汤内服,早晚服用,汤方气运,各行其道,两不相妨,而两相益。
合二为一,则阳欲升,阴又欲降,势均力敌,阴阳相持,两无升降。
桔梗升麻,柴胡药味,升举之味,升麻柴胡,合用六味,不能升举。
桔梗性味,亦有多用,少阴风邪,致喉疼痛,痛如破裂,多用散邪。
内邪积聚,用药桔梗,邪在涌上,宜与多用,而邪在下,不宜多用。
中蛊消毒,下血生血,用药桔梗,以酒调化,桔梗汤送,多见奏功。

二十九、瓜蒌

瓜蒌根茎，谓天花粉

瓜蒌籽实，性味透苦，气运携寒，走行沉降，性味属阴，内服无毒。
气运性味，入走肺胃，下气涤秽，消郁开胃，伤寒结胸，祛痰生津。
组方用药，善能下乳，切戒轻用，积秽滞气，结聚在胸，不肯下行。
用瓜蒌实，可用荡涤，瓜蒌籽实，消人真气，伤寒结胸，不得已用。
症无结胸，唯可轻用，消痰解渴，下乳功用，少少用之，亦戒重任。
天花粉草，瓜蒌之根，性各不同，瓜蒌籽实，气运性味，性情最悍。
天花粉根，性味舒缓，临证制宜，组方用药，用瓜蒌实，不若用根。
天花粉根，消痰降气，润渴生津，清热除烦，排脓去毒，逐瘀定狂。
通利小便，善通月水。功用之多，胜瓜蒌实，虚人有痰，解燥滋枯。
瓜蒌籽实，陷胸中邪，医道用药，王霸并用，出奇制胜，救于顷刻。
结胸之症，用天花粉，以消痞满，建功迟患，瓜蒌籽实，建功迅捷。
结胸痞满，二者不同，小痞小满，用天花粉，大痞大满，唯瓜蒌实。
瓜蒌性味，胸中推食，胃中荡邪，其势甚猛，伤寒结胸，正气大丧。
伤寒发病，不顾其虚，邪气蔓延，铄尽元气，顷刻即妄，肆然罔顾。
瓜蒌陷胸，正顾其虚，陷胸之成，邪退之时，亟用饮食，邪聚不散。
邪之所散，胃中空虚，邪无所得，不攻而散，邪甫离胃，胃气自开。
致饥索食，坚忍半日，则邪散尽，无邪将散，人即索食，邪复群聚。
仲景立方，陷胸汤方，瓜蒌为君，突围而出，所向无前，群邪惊畏。
尽皆退舍，渐次调补，胸胃之气，徐徐渐安，推荡邪气，急救正气。
畏首畏尾，瓜蒌性味，不敢轻用，久则食消，可化有事，然伤正气。

伤寒发病，水热互结，结胸证候，心下疼痛，硬满拒按，手不可近。
短气烦躁，大便秘结，舌上干燥，口内干渴，日晡潮热，舌红苔黄。
瓜蒌陷胸，救胃正气，祛邪入脾，走而不守，瓜蒌陷胸，不能陷腹。
胸中之食，推运入腹，脾中之食，不必荡尽，脾主运化，胃主纳藏。
发病结胸，因食而结，陷胸汤方，气运性味，功在陷食，非在陷邪。
内邪化生，因食复聚，邪不入胃，邪实布散，积聚胃口，萦绕缥缈。
陷胸汤方，食邪解散，谓之陷邪，唯食可陷，藏邪不陷，多伤脏腑。
五脏之中，食陷之处，必入脾脏，邪陷之处，必入肾脏，各有所行。
入走脾脏，蒌实性味，乘胜长驱，入走肾脏，不能入肾，变幻不测。
今用陷胸，食消邪散，陷胸陷食，而非陷邪，止陷积食，不陷内邪。
陷胸汤方，来势最捷，瓜蒌邪逢，缥缈即散，邪已在腹，难入肾脏。
邪客在胸，居高临下，误打误撞，恐有走失，入走肾脏，伤累肾水。
邪客在腹，邪趋大肠，走势随便，顺沿糟粕，大便排出，难返走肾。
天花粉根，消除痞满，功性缓和，瓜蒌籽实，消除痞满，走行功捷。
瓜蒌子实，花粉之子，子悬天下，性实顾根，趋爱下位，走行甚急。
天花粉者，瓜蒌之根，根藏土中，性实恋子，育培于上，功性自缓。
缓捷之故，陷消之功，亦别于此，取缓用药，宜天花粉，走急蒌实。

三十、紫菀

紫菀入方，喉咙结闭

紫菀气运，性味辛苦，行令温和，内用无毒，入手太阴，兼足阳明。
气运性味，主治咳逆，上气逆走，寒热结气，消解胸闷，去除蛊毒。
主应症候，咳唾脓血，五劳体虚，止休喘悸，只为佐使，不可单用。
肺病咳逆，阴虚肺热，紫菀性味，能开喉痹，取出恶涎，辛散功烈。
紫菀治嗽，无多奇功，治缠喉风，喉咙结闭，正取肺经，疗治咳逆。
下寒上热，喉口闭锁，紫菀性温，又兼辛散，火热之性，从治而解。
阴虚火动，紫菀性味，治肺之热，性温辛散，从性火热，顺势而解。
肺经气运，最恶邪热，以热攻热，必伤肺脏，久嗽肺寒，以温治寒。
阴虚肺热，咳逆喘嗽，用药紫菀，不宜专用，天冬百部，桑皮同用。
紫菀性味，辛而不燥，润而不寒，补而不滞，小便不通，内服一两。
紫菀性味，辛能入肺，苦能降气，咳嗽上气，痰喘实壅，可用紫菀。
劳热不足，肝之表病，蓄热结气，肝之里病，吐血衄血，肝之逆上。
便血溺血，肝之妄下，用药紫菀，因其体润，善能滋肾，肾主二便。
紫菀性味，润行大便，通利小便，开发阴阳，宣通壅滞，大有神功。
生地麦冬，同用入心，宁神养血，丹皮赤芍，同用入胃，清热凉血。
紫菀性味，肺血分药，止咳气逆，去除蛊毒，辛苦微温，散结降气。
蛊毒不能，肺热叶焦，病发痿躄，紫菀性味，专通肺气，热随溲便。
紫菀性味，柔润有余，苦辛而温，开泄肺郁，定咳降逆，宣通窒滞。
风寒外束，肺气壅塞，咳呛不爽，喘促哮吼，气火燔灼，郁为肺痈。
咳吐脓血，痰臭腥秽，无不治之，寒饮盘踞，浊涎胶固，尤为相宜。
紫菀性味，温而不热，润而不燥，顺调气机，寒热皆宜，无所避忌。

三十一、贝母

贝母半夏，泾渭各殊

贝母气运，性味藏苦，气运平和，微微透寒，内服无毒，常用药味。
气运入走，肺胃脾心，性味走行，最利热痰，病发日久，久嗽宜用。
心中逆气，多愁郁结，可解内忧，伤寒结胸，人面痈疮，多能显效。
妇人难产，胞衣不下，人参汤中，加为贝母，功用最神，化险为夷。
黄疸赤眼，消渴除烦，喉痹疝瘕，皆可佐使，少用成功，多用取败。
贝母性味，气运走行，宜用组方，阴虚火盛，不宜之处，阳旺湿痰。
贝母半夏，性各不同，畏惧半夏，内藏之毒，改用贝母，难见功效。
贝母性味，善消热痰，能消寒痰，半夏性味，善消寒痰，能消热痰。
贝母性味，逢遇寒痰，愈增其寒，半夏性味，恰逢热痰，大添其热。
贝母半夏，二品性味，泾渭各殊，不可代用，临证制宜，入微尽妙。
人患面疮，口能摄食，颜面能愁，身患怪病，多起于痰，贝母即解。
人患面疮，热痰结聚，生成热毒，贝母性味，善消热痰，故能愈疮。
半夏性燥，燥以治热，更添内热，贝母性味，热痰圣药，以寒治热。
五脏积热，火沸生痰，肾中之火，苒苒上沸，非肺之火，熊熊上升。
贝母性味，治肺火痰，肾中火痰，无以化解，难消肾火，动火生痰。
肾中之火，非用补水，不能消除，肾火之痰，亦非补水，不能消除。
贝母性味，肺中消痰，必铄肺气，肺虚证候，化源枯竭，难生肾水。
肾水不生，肾火不降，肾火不降，肾水克脾，脾土失司，水谷不化。
贝母性味，火沸为痰，难以救治，六味丸药，加入贝母，多不应效。
痰液多变，火沸为痰，肾中真水，上沸成痰，非肺津液，上存为痰。
六味汤方，补水止沸，加味贝母，六味趋肾，贝母留肺，两相牵掣。
方药性味，停于悬中，不上不下，痰既不消，火又大炽，更助其沸。
病发日久，转添咳嗽，火沸治痰，六味汤丸，或用贝母，审慎察辨。

三十二、款冬花

款冬紫菀，独于肺痿

款冬之花，性味香美，气运温和，属性归阳，内用无毒，肺脏要药。
气运性味，善止肺咳，消除痰液，稀释稠唾，润泽肺脏，泻除火邪。
下气定喘，安定心惊，消除胆怯，去除邪热，内除烦燥，平肝明目。
烧烟吸之，亦善止嗽，尤止肺咳，消解肝嗽，喜用紫菀，不用款冬。
紫菀性味，亦止久嗽，味苦伤胃，不若款冬，性味甘美，清中有补。
款冬之花，清中有补，多用亦复，补少清多，入心安心，入肝明目。
入肺止咳，源于其补，性味入心，泻心之火，多用款冬，心火过衰。
款冬入肝，泻肝之气，多用药味，心火过凋，木不生心，难定心神。
款冬入肺，泻肺之气，多用款冬，肾气过寒，多用则伤，少用则益。
款冬之花，味苦主降，气香主散，一物两用，功性兼备，一举两得。
咳逆上气，烦热喘促，痰涎黏稠，涕唾腥臭，款冬入肺，尤不可缺。
仲景组方，紫菀款冬，他处不用，独于肺痿，上气咳嗽，射干麻黄。
汤方之中，小青龙汤，去桂芍草，加味射干，紫菀款冬，大枣组方。
咳逆久嗽，并用药味，紫菀款冬，十方而九，一则开结，二则下归。

第三部分 肝脏（角集）

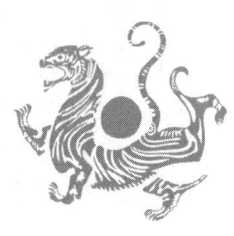

一、广木香

广木青木，性味各异

广木香草，性味甘苦，气令温和，气运沉降，阴中阳药，内服无毒。
气运性味，能通神气，和畅胃气，行通肝气，疏散滞气，破除结气。
止缓心痛，祛逐冷气，安定霍乱，止停吐泻，呕逆翻胃，内除痞癖。
消除肿块，安和脐腹，消解胀痛，安胎散毒，治痢必需，辟疫气瘴。
木香须用，止可少用，用药佐使，气行即止，谓能补气，而重用之。
用药剂量，一分二分，一钱而止，勿出一钱，过多无功，佐补不补。
用广木香，气令温和，用青木香，气令寒耳，痢乃湿热，宜广木香。
青木香性，寒以去热，似所相宜，青木散气，虽益于痢，终损于气。
广木香性，气温不寒，善能降气，而不散气，香先入脾，脾得而喜。
五脏脾脏，脾脏属兔，脾气调和，秽物自去，不攻之攻，正善于攻。
木香两味，删青木香，登广木香，木香性味，气分用药，又能开窍。
药物性味，气运走行，气分血分，气分用药，引使通途，无须成队。
用药入血，质滞性腻，用药多味，合和发力，唯宜多用，多能成功。
广木香性，辛香苦温，气入三焦，升降诸气，泄肺疏肝，和脾安胎。
青木香性，气运走行，味稍较苦，功用性专，入肝疏逆，疝气专药。

二、香附

香附性味，专解气郁

香附气运，味苦微甘，气寒而浓，阳中阴药，内用无毒，入肝胆经。
气运性味，专解气郁，内消气痛，调经逐瘀，皮肤除痒，霍乱止吐。
崩漏下血，乳肿痈疮，皆可香附，宿食能消，泄泻能固，催长毛发。
香附性味，引血至气，气血必用，组方用药，可为佐使，不为君臣。
今人不知，妇人患病，香附为君，如乌金丸，四制香附，暂服应效。
香附性味，非为补剂，下气推陈，非用之下，气以生新，血药至气。
气分散郁，非引血药，入气生血，气虚宜补，必用参术，血少归熟。
香附性味，调和于内，参赞寮佐，解郁圣药，虚实辨证，不可为君。
身患郁病，未不伤肝，香附气运，入走肝胆，而又解气，开肝滞涩。
伤肝之际，必伤其血，香附性味，不能生血，白芍当归，相济生血。
君药解郁，莫善芍药，芍药臣使，速于解郁，莫妙药味，香附柴胡。
芍药为君，香附为佐，用药组方，合而治郁，见郁即解，通达气机。
香附性味，气运解郁，易舒之郁，未伤之胃，香附开胃，助力运化。
相思之病，心上解愁，而郁乃解，断肠之症，意外之喜，而胃乃开。
区区香附，固自无功，益以大料，胜于芍药，浓味当归，可望解郁。
郁之不解，草木性味，非能能开，郁之可解，舍用草木，奚以开之。
香附性燥，正取其燥，故易入肝，肝气既郁，肝木加燥，以燥投燥。
性味唯燥，易入燥中，香附性味，和以芍归，燥中有润，燥中不燥。
香附之气，平而不寒，香而能窜，多辛能散，微苦能降，微甘能和。
香附生用，上行胸膈，外达皮肤，香附熟用，下走肝肾，外彻腰足。
炒黑止血，人中白浸，炒入血分，用以补虚，盐水浸炒，入血润燥。
青盐炒制，补宜肾气，酒浸炒制，通行经络，醋浸消积，姜炒化痰。
香附性味，参术同用，用以补气，归地同用，方药性味，用以补血。

第三部分 肝脏（角集）

木香同用，流滞和中，檀香同用，理气醒脾，沉香同用，升降诸气。
川芎苍术，总解诸郁，栀子黄连，能降火热，茯神同用，交济心肾。
茴香故纸，引气归元，厚朴半夏，决壅消胀，紫苏葱白，解散郁气。
三棱莪术，消磨积块，艾叶同用，善治血气，温暖子宫，气病总司。
妇人身体，以血用事，气行无疾，老人身体，精枯血闭，唯气是资。
小儿气运，日充形固，气滞而馁，香附气分，用为主药，世所罕知。

妇人崩漏，带下异常，月经不调，血不自行，随气而行，气逆而郁。
莎草之根，谓曰香附，血亦凝涩，降气调气，散结理滞，气顺血从。
香附性味，主治诸证，血中气病，上焦心包，所生病疾，开解抑郁。
中焦脾胃，内生病疾，饮食积聚，痰饮痞满，霍乱吐逆，健脾益胃。
下焦滞纳，肝肾生病，膀胱连胁，下气阻碍，下血尿血，女子崩漏。
带下异常，月候不调，胃脾运化，为血之元，肝脏固血，肾乃血海。
香附入血，血中行气，以和而生，血以和生，气有所依，健运不穷。
香附性味，开郁散气，木香行气，貌同实异，木香苦劣，通气甚捷。
苦而不甚，解郁居多，性和木香，加减出入，行气通剂，宜此兼彼。
香附性味，配伍乌药，疏肝理气，调经止痛，主行血分，理气开郁。
乌药性味，顺气降逆，散寒止痛，专走气分，气运专长，顺气散寒。
二药合用，理气解郁，散寒止痛，主应证候，寒凝下焦，气血不和。
香附性味，配伍白芍，疏肝理气，柔肝养阴，缓急止痛，经行腹痛。
香附性味，配伍木香，疏肝理气，止痛活血，行气止痛，兼能温中。
二者配伍，疏肝调中，理气止痛，主应证候，肝郁气滞，胃脘疼痛。
香附性味，配高良姜，理气活血，调经止痛，温中散寒，降逆止痛。
二者配伍，姜得香附，散寒祛郁，附得良姜，行气散寒，温中散寒。
香附性味，配伍苏梗，疏肝解郁，理气活血，调经止痛，通畅气机。
苏梗性味，理气安胎，宽中除胀，和胃止呕，二药伍用，解郁止痛。
主应证候，肝郁气滞，胸腹胀满，胁肋疼痛，妊娠呕吐，腹中胀气。
香附配伍，当归艾叶，疏肝解郁，理气止痛，补血活血，调经止痛。
三药共用，共奏补血，散寒理气，调经止痛，主应证候，血虚肝郁。
寒滞肝脉，胁肋胀痛，月经不调，经行腹痛，宫寒不孕，小腹时痛。
香附性味，配延胡索，香附走气，理气解郁，延胡走血，活血化瘀。
二者配伍，疏肝解郁，活血化瘀，行气止痛，治肝郁气，滞血瘀胸。

三、益智

益智性温，祛逐寒邪

益智气运，性味藏辛，气运温和，内用无毒，性味如走，肺脾肾经。
气运性味，善能补益，君相二火，和合中焦，调理胃气，祛逐寒邪。
禁遗精溺，止停呕哕，摄控涎唾，调理诸气，以安三焦，和谐气机。
夜多小便，益智加盐。服之最效，不可多用，恐动君火，助推相火。
补脾之内，善能健脾，入于补肝，内则益肝，入于补肾，多能滋肾。
五脏相生，肝木生火，心火生土，脾土生金，肺金生水，肾水生木。
心为脾母，进食不畅，火能生土，心药走行，入舍脾胃，多用益智。
益智子仁，遗精虚漏，小便余沥，肾气不固，以其敛摄，收敛止泻。
肾主纳气，虚不能纳，又主五液，涎乃脾统，脾肾气虚，二脏失职。
肾不能纳，脾不能摄，主气逆上，涎秽泛滥，口水上溢，益智敛摄。
益智性味，气味辛热，功行有专，燥脾温胃，敛气脾肾，藏纳归元。
胃冷涎唾，用此收摄，脾虚不食，用此温理，肾气不温，小便不缩。
心肾不足，梦遗崩带，秘精固气，热成气虚，而见崩浊，宜益智仁。

四、砂仁

砂仁温行，暖肺醒脾

砂仁气运，性味为辛，气运温和，内用无毒，入大小肠，脾肺膀胱。
砂仁性味，止哕定吐，消除霍乱，止停恶心，安定腹痛，温煦脾胃。
消解虚劳，止停冷泻，消除宿食，止休息痢，安胎颇良，只可佐使。
以行滞气，不可过多，用药补虚，辅诸补药，通行气血，破除壅塞。
补药味重，非佐消食，未免滋益，难于开胃，入之砂仁，以苏脾胃。
补药走形，入走脾胃，尤能消化，生精生气，补益用药，恰到好处。
砂仁性味，香能入脾，辛能润肾，虚气走形，不能归元，非此向导。
砂仁性味，唯有入脾，而不入肾，引导肾药，补益肾脏，由脾入肾。
缩砂配伍，白檀豆蔻，为使入肺，人参益智，配伍为使，性味入脾。
黄柏茯苓，配伍为使，性味入肾，赤白石脂，配伍为使，入大小肠。
肾脏恶燥，以辛润之，砂仁之辛，引行诸药，归宿丹田，以润肾燥。
脾肾不足，虚劳冷泻，宿食不消，积滞客舍，脾胃俱虚，赤白滞下。
砂仁蜜制，辛味能散，温能和畅，通达气机，辛以润肾，使气下行。
兼温脾胃，内气皆和，冷泻自止，宿食自消，赤白滞下，自然而愈。
砂仁辛温，气味芬芳，香气入脾，辛能润肾，开启脾胃，和中正气。
上焦气梗，逆而不下，下焦之气，抑遏不上，中焦之气，凝聚不舒。
气结则痛，气逆胎动，辛香而窜，温而不烈，利而不削，和而不争。
通畅三焦，温行六腑，暖肺醒脾，养胃养肾，舒达肝胆，和顺安胎。
砂仁性味，辛散苦降，气味俱厚，散结导滞，行气下气，香和五脏。
呕吐恶心，寒湿冷泻，腹中虚痛，脾虚饱闷，宿食不消，酒毒伤胃。
胎气腹痛，恶阻食少，胎胀不安，砂仁性味，和中调气，行郁消滞。
砂仁性味，沉降胃阴，下食达脾，扶阳化谷，善疗噎膈，能安胎妊。
上焦调腐，下气利秽，清升浊降，全赖中气，中气非旺，枢轴不转。

水胀肿满，痰饮咳嗽，噎膈泄利，霍乱转筋，胎坠肛脱，谷宿水停。
泄秽吞酸，升降反常，清陷浊逆，泄益损虚，补愈增满，清滋下寒。
温生上热，唯以养中，和中之品，调其滞气，枢轴复位，回旋运动。
升降复职，清浊得位，补中扶土，温升肝脾，冲和调达，清降肺胃。
药味砂仁，醒脾调胃，快气调中，腹痛痞胀，入走大肠，消除泻痢。
肠澼滞下，腹痛发病，必以调气，疏通开泄，宜用沉降，不宜升发。
芳香辛温，升阳动火，皆在禁例，唯有砂仁，能治虚寒，升清消滞。

五、肉豆蔻

肉蔻温补，舒心调胃

肉豆蔻果，性味苦辛，气运温和，内用无毒，性味入经，心脾大肠。
气运性味，疗腹胀痛，止停霍乱，调理脾胃，祛散虚寒，能消宿食。
性味温补，走形入经，心包之火，善入膻中，走入胃经，舒心调胃。
肉蔻性味，气令温和，止下寒泻，不止热痢，治疗血痢，和畅三焦。
泻病不同，五更时痛，泻五六次，日间不泻，昼夜有别，名大瘕泄。
大瘕泄症，谓曰肾泻，肾泻发病，命门无火，无以生土，五更应肾。
肾气正令，肾火衰微，难能生土，所以作泻，故大瘕病，须补命门。
命门火旺，脾土自坚，肉蔻气运，非补命门，调理气运，通达气机。
命门之火，上通心包，上火不旺，命门愈衰，欲补命门，上补心包。
膻中穴处，即为心包，一物两名，肉蔻性味，补心包火，正补命门。
脾胃寒虚，原其长技，命门火旺，脾胃去寒，脾得肾气，以厘清浊。
大瘕之泄，以表肉蔻，开胃消食，命门火衰，下焦阴寒，难腐水谷。
下不能消，所以泻也，泻久亡阴，肾水枯萎，不交心包，心包亦寒。
心包积寒，火不生胃，胃腑又寒，胃气萧索，气运滞纳，难能消食。
肉豆蔻果，温补命门，两火相生，上下合和，水泻停止，脾胃自开。
肉蔻性味，辛味消散，温气和中，其气芬芳，香气入脾，脾主消化。
温和辛香，胃喜暖故，善开胃腑，理脾开胃，消除宿食，止泻要药。
肉蔻性味，和平中正，运食不伤，非若枳实，莱菔子实，有损真气。
下滞不峻，非若药味，香附腹皮，有泄真气，止泻不涩，非若诃子。
肉蔻性味，除寒燥湿，解结行气，专理脾胃，草果相近，辛温本同。
肉蔻收敛，涩味较甚，固肠滑脱，草果性味，专主中焦，二者微别。
香砂蔻仁，温煦芳香，振动阳气，醒脾健运，最有近功，消食下气。

六、白豆蔻

白蔻性急，砂仁性缓

白豆蔻果，性味藏辛，气运大温，药性归阳，内服无毒，入手肺经。
清高之气，草豆蔻果，非能可比，气运性味，胸中冷气，祛逐消散。
益养心包，培植元阳，温暖脾胃，停止呕吐，平息翻胃，消除积食。
疗治目疾，白豆草豆，二蔻酷似，物尤难识，白者为佳，不问真假。
白豆蔻果，砂仁相似，各有功效，砂仁性缓，白豆性急，宜入汤药。
白豆蔻果，疗治脾虚，平息疟疾，能消能磨，流行三焦，诸证自平。
去壳微焙，研细用蔻，火升作呕，因热腹痛，气虚诸症，皆须禁用。
白豆蔻果，主积冷气，伤冷吐逆，因寒反胃，暖能消物，温能通行。
白豆蔻果，清降肺胃，膈上祛郁，极疗恶心，清肃肺腑，应时开爽。
白豆蔻果，本与砂仁，气味既同，功亦莫别，清爽妙气，上入肺经。
辛温香窜，入走三焦，温暖脾胃，主应证候，寒湿臌胀，虚疟吐逆。
砂密性味，辛温香窜，功专和胃，醒脾调中，肺肾他部，止兼而及。

七、藿香

藿香散暑，以热止热

藿香气运，性味辛甘，气运微温，可升可降，药性属阳，内用无毒。
藿香性味，入走肺脾，霍乱定神，止休呕吐，开胃消食，去除臭气。
藿香气运，通利水肿，逐邪甚速，耗气亦多，亦可佐使，不可君臣。
藿香性味，虽散暑气，亦散真气，藿香散暑，执热止热，所以不言。
霍乱发病，亦属暑症，藿香性味，以定霍乱，实取降气，非取消暑。
藿香定喘，言感暑气，病发作喘，非于治暑，喘症多虚，外更定喘。
藿香性味，气运芳香，善行胃气，性味调中，用治呕吐，消除霍乱。
藿香快气，消除秽恶，疏解痞闷，香合五脏，脾胃不和，用之助胃。
藿香性味，促进饮食，醒脾开胃，通利九窍，岚瘴时疫，屏蔽外邪。
助推阳气，主持正气，凡诸气药，体轻性温，大能卫气，专养肺胃。
藿香性味，清芬微温，中州湿浊，善理痰涎，醒脾快胃，振动清阳。
风水毒肿，祛除湿浊，清理水道，去除恶气，湿漫中宫，消除浊气。
湿浊阻滞，伤及脾土，霍乱发病，心腹隐痛，猝然缭乱，吐泻绞病。
藿香芳香，中州助消，胜湿辟秽，暑湿之际，时令要药，升发清阳。
性极和平，力量亦缓，可治霍乱，猝然大痛，吐泻并作，大剂四逆。

八、高良姜

良姜止痢，安和翻胃

良姜气运，性味辛热，气运大温，药性纯阳，善健脾胃，内用无毒。
气运性味，入心膻中，脾胃四经，健脾开胃，消食下气，除胃逆冷。
止停霍乱，疗治转筋，平定泻痢，安和翻胃，心腹祛痛，温中却冷。
身体积热，内服误用，变生不测，不可不慎，苍术同用，心止中痛。
良姜性味，辛温大热，寒客犯胃，多显实效，胸腹大热，愈增烦烧。
良姜气运，宜于治寒，不宜治热，酒性大热，投之解酒，以热济热。
噫逆胃寒，良姜要药，人参茯苓，辅佐良姜，为其温胃，解胃风邪。
老人患病，脾肾虚寒，泄泻自利，妇人患病，气怒寒痰，心胃暴痛。
良姜性味，辛热纯阳，祛除寒湿，温阳脾胃，除切沉寒，功同桂附。
非寒犯胃，伤食生冷，胃冷呕逆，致成霍乱，病发吐泻，不可轻用。
治心脾痛，多用良姜，身体寒涩，木香肉桂，砂仁同用，祛除寒滞。
身体藏热，山栀黄连，白芍同用，清火药中，辛温下气，用以止痛。
良姜性味，大辛大温，辛热纯阳，专主中宫，真寒重症，独治胃冷。
中气大寒，霍乱腹痛，正以霍乱，忽然暴仆，顷刻之间，胸腹绞痛。
上吐下泻，四肢冰冷，面唇舌色，淡白如纸，脉伏不见，冷汗如油。
盛暑之时，乘凉饮冷，汩没真阳，中气暴绝，大剂温热，难能挽回。
元阳垂绝，姜附吴萸，良姜荜茇，此症要药，破除冷痹，复原真气。

九、紫苏叶（紫苏子）

苏叶苏子，各彰奇效

紫苏叶梗，性味藏辛，气运微温，内用无毒，性味入走，心肺二经。
气运走行，发表解肌，疗伤风寒，开胃下食，消除胀满，口脚除臭。
苏子性味，降气定喘，止停咳逆，消除膈气，破除坚症，利大小便。
疗治霍乱，平定呕吐，紫苏叶梗，发表解肌，止喘定呕，未尝有异。
用药紫苏，叶梗宜少，苏子可多，盖用叶梗，散多于收，子多在收。
苏叶性味，表散风邪，人参同治，奏功如响，惊骇不已，医不敢用。
六淫外邪，初入人体，正邪交战，参助正气，正气大旺，群邪自散。
喘有虚实，苏子定喘，可定实喘，虚喘用药，药用苏子，增其内喘。

盖有虚喘，多乃气虚，虽能定喘，未免耗气，气耗气虚，喘发更甚。
疗治虚喘，大加药味，人参熟地，审慎苏子，性味走偏，以增其喘。
苏叶之义，性轻味浓，性轻上泛，味浓下沉，不过散表，深不入里。
性轻而香，味浓而辛，辛香外驰，易内入难，散表风邪，不散里风。
脾胃寒人，紫苏食多，多有滑泄，紫苏性味，气运风药，善能平肝。
肝木脾土，土为木制，人多滑泄，肝木既平，脾土得养，肝脾和顺。
紫苏辛温，辛能祛湿，温能祛寒，脾胃虚寒，宜无所忌，多致内伤。
紫苏性味，唯是辛香，散人真气，暂服无碍，久服有伤，亦当知忌。

十、防风

药味防风，力专重防

药味防风，性味辛甘，气运温和，行令升发，药性归阳，内服无毒。
气运走行，入走太阳，太阳膀胱，通行脾胃，组方入药，通行周身。
逐风祛邪，治风唯专，防风随行，引经药味，当用听令，无所不达。
治痛一身，半身疗风，上下散湿，阴阳祛火，气运走行，皆可取效。
气运性味，散而不收，攻而不补，少用成功，经年频用，徒助内虚。
暂服取功，久用防风，散人真气，大黄性味，得力防风，功效倍增。
防风性味，散风妙药，攻而不补，八纲不辨，外感俱用，唯难显效。
无风之时，用药防风，黄芪配伍，杜绝邪风，不袭皮毛，非在已入。
古人用药，名曰防风，内藏深意，顾名可悟，当用防风，贵在预防。
防风祛邪，三十六风，一切劳劣，巧用防风，补中益神，培植内气。
感风赤眼，泪涌瘫缓，五劳七伤，羸损盗汗，用药防风，通利五脏。
药味防风，配伍葱白，通行周身，泽泻藁本，助力赋能，最善疗风。
脊痛项强，不可回顾，腰部似折，颈项似拔，手足太阳，当用防风。
疮发之处，胸膈以上，手足太阳，重用防风，善能散结，上部祛风。
感惑风邪，身体拘倦，见证诸疮，须用防风，配伍黄芪，相畏相使。
头眩风痛，恶风风邪，骨节痛痹，防风性味，升发能散，治风祛邪。
风邪客胸，胁中隐痛，心生烦满，风寒湿痹，四肢挛急，防风祛邪。
太阳经病，头痛发热，身痛无汗，伤风咳嗽，鼻塞咽干，逼痘将出。
痈疮肿毒，疮痍风癞，用药防风，辛温轻散，润泽不燥，邪从毛窍。
防风卒伍，随引显效，无药引经，不能独奏，芎芷上行，头目治风。
羌独下行，腰膝祛风，当归同用，善散血风，白术配伍，疗治脾风。
苏子麻黄，配伍同用，祛除寒风，荆芥连翘，配伍同用，善治热风。
荆芥防风，配伍同用，除却肠风，乳香桂枝，配伍同用，疗治痛风。

十一、荆芥

荆芥制炭,性味走肾

荆芥气运,性味苦辛,气运温和,气行浮升,药性属阳,内服无毒。
气运行令,引血归经,头目清火,通畅血脉,祛逐邪气,化解瘀血。
消除湿痹,破散结聚,散消疮痍,产后血晕,中风强直,亦能见效。
荆芥性味,药入血分,血各归经,不至妄行,药入气分,反致散气。
荆芥性升,柴胡升麻,配伍相同,柴胡升麻,入之补气,提气升阳。
荆芥升发,性多浮动,补阳之药,血过凝滞,荆芥浮动,血液易流。
荆芥气运,气易散乱,气过运动,走行必散,荆芥入药,不可补气。
荆芥引经,气血有别,走行血分,行令甚速,走行气分,走行甚迟。
荆芥药性,本属阳药,非为阴药,阳药入阴,行令迅速,入阳行迟。
人体气血,阳者属气,阴者属血,气血行运,血行迟缓,气行迅速。
荆芥入血,走行迅速,乃血行迟,荆芥入气,走行迟缓,乃气行速。
荆芥炒黑,引血归经,荆芥生用,引气归经,引血归经,有益于血。
引气归经,有益于气,有益于血,血无乱动,有益于气,过动之失。
气运过动,血不能静,荆芥制备,必须黑炒,炒黑以治,无不归经。
荆芥入肾,用之补肾,必须炒制,颜色纯黑,肾脏属黑,同色相入。
荆芥性味,本不入肾,五脏肾脏,有补无泻,肾脏感邪,祛肾风邪。
本草风药,原无几味,伐肾中邪,荆芥炒黑,散邪之际,少耗正气。
荆芥入药,发表祛风,理血通经,炒炭止血,主应证候,感冒发热。
咽喉肿痛,中风口噤,吐血衄血,便血崩漏,产后血晕,痈肿疮疥。
热结经脉,足少阳经,少阳胆经,足阳明经,阳明胃经,热郁鼠瘘。
血热有湿,身患生疮,凉血燥湿,疮自消解,破结聚气,辛温解散。

风寒湿邪，身患痹病，风药荆芥，性味辛温，主升主散，祛风解湿。
荆芥生用，气运轻扬，散风清血，一切风毒，已出未出，走行清散。
失血之证，已止未止，欲行不行，荆芥炒黑，气运收涩，可以止血。

十二、白芷

白芷味辛，芳香上行

白芷气运，性味藏辛，气行温和，走行升发，药性归阳，内用无毒。
气运行令，走行经脉，入手阳明，阳明大肠，走足阳明，阳明胃经。
用药白芷，疗治头痛，解除寒热，驱散中风，止停崩漏，疗赤白带。
通畅闭血，目中散痒，止痢消瘕，治风通用，安定心腹，平息血痛。
疮痈痔漏，消毒生肌，杀灭蛇虫，可为臣使，未可恃君，外治为君。
白芷辛散，用药多服，恐散元阳，白芷治病，其色皆白，药性通畅。
忽变黑色，不必修合，变为微黄，功用半效，变为老黄，功用效少。
变黄黯色，功用无效，辨色之白，多用即愈，白芷色腿，降序用药。
白芷性味，疗风通用，气味芳香，能通九窍，解表发汗，不可或缺。
白芷形性，色白味辛，性温气厚，芳香上达，阳明主药，能治血病。
白芷气运，上行头目，下抵肠胃，中达肢体，遍通肌肤，至达毛窍。
头风头痛，目眩头昏，四肢麻痛，脚弱痿痹，疮溃糜烂，排脓长肉。
主应证候，两目作障，痛痒赤涩，女人血闭，阴肿漏带，小儿痘疮。
驱风之药，多耗精液，白芷极香，驱风燥湿，质极滑润，和利血脉。
古人用药，知通药性，度药所短，相人气血，病之标本，参合研求。
风热乘肺，上烁于脑，渗为渊涕，移于大肠，血崩血闭，肠风痔瘘。
风与湿热，发于皮肤，疮疡燥痒，白芷性味，气温力厚，温散解托。
白芷温辛，芳香燥烈，疏风散寒，上行头目，清透七窍，燥湿升阳。
外达肌肤，内提清气，功用性味，川芎藁本，功能近似，通达气机。

十三、细辛

细辛性味，疏通百节

细辛气运，性味为辛，气令温和，走行升发，药性归阳，内用无毒。
气运行令，走行入经，入手少阴，少阴心经，入足少阴，少阴肾经。
止停头痛，药效如神，祛除风邪，消解湿痹，尤益肝胆，疏通经脉。
细辛入药，温煦肾脏，利窍清痰，主应证候，迎风泪眼，妇人血闭。
病原发酵，口内秽臭，齿根肿大，含漱细辛，消除异味，祛除水肿。
用药细辛，只可少用，不可多用，只可共享，不能独用，多用耗气。
细辛性味，本素阳药，气运行令，升而不沉，下温肾火，非温肾水。
火性炎上，细辛温火，引火上升，不可多用，少用奏效，多用伤气。
人体头部，太阳之首，清气升发，浊气下降，各行其径，头目清爽。
气机逆转，浊气升发，清气沉降，头目沉沉，浑浑噩噩，隐隐欲痛。
细辛性味，气清不浊，善降浊气，升发清气，味辛性温，须佐补血。
风药细辛，风性升发，升则上行，辛则横走，温则发散，主治咳逆。
感地湿气，或兼风寒，头痛脑动，百节拘挛，风湿痹痛，痹及死肌。
用药细辛，风能除湿，温能散寒，辛能开窍，疗上诸风，消除寒湿。
细辛性味，芳香最烈，善开结气，宣泄郁滞，上达巅顶，通利耳目。
旁达百骸，无微不至，内宣络脉，疏通百节，外行孔窍，直透肌肤。

十四、麻黄

麻黄少用，邪转易散

麻黄气运，性味辛苦，气令呈寒，轻清而浮，气运升发，药性归阳。
麻黄入药，内用无毒，气运入走，小肠膀胱，肺脏胃腑，走行荣卫。
麻黄性味，发汗解表，祛风散邪，调理温病，消除黑斑，解除赤痛。
麻黄气运，祛荣表寒，除却心热，消解头痛，夏秋之际，疗治寒疫。
麻黄组方，虽可为君，未可多用，麻黄性味，易于发汗，多用亡阳。
太阳荣邪，能用麻黄，用为君主，用药麻黄，邪自外泄，不必多用。
麻黄少用，邪转易散，多用麻黄，不易散邪，气运逆转，反致散正。
麻黄性味，尤畏人参，麻黄组方，少用人参，邪既外泄，正又不伤。
外邪重大，麻黄汤中，尤宜人参，防其过汗，过汗亡阳，重大之邪。
麻黄过汗，人参止汗，汗生于血，血生于气，汗出于外，血消于内。
用药人参，急固其气，内无津液，用以养心，少则烦躁，重则发狂。
用药补血，血不易生，欲用止汗，汗又难止，唯有人参，性味补气。
几气生血，而血生汗，可救性命，垂绝之际，汗出不已，阳亡阴亡。
伤寒头痛，身热未退，即邪入营，麻黄消解，营中之邪，邪随解散。
发汗亡阳，亡阳之症，邪未入营，先用麻黄，开营之门，不入桂枝。
解卫中邪，用药石膏，胃中杜火，邪无所忌，肆然汗出，多致阳亡。
卫中祛邪，桂枝石膏，麻黄三味，同入汤方，不至阳亡，和解内外。
麻黄一味，乱用亡阳，药单功专，同用功薄，麻黄单用，专于发汗。
桂枝同用，麻黄性寒，桂枝性热，两相牵掣，寒热有制，以夺其权。
石膏同用，石膏性重，麻黄味轻，两相有别，得以增效，不致阳亡。
伤寒之症，时日甚久，身热未退，营中风邪，积聚未散，身热畏寒。
前邪未退，后邪重入，复麻黄散，戒勿多用，辨证症候，适可而止。
初感外邪，邪势盛大，少用麻黄，内邪难出，再感邪衰，多用易变。

不知麻黄，宜汗不汗，防变之道，不在不汗，麻黄过汗，过汗阳亡。
麻黄发汗，汗变不生，不宜麻黄，用药发汗，汗变必甚，防其过汗。
麻黄性寒，善治风邪，伤寒之际，初入于卫，原是寒邪，侵袭入卫。
得卫之热，寒变为热，邪变为热，用桂枝汤，以热散热，得变更热。
仲景组方，不用桂枝，改用麻黄，祛邪出营，治风之药，未尝不寒。
麻黄气寒，轻扬发散，虽是阳药，其实气寒，同入太阳，不同桂枝。
桂枝性味，善散寒邪，卫中驱寒，麻黄性味，营中解热，各有所倾。
天地万物，暗藏奇妙，麻黄发汗，根节止汗，同为一物，一种两治。
亦犹枸杞，枸杞补精，气运性味，助升阳气，骨皮泻火，性味滋阴。
麻黄性味，善行肌表，引药至卫，入行腠理，麻黄根节，止汗亦神。
麻黄发汗，多用亡阳，敢于多用，必有郁结，可解之状，多用麻黄。
以泄其汗，汗出郁解，身热无汗，绝非郁证，多用麻黄，汗出气喘。

十五、葛根

葛根生津，消解酒毒

葛根气运，性味甘辛，气运平和，体轻上行，浮而微降，阳中阴药。
内用无毒，气运走行，入足阴明，阳明胃经，沾疗伤寒，发表肌热。
气运性味，亦入脾脏，消解烦躁，生津止渴，消解酒毒，防范卒中。
发病温疟，往来寒热，驱寒散热，散消疮疹，止痛提气，解除热蒸。
葛根性味，实解营伤，用为圣药，因人多用，物极必反，伤营正气。
正气累伤，寒邪入侵，正气微弱，欺凌正气，不肯外泄，反致无功。
葛根轻浮，少用之际，轻浮外散，多用之时，性沉内降，审慎用量。
葛根性味，阳明之药，少用葛根，解肌舒表，重用葛根，多解胃热。
寒邪入袭，由营入腑，邪入胃中，走行客舍，半入于胃，半留于营。
用药葛根，退胃邪热，胃热不去，胃邪不解，用药汤方，石膏白虎。
葛根性味，阳明初邪，消解退散，阳明热邪，变热之邪，须用石膏。
葛根性味，体轻入肺，下降入胃，唯解胃热，解肺中燥，一物两用。
伤寒肺燥，邪入胃腑，胃热火炽，火炽金燥，胃本生肺，过燥克肺。
葛根性味，解胃之热，热解火息，火息土生，土生金生，金气平和。
葛根轻清，汽运走形，少用之际，遂性上行，多用之际，违性下降。
风邪在外，宜引外出，不宜内入，火邪炎上，宜引上散，不宜下散。
葛根麻黄，功用相同，久用亡阳，葛根耗气，原在无形，无形损大。
葛根性味，清除风寒，净化表邪，消解肌热，止停烦渴，泻胃之火。
发表散邪，麻黄气运，太阳营分，拔寒驱邪，桂枝性味，太阳卫分。
防风紫苏，太阳在表，驱散风寒，藁本羌活，太阳在表，驱散寒湿。
麻桂苏防，辛香温燥，发散损中，藁本羌活，发散耗营，伤累阴津。
伤风伤寒，温病热病，寒邪已去，表阳已炽，邪热积聚，伏于肌腠。
非表非里，又非半表，口燥烦渴，头痛发热，必用葛根，清肌退热。

十六、威灵仙

威灵仙草，消除积痰

威灵仙草，性味辛咸，气运温和，可升可降，阴中阳药，内用无毒。
气运性味，入各经络，肠中客邪，消除积痰，腹内癖气，破除结块。
爪甲皮肤，风邪客舍，散除痒痛，腰膝胫踝，渗湿冷痛，通利关节。
威灵仙草，用药组方，尤疗折伤，治疗风湿，皆宜用之，通利经脉。
气运性味，走而不守，祛邪实速，补正实难，补气补血，祛痛祛寒。
单备一味，漉酒长饮，为丸频服，气运性味，散人真气，败人之血。
威灵仙草，攻痰祛湿，气温属木，其性善走，宣疏五脏，通十二经。
湿热走行，流注肢节，体肿属湿，身痛属热，汗多属风，麻属气虚。
木属湿痰，十指麻木，胃中藏邪，湿痰死血，脾主四肢，故见麻木。
痛风有分，新久别异，新痛属寒，宜辛温药，久痛属热，宜清凉药。
威灵仙草，主应症候，中风痛风，头风顽痹，症瘕积聚，痰水宿脓。
黄疸浮肿，大小肠秘，风湿痰气，一切冷痛，性极快利，积久不痊。
丈夫妇人，中风不语，手足不遂，口眼㖞斜，言语謇滞，筋骨节风。
绕脐受风，肠风头风，暗风心风，风狂大风，皮肤风痒，白癜风病。
热毒风疮，头旋目眩，手足顽痹，腰膝疼痛，久立不得，曾经坠伤。
臀腰疼痛，肾脏风壅，伤寒瘴气，憎寒壮热，头痛流涕，黄疸黑疸。
头面浮肿，腹内宿滞，心头痰水，膀胱宿脓，口中涎水，冷热气壅。
肚腹胀满，好吃茶滓，心痛注气，膈气冷气，攻冲脾肺，诸气痰热。
咳嗽气急，坐卧不安，气冲眼赤，攻耳成脓，阴汗盗汗，大小肠秘。
服此立通，气痢痔疾，瘰疬疥癣，妇人患病，动经多日，气血冲心。
产后秘塞，孩子无辜，威灵仙草，其性甚善，不触诸药，恶茶面汤。
威灵仙草，入太阳经，达十二经，肠风泻血，配鸡冠花，祛风散邪。
治腰脚病，佐味木瓜，治手足麻，佐用川乌，配五灵脂，佐补气药。

脏寒则痛，多根寒致，必喜手按，纵脉坚实，寒气奔迫，未可为痛。
脏热麻木，与痛与肿，皆属热候，实脉实证，不可手按，谓麻气虚。
脏寒发病，初病固寒，久病亦寒，屡用附桂，脏热热蒸，初终清凉。

十七、秦艽

秦艽性味,通利四肢

秦艽气运,性味辛苦,气运平和,药性微温,可升可降,阴中阳药。
秦艽入药,内服无毒,入大肠经,养血荣筋,通利四肢,能止诸痛。
秦艽性味,通便利水,散消黄疸,又止头风,解除酒毒,疗治肠风。
用药组方,秦艽气运,小有补血,用为佐使,引行诸药,终非君药。
身患骨蒸,痨瘵之渐,阴津亏虚,内无真阴,滋养周身,冲养骨体。
身体发热,黑夜发热,白日不热,夜热之时,在骨之内,皮热反轻。
外邪非犯,邪非入肾,精自内空,填补真阴,少退阴火,始能奏效。
传尸之症,劳瘵已成,内生尸虫,食人精血,咳嗽不止,日事补阴。
秦艽性味,能散内风,散风利水,骨蒸传尸,八纲辨证,审慎用药。
手足不遂,身发黄疸,烦渴之病,用药秦艽,阳明祛湿,消除烦热。
秦艽性味,味苦能泄,藏辛能散,微温通利,主应症候,寒热邪气。
寒湿风痹,肢体疼痛,久痛虚羸,血不养身,下体虚寒,痛酸枯瘦。
秦艽苦平,舒筋通络,流利骨节,唯治痹痛,消解挛急,防风同类。
甄极治头,疗治胃热,清泄内热,外通经隧,内导二便,通络之功。

十八、薄荷

薄荷气性，善引药味

薄荷气运，性味辛凉，气运温和，浮中有升，药性属阳，内服无毒。
气运性味，入肺包络，亦走肝胆，下气冷胀，解除风邪，消散郁结。
薄荷组方，善引药味，入走营卫，又能退热，散邪耗气，性通柴胡。
世人用药，只知柴胡，不知薄荷，薄荷入糕，益肝平胃，功用实奇。
薄荷性味，气行肝胆，善解积邪，半表半里，类比柴胡，更为轻清。
肝木郁纳，木得风气，得以条达，薄荷散风，气性属风，春日和风。
和风气运，肝木所喜，故得其气，肝中之热，自然消解，胆气自顺。
仲景用药，热入血室，以解其病，胸腹胀满，用药薄荷，通达气机。
薄荷性味，退骨蒸热，解劳乏困，感伤外邪，又带气郁，服薄橘茶。
薄荷一钱，茶叶一钱，橘皮一钱，滚茶冲服，薄荷奇验，解纷之妙。
薄荷性味，不善解风，善解忧郁，香附解郁，不若薄荷，解郁更神。
薄荷性味，辛多于苦，辛合肺脏，肺合皮毛，苦合心脏，从火而化。
心主血脉，气运主热，皆为阳脏，贼风伤寒，其邪在表，发汗则解。
风药性升，又兼辛温，散邪辟恶，薄荷性味，辛香通窍，治腹胀满。
薄荷气运，味辛能散，性凉而清，通利六阳，祛除诸热，暗藏风邪。
性锐轻清，善行头面，用治失音，疗治口齿，清利咽喉，善走肌表。

十九、香薷

香薷行令，升清降浊

香薷气运，性味藏辛，气性微温，内用无毒，入走经脉，脾胃心肺。
用药组方，主治霍乱，中脘绞痛，疗治伤暑，功效如神，通利小便。
消散水肿，去除口臭，解热除烦，调中温胃，气运性味，通达三焦。
香薷气运，彻上彻下，拨乱反正，清气上升，浊气下降，各行其道。
香薷用药，但宜冷冻，饮料入腹，不可热饮，宜之少用，不可大用。
香薷少用，助气祛邪，香薷大用，助邪耗气，冷冻解暑，热饮格热。
香薷热饮，药量多用，固难见效，冷冻饮料，少用见效，洞察缘由。
香薷性味，止能散暑，不助正气，正气亏虚，后暑邪中，宜加参术。
香薷组方，补正祛邪，乃为王道，单用祛邪，内五补正，乃为霸道。
用药补正，多于祛邪，王道之纯，祛邪之力，多于补正，霸道诡谲。
补正之际，不敢祛邪，王道之误，祛邪用药，亦敢泻正，霸道之忍。
去暑六法，补益正气，以祛暑气，王霸兼施，香薷用药，用于补正。
香薷解暑，感暑证候，香薷为君，元气素虚，香薷为佐，补气为药。
元气大虚，用药香薷，不可为臣，香薷为使，少少入之，临症善用。
世医暑病，香薷为首，暑发缘由，乘凉饮冷，阳气走行，阴邪所遏。
遂病头痛，发热恶寒，烦躁口渴，或吐或泻，或霍乱者，宜用此药。
饮食不节，劳役作衷，人患伤暑，大热大渴，汗泄如雨，烦躁喘促。
或泻或吐，劳倦内伤，用药汤方，清暑益气，人参白虎，泻火益元。
香薷性味，气味清冽，质又轻扬，上开腠理，宣通肺气，达之皮毛。
气运下行，通达三焦，疏利膀胱，通利小便，以导里水，祛除湿邪。
夏月发病，形寒饮冷，伤内中阳，大气缭乱，上吐下泻，腹痛如绞。
香薷性味，善通阳气，所以可治，病发异常，八纲辨证，灵活变通。

肢厥脉伏，目陷面青，唇舌淡白，真寒中阴，姜附连萸，重剂挽救。
水溢肤表，清散水肿，以开鬼门，肺气开泄，清肃之令，顺其下降。
香薷性味，达表通阳，又能利水，治肿甚捷，配伍麻黄，解表消肿。

二十、葳蕤

葳蕤性纯，善补虚热

葳蕤气运，性味甘美，气运平和，内用无毒，一名玉竹，亦曰青粘。
气运走行，入走心肾，肺脾肝脏，补中益气，润津除烦，安稳脏腑。
主应症候，心腹结气，虚热湿毒，腰脚冷痛，定狂止惊，眼目流泪。
风淫手足，用药葳蕤，皆治殊验，消除去黑，泽润容颜，乌黑发须。
葳蕤性纯，善补虚热，且解湿毒，虚人风湿，俱宜用之，其功甚缓。
葳蕤入药，多服始妙，用于汤剂，必得人参，阴阳既济，收功实奇。
中风之症，葳蕤人参，同用煎服，必无痿废，惊狂之病，断少死亡。
葳蕤性味，原不乌须，因得漆叶，乃能黑须，二味相制，两相合力。
楚大中丞，年近七旬，须髯如漆，服食方法，葳蕤漆叶，二味等分。
子午卯酉，各服三分，十年数用，如若一日，滋阴补气，须发乌黑。
中风痿证，人参近功，更有后力，葳蕤功缓，久服实效，佐用人参。
葳蕤气平，味甘无毒，禀气金秋，入手肺经，甘美之味，得味湿土。
甘平之品，能清能润，主祛结气，主症虚热，甘能补虚，平可清热。
太阳膀胱，膀胱之经，起于目内，下项挟脊，抵达腰中，入循膂络。
肾属膀胱，相为表里，膀胱经脉，寒水之经，内藏湿毒，气走腰中。
腰部客湿，多见疼痛，走行膀胱，茎中寒涩，湿火上炎，目痛内烂。
膀胱开合，皆由气化，葳蕤性味，气平益肺，降通小便，湿行火降。
膀胱之中，津液之府，人体肺脏，津液之源，润其根源，开合膀胱。

二十一、蛇床子

蛇床子实，祛除瘙痒

蛇床子实，性味辛苦，气运温和，内用无毒，药物性味，男女皆宜。
主应症候，妇人发病，阴户肿痛，隐隐作痒，用蛇床子，温暖子宫。
男子发病，阴囊湿痒，坚举尿茎，宜蛇床子，敛收阴汗，除却癫痫。
用蛇床子，抑制疮疡，通利关节，调畅腰膝，祛散胯痛，手足祛痹。
妇人产后，阴脱不起，妇无妊娠，组方用药，尤宜久服，功用颇奇。
蛇床子实，内外俱可，外治尤良，阳痿宫寒，用药组方，修合丸散。
参芪归地，山茱相伍，阴寒无火，实有利益，阴虚火动，服之非宜。
绝阳不起，蛇床一两，熟地一两，二味煎服，阳道顿起，可以久战。
蛇床子实，性味苦平，温中下气，温煦子宫，男子阴强，令人有子。
苦能除湿，温能散寒，辛能润肾，甘能益脾，寒湿既除，性能益阳。
肾阳不振，寒水弥漫，阴痿湿痒，蛇床子实，温暴刚烈，始可内服。
蛇床子实，祛除痹气，通利关节，疗治癫痫，燥烈之性，通行经络。
气运走行，性味刚烈，疏通关节，然非寒湿，未经法制，慎弗轻投。

二十二、龙胆草

胆草气运，多善耗气

龙胆草药，性味苦涩，气运大寒，药性属阴，内用无毒，功善退热。
气运性味，功专之处，利水消湿，消除黄疸，治目止痢，退热却肿。
胆草气运，过于分利，多善耗气，时有败血，水去血去，湿消气消。
水湿黄疸，初起之用，莫误时机，久病黄疸，不可不缓，变通用药。
黄疸发病，不止湿热，身体不热，又成黄病，胆草能治，泻除湿热。
龙胆草药，性味苦寒，通利湿热，治黄要药，不舍他求，多服损胃。
湿热虚火，治疗大异，湿热发病，热结膀胱，虚火发病，火炎肾脏。
热结膀胱，龙胆苦寒，膀胱之热，不能下泻，湿流肢体，火炎肾脏。
知母黄柏，气运走行，性味苦寒，肾脏之火，不能下归，寒留脾胃。
泻除湿热，不用胆草，未见有方，专用胆草，性味大苦，不能去病。
唯有柴胡，舒展胆气，湿热之邪，从外渗出，难于收功，易于收功。
今人利湿，不问寒热，一见水症，尽用胆草，用以利湿，背离方向。
龙胆草味，能泻湿热，又泻湿寒，消除湿热，功用迅速，湿寒功缓。
速去内湿，元气不伤，功用性缓，多伤元气，胆草入方，不必多用。

二十三、泽泻

泽泻沉降,通利小便

泽泻气运,性味甘淡,又有微咸,气行寒凉,气运沉降,阴中微阳。
泽泻入药,内用无毒,入走太阳,太阳膀胱,少阳胆经,走行入肾。
泽泻性味,长于利水,去除阴汗,通利小便,药效如神,除湿去渴。
泽泻性味,利水消湿,水去湿干,津液自少,不独利水,原善滋阴。
肾中水湿,食用水谷,不能化精,不能化火,非命门火,湿热邪火。
邪火不去,真火不生,真水不生,泽泻性味,善泻邪火,邪火补水。
六腑膀胱,太阳之腑,原本属火,不属于水,膀胱之水,不能下通。
膀胱之水,本于寒少,由于热多,膀胱气运,无火水闭,有火水闭。
泽泻入药,五苓散中,虽有泻水,实则泻火,泻火之味,以用出奇。
膀胱邪火,膀胱有火,小便不利,热干津液,口内干渴,邪火存水。
虚热之人,口必大渴,阴水不足,必用玄参,生地沙参,骨皮菊花。
徒用苦寒,滋润其渴,不加甘咸,愈止愈渴,泽泻甘咸,正如其中。
泽泻性味,气运平和,味甘而淡,淡能渗泄,气味俱薄,利水泄下。
脾胃湿热,头重难举,目昏耳鸣,泽泻性味,渗去其湿,热亦随去。
土气得令,清气上行,天气明爽,益养五脏,助曾气力,聪耳明目。
仲景用药,地黄丸方,茯苓泽泻,膀胱泻邪,古用补药,必兼泻邪。
邪去之际,补药得力,一辟一阖,此乃玄妙,专主于补,久服偏胜。

二十四、玄参

玄参组方，忌触铜器

玄参气运，性味苦咸，气性微寒，内用无毒，走行入经，入肺肾胃。
药物配伍，组方熬制，忌触铜器，触犯紧急，噎喉丧目，审慎用药。
气运走行，强阴益精，补肾明目，疗治伤寒，身热支满，忽不知人。
疗治温疟，寒热往来，洒洒发颤，女人产乳，消除余疾，男子祛热。
身患疾病，骨蒸传尸，祛逐肠风，消除血瘕，化解坚症，散头痰核。
枢机之剂，领气上下，肃清淫浊，消除痈肿，治气氤氲，散浮游火。
身患火症，火症之中，尤难沉降，胃肾二火，龙雷之火，肾火沸腾。
龙雷之火，其势尤烈，苦寒折消，助曾火势，反致增焰，焚林劈木。
阴寒大雨，夏日炎氛，火势熊熊，偶遇凉风，沉降白露，龙雷收藏。
龙雷之火，用药组方，苦寒直治，不若用药，微寒从治，正用玄参。
胃火之起，势若燎原，不尽不止，热气腾天，火星口出，登高而歌。
弃衣而走，见水而入，贻误时机，发狂亡阳，唯有辛凉，大寒白虎。
石膏过寒，多服损胃，救急一时，不可善后，玄参微寒，善散消除。
浮游之火，用药人参，正复相宜，空中熏熏，氤氲之气，泻其所长。
石膏之后，续以玄参，阳火自平，阴火又长，慎防亡阳，治胃必需。
胃火灼烈，乃为阳火，多用玄参，可遏其势，肾火阴也，多用息炽。
一勺之水，难以救焚，反致至焰，玄参君药，多用成功，少用偾事。
玄参为君，一五六两，出奇制胜，畏首畏尾，不敢多用，多致病危。

天地之道，阴阳之道，阴阳相根，人身之中，水火二气，原以相召。
水以制火，乃火安平，下焦脏器，运化异变，断不沸越，入舍上焦。
火不得水，火势熊熊，一得水济，顺势相安，若如敛戢，甚神且速。

第三部分 肝脏（角集）

火气腾空，正望盼水，水不可得，恐水细微，不解燥烈，炎氛气猛。
水入于胃，胃腑苏醒，入于脾脏，脾脏自乐，胃肾二火，熊熊炎上。
胃肾之火，炽热上腾，下之无水，火旺之极，水亏之极，水亏火旺。
烈火灼烤，各经之水，消耗焦烁，水即滂沱，重用玄参，麦冬生地。
玄参入药，胃肾退火，既不损胃，亦且滋阴，一五六两，但须多用。
下焦之火，浮游之火，火运走行，非在上焦，火在上焦，盛大易消。
火在下焦，炎炎难息，玄参气运，下焦解火，唯有多用，方可成功。
上焦之火，肺脏之火，心脏之火，肺火黄芩，心火黄连，不易之法。
肺火虽盛，黄芩二钱，无不清凉，心火虽烈，黄连三钱，无不消灭。
上焦之火，原易炎上，又易解故，下焦之火，非出肝木，即出肾水。
肝肾之火，龙雷之火，忽然上腾，忽然下降，浮游无定，难以捉摸。
重用玄参，水足济火，焚林劈木，玄参入药，不能降火，唯原少用。
实火可泻，虚火可补，泻除实火，少用寒凉，而泻虚火，多用滋润。
肾肝虚火，用药玄参，退断多用，以定浮游，切戒少用，以增酷烈。

脏腑生火，玄参性味，退火一时，火性炎上，生水不足，难济一时。
万火之炎，火性善藏，非水不足，玄参降火，随用肉桂，用以安火。
大用玄参，少用肉桂，佐之药味，纯补真阴，火得水济，相得相制。
阴阳之道，彼此相根，身体无阴，阳无可生，身体无阳，乃阴不长。
玄参得桂，乃阴易生，桂得玄参，阳又易长，阳长阴消，阴消于下。
阴津沉下，藏水充盈，火不腾上，玄参肉桂，二味合用，阴阳妙用。
阴阳相平，而后无病，玄参肉桂，一多一少，轻重不同，阴阳别异。
诚观天地，万物之中，阴多于阳，群阴之中，得阳而安，相互制衡。
阳多于阴，酷烈世界，人身之中，五脏六腑，火气独多，善焦腹体。
用药组方，性味阴阳，补阴之药，不可不多，补阳之药，不可不少。
人体阴旺，火旺之际，可以制火，人体阳旺，乃火大旺，必至烁水。
玄参滋补，必宜多用，肉桂益阳，必宜少用，一多一少，阴阳求平。
玄参微寒，性非大寒，大寒之地，草木不生，微寒之地，草木更茂。
玄参地骨，微寒之中，又有滋补，知母黄柏，气运性味，性过寒凉。
火分虚实，内藏实火，宜用大寒，以降炎腾，身患虚火，宜用微寒。
玄参微寒，引归敛途，泻中有补，虚火实宜，浮游之火，正虚之火。
肾水虚亏，则寒而湿，宜用温补，肾火虚亏，则热而燥，宜用凉补。

玄参性味，枢机之剂，管领诸药，气运上下，肃清不浊，风药多用。
肾水受伤，真阴失守，孤阳无根，发为火病，玄参地黄，壮水制火。
玄参气运，味苦而甘，苦能清火，甘能滋阴，以其味甘，降性亦缓。
唯入肾经，尤走肺径，火邪无根，消解疏散，浮游之火，散身痰结。
玄参性味，清金补水，主应证候，疮疡热痛，胸膈燥渴，溲便红涩。
玄参气运，至阴之性，专主热病，味苦走经，泄降下行，消除热结。
味辛微咸，直走血分，通达血瘀，亦能外行，纵入经隧，消结散痈。
寒而不峻，润而不腻，滋阴降火，膀胱清热，消除咽痛，清肝阳火。
玄参明目，肝窍于目，玄参益水，以滋肝木，瞳子神水，故能明目。
用药玄参，主应症候，生暴中风，伤寒身热，支满狂邪，忽不知人。
温疟洒洒，血瘕寒血，伤寒劳复，热毒游风，心惊烦躁，劣乏骨蒸。

二十五、南沙参

沙参气运，止疝绞痛

沙参性味，味苦而甘，气行微寒，内用无毒，入走经脉，肺肝二经。
沙参入药，疗治诸毒，排脓消硬，安宁五脏，益肺补肝，止疝绞痛。
除疝实神，祛逐淫风，散解瘙痒，逐除邪热，去除惊烦，可为君药。
沙参气运，功性甚缓，须多用量，能安五脏，调和脏腑，和谐阴阳。
人参性味，宜安五脏，人参气运，五脏补阳，沙参性味，五脏补阴。
沙参性味，止入肺肝，诸经不入，能滋肺气，上焦宁谧，中下随安。
沙参气运，能通肝气，肝气通达，中下二焦，气运走行，自然通利。
下气既通，上焦安位，浮动无病，沙参补阴，非补心脾，肾脏三脏。
人参补阳，善能回阳，顷刻之间，沙参补阴，不能回阳，阴阳功异。
身患疝病，成于湿邪，十之有六，成于房劳，内得风邪，十之有三。
成于胎气，十之有一，皆源阴虚，邪中脏腑，沙参补阴，邪自难留。
疝症发病，腹中有硬，不能久愈，沙参性味，善消诸硬，疝无巢穴。
沙参益阴，补阴圣药，仲景组方，地黄丸中，若干药味，皆并入阴。
沙参性味，止补肝肺，仲景不取，肺为肾母，肝为肾子，可以同治。
既欲补肾，又顾补肺，顾子补肝，子母之间，补肾功力，分纷不全。
肺气大虚，变通丸药，加味沙参，麦冬五味，入之丸中，肺肾两治。
肝气大伤，加味沙参，芍药当归，入用丸中，肝肾双疗，相得益彰。

二十六、地栗粉

地栗荸荠,止渴消疸

地栗粉根,亦曰荸荠,又名乌芋,性味甘美,切成片状,晒干入药。
鳖甲同用,最消痞积,不耗真气,近人未知,家种野产,药宜野产。
然无野产,即拣家种,切片晒干,特消痞积,更辟瘴气,消解热邪。
荸荠气运,性味甘甜,宜带补性,荸荠独用,乃消肾气,泻而无补。
鳖甲神曲,白术茯苓,枳壳配伍,同用并投,健脾去积,有补兼攻。
乌芋荸荠,止一水果,味甘性寒,胸中实热,消解可除,可消胀满。
荸荠气运,力善下行,血痢血毒,可祛毒邪,冷气勿食,食患脚气。
荸荠组方,主治消渴,消除痹热,热中益气,开胃下食,通畅气机。
荸荠气运,清心降火,补肺凉肝,消食化痰,破除积滞,利利脓血。
妙用比起,消解风毒,胸中除热,可作粉食,耳聪目明,止渴消疸。

二十七、丹参

丹参入方，安神定心

丹参气运，性味藏苦，气行微寒，内用无毒，性味走经，心脾二经。
丹参性味，专调经脉，理骨调筋，疏酸散痛，化生新血，去除恶血。
坠落死胎，安气生胎，破除积聚，止血崩带，消脚痹软，除眼赤肿。
辟精鬼魅，养正祛邪，治肠鸣响，仅可佐使，非为君臣，应补则补。
丹参组方，药笼之中，不可或缺，胎产之前，产前多加，产后少用。
心腹邪气，肠鸣幽幽，如走流水，寒热积聚，丹参入药，破症除瘕。
心虚邪客，烦满结气，久成痼疾，肝虚之际，热甚风生，气血凝滞。
发为症瘕，寒热积聚，肾虚之际，寒湿邪之，腰脊强硬，脚行痹弱。
用要丹参，久服之际，利人益气，养血之验，善治血分，去滞生新。
丹参性味，养神定志，通利关脉，主应证候，骨节疼痛，四肢不遂。
用药组方，排脓止痛，生肌长肉，补心定志，安神宁心，调经止痛。

二十八、白薇

止渴消疸，凉血除蒸

白薇气运，性味苦咸，气行平和，性味大寒，内用无毒，入走心脾。
白薇性味，主应中风，身热腹满，浑浑噩噩，神志模糊，不知人事。
白薇组方，疗治温疟，寒热酸痛，洒洒寒战，发作有时，身体无主。
狂惑鬼邪，伤中淋露，用药组方，利气益精，下水渗湿，佐使要药。
白薇组方，非用君臣，须用参苓，柴胡白术，始可奏功，多用损胃。
邪病多热，白薇性寒，以解热邪，非在补正，大寒之物，多乃损胃。
白薇功用，善能杀虫，补阴之中，能杀劳瘵，健脾开胃，能杀白蛔。
白薇奇妙，以火焚烧，辟蝇断虱，以酒敷涂，愈疥敛疮，疗疮除痈。
温邪伤营，身体发热，阴虚发热，骨蒸劳热，产后血虚，发热热淋。
感染结核，用药白薇，组方之际，清热凉血，利尿通淋，解毒疗疮。
白薇入方，配白僵蚕，白薇苦咸，入走血分，凉血退热，透邪外出。
白僵蚕药，祛风解痉，清热止痛，二药合用，清热疏肝，凉血安神。
配地骨皮，二药合用，益阴除热，凉血除蒸，治疗骨蒸，血虚发热。
配伍竹叶，清热除烦，滋阴清热，利尿除淋，治疗血热，小便淋漓。

二十九、茵陈

茵陈苦辛，善消瘅症

茵陈气运，性味苦辛，气行微寒，阴中微阳，内用无毒，药食同用。
茵陈性味，走行经脉，入足太阳，太阳膀胱，走行少阳，少阳胆经。
瘅症发黄，用药茵陈，果真黄病，可用为君，黄症不同，变化别异。
黄症呈象，阴黄阳黄，热黄寒黄，燥黄血黄，气黄之殊，不可不辨。
一见发黄，全不分别，俱用茵陈，引经无品，共相佐使，有效不效。
阴黄之病，内湿不甚，黄色不深，下体泛黄，上身不黄，夜间不安。
小便反涩，日间小便，反现通利，转觉安宁，用药组方，自然搭配。
茵陈为君，佐用茯苓，泽泻薏仁，或加药味，五苓散方，功效又妙。
茵陈入方，三钱五钱，不可超越，五钱之外，连服数剂，黄可尽退。
阳黄之病，湿不太甚，黄色如金，上身眼目，皆现尽黄，下体不黄。
日间便溺，小便艰涩，痛或不痛，夜则安然，排便自利，昼夜有别。
茵陈为君，佐用升麻，桔梗茯苓，花粉麻黄、黄芩之类，数服即愈。
热黄之病，口必大渴，然有多饮，反觉不快，一身上下，俱现黄色。
眼目呈象，反觉色淡，小便排放，时急数痛，其溺呈象，必如黄汗。
热结膀胱，不得出耳，茵陈为君，约需五钱，佐龙胆草，炒栀芍药。
茯苓猪苓，泽泻组方，火热泻毒，黄色反愈，寒黄之病，见水大吐。
畏寒怕冷，腹中时痛，手按始安，一身上下，遍体泛黄，眼目自白。
小便清长，夜间尤利，寒结膀胱，命门无火，气运不通，水气流脾。
脾又寒虚，渗走皮毛，皮肤为黄，黄色呈象，遍体上下，秋葵之色。
茵陈为君，只可一钱，切戒多用，佐用白术，茯苓山药，芡实薏仁。
少用附子，数分温补，命门之火，无须十剂，遍体黄色，病发痊愈。
湿黄之病，水湿之气，虽为黄症，俱是水湿，湿黄之水，内湿更甚。
一身上下，眼目手足，尽是黄色，俱身浮肿，按下如泥，辨证组方。

茵陈五钱，升麻甘遂，牵牛车前，泽泻之类，少升其气，水尽便出。
牵牛甘遂，气性性悍，多服之际，恐伤元气，燥黄之病，全非水湿。
外现之症，不过胸前，皮肉少黄，一身上下，眼目不黄，肺金燥极。
黄发胸前，既已发黄，茵陈入药，不可不用，用七八分，组方用药。
麦冬栀子，芍药陈皮，门冬玄参，花粉白芥，久服自愈，肺经不燥。
血黄之症，上下一身，眼目俱黄，身必花热，胸必烦闷，腹必疼痛。
血瘀滞纳，腹中胸下，变为发黄，伤寒症中，此病最多，理遵仲景。
茵陈为君，加味丹皮，牛膝当归，栀子川芎，大黄之品，除烦去痛。
苟或服药，仍然闷痛，须加水蛭，瘀血始解，发黄尽退，消散病疾。
气黄之病，身不发热，身无饱闷，心无烦燥，头面发黄，淡金之色。
饮食品味，知味甚少，若遇行动，便觉气怯，不能动履，小便不数。
大便反燥，然又不结，内气亏虚，不能运化，水湿之气，以成黄病。
茵陈入药，一钱二钱，加入人参，白术黄芪，茯苓车前，大剂煎饮。
更有一种，身不泛黄，足反泛黄，湿热气运，壅闭中焦，脾胃之虚。
茵陈入方，白术茯苓，陈皮甘草，白芥枳壳，槟榔白芍，水利黄逝。

三十、青蒿

青蒿行令，不耗气血

青蒿气运，性味苦辛，气行涩寒，内用无毒，性味入走，胃肝心肾。
气运性味，专解骨蒸，消除劳热，暑热泻火，愈风瘙痒，止停虚烦。
遏制盗汗，开启胃腑，安定心痛，明目辟邪，益养脾气，此药最佳。
青蒿性味，清泻火热，不耗气血，气血用药，组方以佐，大建奇功。
青蒿组方，可君可臣，又可佐使，无往不利，组方入药，但须多用。
茵陈蒿草，因体既轻，性兼补阴，少用之际，功力微弱，转不得力。
身患病疾，最嫌火盛，泻火之药，性味大烈，气运行令，动必伤阴。
欲其泻火，不损阴津，药物性味，原无多味，用药青蒿，务须重用。
生命运行，不离阴阳，火盛走极，阴者不生，阳者不长，阴阳相亏。
阴阳二气，气运不交，相互背离，无生无克，偏失走极，身体患病。
生命走偏，不平其火，徒补其阳，内火盛大，熊熊灼燃，阳气益旺。
不平其火，徒补其阴，降雨滂沱，水流泛滥，阴愈走偏，阴阳失衡。
补阴补阳，平火为先，调和阴阳，水火相济，火又宜养，而不宜平。
火运过旺，阴阳不生，火运过衰，阴阳不长，补于平中，阳得后安。
青蒿性味，气运行令，平火之际，兼又补水，阴阳气运，二者两宜。
青蒿退暑，追溯根源，青蒿生境，火道之旁，夏日炎蒸，色更青翠。
青蒿感获，至阴之气，胜出颇多，气臭入肾，补阴之药，功性无疑。
阳药补阳，阴药补阴，青蒿形性，至阴之气，既非阳药，能退虚火。

行田野间，一种气味，亲人醒神，气从青蒿，青蒿气香，非为气臭。
青蒿气运，能辟蝇虱，间有青蒿，蝇虫不集，夫蝇逐腐，畏惧青蒿。
青蒿性味，专解骨蒸，消除劳热，尤泄暑热，泻火之热，不耗气血。

以佐气血，大建奇功，可君可臣，可佐可使，无不宜也，必须多用。
青蒿性味，退除阴火，骨中退火，肌肤之火，共泻火邪，阴虚最宜。
青蒿组方，最宜配伍，沙参地骨，泻除阴火，功用更捷，效如桴鼓。
青蒿性味，骨中引火，行于肌表，沙参地骨，只凉骨火，不能外泄。
青蒿两种，发于早春，叶青茵茵，如绵茵陈，专泻火邪，丙丁之火。
春生茵陈，能利水道，夏秋茵陈，微黄地肤，少阳厥阴，入走血药。
茵陈气运，益气长发，补中明目，煞除风毒，烧灰淋汁，治疮瘢靥。
妇人血气，腹内实满，冷热久痢，秋冬用子，春夏用苗，捣绞汁服。
茵陈性味，祛除湿热，消除痰液，治疗痰火，嘈杂眩晕，利便凉血。

三十一、仙茅

仙茅入药,通神强记

仙茅气运,味辛藏热,气运温和,内用有毒,性味走经,入走肾经。
仙茅入药,主应证候,心腹藏寒,祛除冷气,腰膝挛痹,不能行走。
男子发病,虚损劳伤,老人失溺,婚后无子,用药仙茅,组方祛邪。
仙茅气运,益养肌肤,明开耳目,助生阳道,增长精神,通神强记。
仙茅中毒,大黄一片,用后即解,无须多用,近人喜用,载药助阳。
附子肉桂,伦比迥异,仙茅虽温,无发扬气,长于闭精,短于动火。
仙茅闭精,精不易泄,性味止溺,气不外走,婚后无子,自然有子。
辨明其故,欲闭其精,用以守精,元阳衰惫,痿弱不举,不可助阳。
仙茅气运,性味藏热,补助三焦,命门之药,阳弱精寒,素怯者宜。
仙茅气运,功专补火,助阳暖精,主治证候,下元虚弱,阳衰精冷。
失溺无子,腹冷不食,冷痹不行,靡不振作,元气亏虚,精气萎靡。
精为火宅,火衰之际,精与皆衰,厥逆不温,溺亦自尔,失候不禁。
仙茅性味,性同附桂,硫黄胡巴,破故淫羊,蛇床远志,同为一例。
附子性味,除火衰寒,肉桂性味,血分通滞,胡巴气运,寒疝除衰。
用淫羊藿,消除风冷,用蛇床子,祛火除寒,硫黄性味,火衰除结。
选破故纸,肾泻理火,远志气运,怔忡除火,唯其所补,各有攸建。
火衰病见,不离附桂,视症酌增,禀赋素怯,相火炽盛,反能动火。

三十二、附子

附子行令，救逆扶阳

附子气运，性味辛甘，气温大热，气运升浮，阳中之阳，内有大毒。
大者天雄，小者川乌，天雄过热，不可妄用，川乌热劣，不若附子。
附子制备，每颗附子，甘草五钱，煮水一碗，附子泡透，全用为佳。
甘草至仁，以制不仁，制附性味，气运走形，无经不达，走而不守。
附子入药，可为臣使，佐助群药，通行诸经，斩关夺门，救逆扶阳。
附子性味，用药救治，四肢厥逆，五脏祛寒，温暖脚膝，强健筋骨。
附子气运，温养脾胃，通利腰肾，用药适宜，奇妙丹药，延年益寿。
用之得当，立刻重生，用之不当，片时可死，畏之不用，失救之悲。
轻之敢用，孟浪狂妄，误杀之叹，八纲辨证，寒热阴阳，慎用附子。
附子功性，归味阳药，以阳治阴，最为相宜，以阳治阳，自然相恶。
阳药主热，阴者主寒，有如冰炭，唯阳似阴，而阴似阳，明辨真假。
阴阳寒热，二者之殊，阴热之症，肾水之耗，肾守之火，不安肾宫。
肾中火邪，逆行上冲，咽喉口齿，舌体必滑，水火不济，交错作乱。
大补真阴，水流泛滥，水旺之际，火又不归，徒补其水，罔顾其火。
火虽少衰，终不骤降，少用附子，配味肉桂，入六味汤，大剂冷服。
汤药下喉，气运走形，火气即消，归下入肾，上焦之热，尽化清凉。
附子性味，以治阴热，阳热之症，心火灼盛，移热于胃，发狂大叫。
胃热灼灼，失神谵语，手足冰冷，胸前膈上，多有发斑，大渴呼水。
舌苔或红，或黄或黑，焦燥而峭，开裂成绫，邪热大作，万般无序。
三黄石膏，直治其火，火泻之际，肾水不干，可免亡阳，保全功运。
火过旺盛，大寒之药，恐致格拒，附子一片，重约一分，入于汤方。
三黄石膏，以火从火，苦寒之药，引药下行，不相悖逆，顷刻泻火。

第三部分 肝脏（角集）

伤寒卒病，阴寒之病，寒邪纵入，直中肾经，肾受寒邪，肾脏失序。
命门之火，不能自藏，欲遁夺出，外出躯壳，寒乘胜出，追逐其后。
内邪犯脾，多生腹痛，犯于肝脏，多有胁痛，犯于心脏，多有心痛。
证候异常，手足暗青，筋骨拘挛，或呕或吐，或泻或利，身青袋缩。
死生之际，悬于反掌，真危之时，存亡之秋，探其舌体，舌苔必滑。
急用附子，二或三钱，人参入药，五钱一两，白术二两，干姜二钱。
同煎内服，下喉入腑，阳回寒散，阴寒之际，必用附子，救逆扶阳。
阳寒之病，平素摄食，脾胃伤气，不能荣卫，风寒但犯，发热恶寒。
喜卧不语，喜好平静，不喜纷扰，与之饮食，又能知味，身体虽热。
神思甚清，脉必细微，气必甚怯，阳气不足，邪乃中伤，舌干必滑。
理中汤方，加味附子，正气充足，内邪自散，甘温大热，非此谓欤。

附子之妙，正取其毒，斩关而入，夺门而进，藉其刚烈，瓦斯毒气。
天下至热，谓之阳毒，天下至寒，谓之阴毒，阴寒之气，手足青黑。
正感阴毒，感邪之深，阴毒集聚，非有阳毒，不能祛除，以阳克阴。
阳毒化生，非用附子，不能胜任，以毒治毒，而毒不留，祛寒阳回。
中风非风，乃为气虚，痰塞心中，一时卒中，有似乎风，吹倒身体。
若作风治，十病九危，人参为君，附子为佐，加生南星，用生半夏。
用药生姜，开其心窍，祛逐痰涎，死者重生，功非人参，功在附子。
用熟附子，恐未奇效，往往有缓，不济之事，必有生用，无所牵制。
用熟附子，直中阴寒，欲救回阳，阴寒之气，入至肾阴，命门祛火。
祛火出外，不敢归宫，真火越出，阴寒乘势，祛逐真火，元阳无藏。
不用人参，元阳真气，飞出躯壳，徒用人参，不佐附子，阴寒大盛。
既用附子，难制猛悍，过逐阴寒，一往罔顾，未必长驱，寒尽散热。
元阳无归，而气遽亡，须用熟附，同入人参，逐寒外出，又引元阳。
附子性味，大热之品，入于阳药，一时救急，入于阴药，治久滞之。
阳虚之症，宜用阳药，附子多用，用以出奇，补益正气，扶阳固本。
阴虚附子，少用济胜，阳得阴药，功效甚速，阴得阳药，其而功迟。
古用附子，一片成功，无经不达，得其气运，不必其味，入于经脉。
附子性味，不留于脏，补气生气，助补生血，不至增火，健土关胃。
附子直前，无坚不破，得力人参，血脉不伤，人参附子，水乳之合。
附子应症，如言外寒，脾阴不足，饮食无味，喜饮冷浆，摄食鲜果。
血虚腹痛，按之即止，火炎欲呕，或干霍乱，或遇大疟，寒热并盛。
老人精绝，阳气衰萎，少年之际，纵欲伤精，阴精不守，精滑脑漏。

妇人患病，血枯无子，血枯经闭，肾脏亏虚，小便余沥，梦寐纷纭。
行履重滞，身患痹证，中风痉挛，僵仆不语，口眼㖞斜，言语謇涩。
半身不遂，痰多神昏，阴证发病，痈疽未溃，三十一症，皆须附子。

三十三、天南星

南星性味，辛过半夏

天南星草，性味苦辛，气运平和，可升可降，阴中阳药，内用有毒。
性味归经，入脾肺心，气运行令，善能化痰，利膈下气，散除瘀血。
内用坠胎，破除坚积，消除痈肿，疗治中风，极能开关，兼破伤风。
天南星草，斩关夺门，可用为将，可以一用，审慎利弊，不可再用。
三生饮方，佐力附子，祛痰化滞，功以出奇，只可暂用，清肺安心。
三生饮中，若无人参，用药为君，附子南星。皆无用处，一三生饮。
消痰之药，南星峻猛，中风闭关，不得不用，斩关直入，消除顽痰。
虎掌南星，味辛而麻，治风散血，气温而燥，气运走行，胜湿除涎。
性紧而毒，攻积拔肿，口喎舌糜，诸风口噤，宜用南星，人参菖蒲。
南星组方，得获防风，性味不麻，得获牛胆，性味不燥，火炮不毒。
天南星草，开启结闭，散除风痰，性味辛燥，气运大烈，半夏略同。
南星性味，毒过半夏，半夏之性，燥而稍缓，南星之性，燥而颇急。
半夏之辛，劣而能守，南星之辛，劣而善行，急闭涎痰，须用南星。

三十四、半夏

半夏藏辛，善祛寒痰

半夏气运，性味藏辛，口味微苦，气运平和，气运生寒，性味熟温。
气运走行，性沉而降，阴中阳药，性味走经，入走胆囊，脾脏胃腑。
半夏研末，用药一两，枯矾二钱，姜汁一合，捏饼包裹，名半夏曲。
半夏制曲，片则力峻，曲则力柔，火痰寒痰，湿痰老痰，痰饮痰核。
痰涎痰结，痰迷诸痰，俱可使用，统治痰涎，孕妇勿用，恐坠胎元。
身患吐血，亦不可用，恐性动火，半夏为末，吹入鼻中，可救五绝。
人之身体，原素无痰，饮食入胃，腐熟五谷，化生精华，不化味痰。
唯有肾脏，真火亏虚，火沸为痰，肾脏真水，真水亏虚，水泛为痰。
肾水脾土，火沸为痰，水泛为痰，虽原于肾，痰留于脾，化生为痰。
半夏性味，既能治痰，岂难消化，痰入脾中，不能化消，已入脾痰。
肾中之痰，须肾气丸，始得逐之，半夏所能，泄痰之标，不能治本。
半夏气运，性沉而降，能入至阴，阳多于阴，浅入脾阴，不入肾阴。
痰在脾脏，痰为之标，痰在肾脏，痰为之本，以脾之痰，出于肾脏。
肾气丸药，用药治痰，是择其本，水不上泛，化生为痰，火不沸痰。
半夏性味，燥气之药，耗肾之气，内气一耗，火动水燥，无精生痰。
半夏一斤，生姜四两，先煮数沸，取起晒干，桑一百片，用水十碗。
煎汁二碗，半夏泡透，又复晒干，用盐一两、滚水一碗，又复泡透。
切片用之，燥性去六，湿之性四，寒热之痰，水火沸痰，俱可少用。

半夏性燥，寒湿之痰，法当正宜，制痰过燥，无忧气伤，肺损之失。
久旷之夫，邪结肾中，非痰塞肺，思慕女色，久不可得，不敢御外。
色以泄精，邪入肾中，精即化痰，吐有如墨，宜用降火，佐白芥子。

第三部分 肝脏（角集）

药味消痰，更用荆芥，散火血分，用药不当，用药不当，失血之患。
半夏性味，唯知去痰，不言益脾，脾脏恶湿，湿则濡困，困不制水。
半夏辛也，以散逆气，以除烦呕，入肺散气，以散结气，以发声音。
热痰黄芩，风痰南星，寒痰干姜，痰痞陈皮，配伍白术，多泄脾胃。
肾主五液，自入为唾，入肝为泣，入心为汗，入脾为痰，入肺为涕。
有涎曰嗽，无涎曰咳，痰因咳动，脾脏之湿，半夏性味，泄痰之标。
半夏性味，不泄痰本，泄本泄肾，咳者无形，痰出有形，无形则润。
脾无留湿，无以生痰，人体脾脏，生痰之源，人体肺脏，贮痰之器。
半夏性味，主应痰饮，为其体滑，味辛性温，涎滑能润，辛温能散。
气运走行，行湿之际，通利大便，利通窍门，内泄小便，辛能化痰。
伤寒发病，表里之间，柴胡汤方，半夏柴胡，二味为使，辛温善散。
苦善下泄，邪在胸中，则心中坚，胸胀咳逆，邪在上焦，则现头眩。
邪在少阴，咽喉肿痛，心腹胸膈，痰热满结，咳逆上气，心下急痛。
中焦发病，足太阴经，有湿有热，清浊不分，多见肠鸣，湿热自汗。
脾家湿热，面色萎黄，实脾分水，燥湿俱除，辛温有毒，体滑性燥。

三十五、莪术

莪术破血,三棱破气

莪术气运,性味辛苦,气运温和,内用无毒,性味入经,肝脾二经。
莪术性味,血分中药,功用性专,气中破血,癖病可去,止停心痛。
莪术入药,通畅月经,消除瘀血,治疗霍乱,泻除积聚,理通中气。
莪术性味,攻坚之药,可为佐使,不可久用,气分破血,破不伤气。
莪术三棱,攻坚之药,性味各异,体内走行,莪术破血,三棱破气。
气为血帅,血为气母,人体之血,有形之物,破血之际,气犹不伤。
气乃无形,破气之际,血必难复,气不伤耗,易于生血,气为生本。
气性归阳,血性归阴,莪术性味,入气破血,三棱性味,入血破气。
气血走行,俱不可伤,血郁于气,瘀滞恶血,不得不消,通畅气机。
消药组方,必伤气血,与其消气,不若消血,原病溯源,多源血瘀。
邪客中焦,心腹疼痛,血气不和,中恶客邪,疰忤鬼气,气不调和。
脏腑壅滞,阴阳乖隔,疫疠疰忤,得以凭袭,莪气香烈,调气通窍。

三十六、骨碎补

骨碎补草,气运入骨

骨碎补草,性味藏苦,气行温和,内用无毒,性味入经,走行入骨。
补接伤碎,碎补最神,风血积痛,破血有功,止血亦效,同补血药。
碎补尤良,功用之妙,肾药同用,可以固齿,血药用同,可以填窍。
人提骨骼,乃肾之余,接骨补肾,骨碎补草,虽能入肾,不能益肾。
五行肾脏,主司藏经,肾中之水,无形之水,肾中之火,无形之火。
骨碎补草,能补人体,有形齿骨,不能补益,无形水火,有源于无。
骨碎补草,入骨治牙,及久泻痢,人体肾脏,主大小便,久泄肾虚。
痢后下虚,不善调养,或遇远行,或获房劳,或招外感,两足痿软。
或痛或痹,遂成痢风,用药汤方,独活寄生,骨粉四斤,仍以碎补。
骨中毒气,风血疼痛,上热下冷,骨碎补草,温养下元,引升浮热。
阴虚于下,肝胆浮阳,抉痰上凝,病发齿痛,牙槽不利,阴寒逼阳。
痢后下虚,不善调养,遂成痢风,肾之虚寒,碎补温肾,能起骨萎。

三十七、泽漆

泽漆用药，利水名药

大戟之苗，谓曰泽漆，泽漆气运，性味藏辛，气令寒凉，阴中微阳。
泽漆性味，气运走行，疏解皮肤，清散邪热，除却浮肿，尤消水气。
泽漆大戟，气味相同，泽漆性味，止可祛邪，不调正气，功效有偏。
泽漆利水，功类大戟，茎内白汁，误以大戟，大戟根苗，有毒泄气。
泽漆之根，硬不可用，苗亦无毒，可作菜食，利夫阴气，不相侔也。
水肿上气，痢后浮肿，必与白术，桑白郁李，益脾之助，化气开结。
痢后肿满，气急喘咳，小便如血，逐队同参，术以同行，瞑眩之剂。
泽漆性味，苦寒之性，长于泄水，用药组方，善治痰饮，阻格之咳。
泽漆用药，利水名药，效象大戟，泽漆茎叶，煮熟之后，便没有毒。
泽漆气运，大戟与同，较之大戟，漆稍和缓，不伤元气，性喜走泄。

三十八、三七

三七走行，善化瘀血

三七根茎，性味甘辛，气运微寒，性味走经，入走五脏，调和气机。
三七性味，气运走行，最止诸血，外血可遏，内血可禁，崩漏可除。
吐血衄血，咳嗽咯血，脐上出血，毛孔渗血，用药三七，无不奇效。
用于补血，收功独捷，必须三钱，研为细末，汤剂煎成，三七调入。
三七根茎，止血神药，上中下血，凡有外越，一味独用，亦能显效。
补血补气，用药更神，止药得补，沸腾无患，补药得止，安静之休。
草药三七，各处皆产，味初上口，绝似人参，少顷之味，异于人参。
三七用药，金疮要药，云有奇功，杖扑伤损，瘀血淋漓，嚼烂即止。
三七性味，多言性温，善化瘀血，止血妄行，吐衄要药，清除瘀血。
二便下血，女子血崩，痢疾下血，鲜红不愈，肠中腐烂，寝成溃疡。
痢色腥臭，杂以脂膜，肠烂欲穿，用药三七，善化瘀血，修复创面。
女子症瘕，月事不通，化除瘀血，不伤新血，理血妙品，外治金疮。

三十九、万年青

万年青树，通身乌发

万年青树，性味苦涩，气运微寒，性味入肾，气运行令，专通任督。
用药组方，入走肺脏，杀灭痨虫，疗治尸气，善黑须发，容颜泽肌。
组方配伍，乌芝山药，熟地首乌，黄米白糖，日日服用，功效极佳。
万年青药，唯是性寒，忌有多用，多用损气，审察性味，断莫多用。
气运性味，无形之中，最能杀虫，顷刻杀虫，须吐而出，免伤肺气。
用之补阴，潜移点夺，正既无伤，虫又尽杀，用药之际，一举两得。
万年青子，更佳于叶，叶用三片，子用一粒，乌须黑发，杀灭痨虫。
昔日病患，患病久嗽，胸中微痒，嗽不能止，痛必吐血，病发难忍。
追奔溯源，泊舟浔江，飓风夜起，呼唤舵工，整备篷缆，一时骤雨。
洒浇热背，后觉寒甚，自此嗽至，初嗽之时，无有痒痛，自痒而痛。
病发蔓延，自痛吐血，肺内痨虫，得酸则伏，万年青汁，胸痛急服。
夜分胸痛，服万年青，服下痛甚，几不欲生，欲饮饮茶，予禁不与。
病患不听，余固请饮，而痛益加，喉中痒甚，急再饮汁，吐血涌虫。
虫之外形，长二寸半，大如手指，形如促织，腿如螳螂，其色纯紫。
灯下视之，如火有焰，额上二须，长有寸许，背上有翅，尚未长生。
虫如大指，若一血块，待其完全，羽毛丰满，身腹俱全，难安于膈。
虫得滋养，人之灵气，生于胸中，闻之色怯，用火烧死，埋之江边。

四十、柞木枝

柞木入药，最消酒毒

柞木本草，即凿子木，可为凿柄，心理皆白，叶小细齿，光滑而韧。
味苦酸涩，气运平和，性善达下，主通利窍，烧末水服，治疗黄疸。
催生圣药，横生倒产，胎死腹中，柞木一尺，甘草五寸，汲水三升。
同入砂瓶，文武火煎，至一升半，腰腹重痛，温饮一盏，下体开豁。
柞木本草，性味苦平，最消酒毒，一缸佳酿，一枝柞木，酒即变水。
柞木入药，善开产门，交骨之处，人参当归，川芎服下，少刻骨响。
产门大开，随之而下，柞木用药，小儿头部，抵达产门，徐徐降生。
柞木枝干，产门开启，交骨尤神，下喉之际，一时立开，多显奇效。
孕妇服后，断须安眠，骨开自易，切莫劳走，走则骨坚，辗转难开。
难产之病，非在交骨，紧压不开，儿未转身，儿头安然，断不至门。
生产之际，儿必转身，始有生产，儿不转身，时机不到，断不即产。
儿不欲产，先开产门，风邪易入，化变内邪，不特母病，变生意外。
生产之际，小儿受邪，脐口之惊，妇人产后，遗留病根，牵搐之苦。
儿首到门，后用柞木，启动开关，既庆生余，又无后患，两全其美。

四十一、蜀漆

蜀漆常山，性烈功峻

蜀漆用药，常山之苗，常山不用，而苗可取，性味藏苦，药性纯阴。
蜀漆性味，散消火邪，纠正错逆，破痈除瘕，除痞结积，辟蛊毒鬼。
蜀漆入药，气运升散，其性飞腾，能开阴伏，能劫结痰，破血行水。
消痞截疟，甘草拌蒸，生用性升，炒炭稍缓，久疟兼治，咳逆且调。
常山气运，性烈功峻，取效甚速，败坏元气，伤累最深，审慎用药。
常山入药，重治疟疾，一剂即愈，身体狼狈，将息半载，尚未还元。
蜀漆本草，常山之苗，非根猛烈，苗发于春，其性轻扬，且得春气。
春气发生，散邪既速，破气亦轻，借以攻坚，不虑损内，唯用蜀漆。
仲景治动，活法有三，胸腹之动，则以牡蛎，脐下之动，则以龙骨。
胸腹脐下，骚动剧烈，蜀漆以治，通利津液，走行气机，平息骚动。
凡药性味，鳞介飞走，云气腥臊，唯用蜀漆，曰洗去腥，气恶劣异。

四十二、白头翁

白头翁草,并疗百节

白头翁草,味苦气寒,可升可降,阴中阳药,内用无毒,气运泄热。
主应证候,温疟阳狂,病发寒热,症瘕积聚,用药逐血,疗愈金疮。
气运性味,祛风暖腰,疗治血衄,消除疝肿,并疗百节,骨骼疼痛。
白头翁草,功效颇多,寒中下利,病发热毒,不解其毒,用白头翁。
大肠化热,不损脾阴,逐瘀消积,留生津液,滋养脏腑,实有奇功。
胃腑虚寒,不思摄食,下利之后,完谷不化,不由湿毒,俱宜忌用。
仲景组方,热痢下重,白头翁汤,盖肾欲坚,食苦以坚,纯苦剂坚。
暑伏发病,足阳明经,病发温疟,伏手阳明,则病毒痢,滞下纯血。
狂易鼻衄,血热发病,寒热血瘀,症瘕积聚,内生瘿气,血凝而成。
白头翁草,苦能下泄,辛能解散,寒能除热,具诸功能,散热凉血。

四十三、牡丹皮

丹皮色异，性味却同

牡丹外皮，性味苦辛，气运微寒，阴中微阳，内用无毒，种分赤白。
丹皮色异，性味却同，气运走经，入走肾肝，兼入心包，清泻积热。
丹皮入药，骨蒸凉热，止停吐血，衄血呕血，咯血证候，兼消瘀血。
破除症坚，安定神志，更善调经，止停惊搐，诊疗痈肿，排脓止痛。
用药组方，臣佐使药，不可为君，仲景八味，疗治汉武，消渴之证。
消渴证候，本是热证，方加桂附，以火治火，此火相火，而非实火。
人体相火，多为虚火，实火可泻，虚火滋补，阳火水折，阴火火引。
地黄汤中，熟地山药，用以滋阴，不用桂附，用以引火，火不归元。
消渴证候，终不可止，既用桂附，用以引火，火归下焦，上焦余热。
命门之火，归于肾宫，心包之火，炎于心位，余焰尚存，渴仍不止。
方中加味，入牡丹皮，调和心脏，肝脏肾脏，滋肾之水，清肝之木。
丹皮性味，直入膻中，以凉其热，下火既安，上火亦静，火宅清凉。
仲景夫子，制方之神，丹皮之功，实有如是，六味地黄，更有奇议。
人体肾脏，有补无泻，熟地山药，用以补肾，丹皮性味，滋骨之髓。
若云泻火，已有泽泻，若云健脾，已用茯苓，若云涩精，则用山茱。
丹皮性味，佐助五味，弥补不足，补阴之药，过于寒凉，阴不能生。
过于大热，阴亦不生，六味丸药，不寒不热，全赖丹皮，调和五脏。
骨中之髓，功运温和，精闭肾内，火泻膀胱，水湿气运，化于小便。
肺气清肃，脾气健旺，而阴愈生，丹皮属牡，而非应牝，其色应丹。
丹象应离，阳中之火，丹皮能泻，阳中之阴，治汗骨蒸，不宜无汗。
丹皮性味，气运走行，骨蒸圣药，有汗无汗，原不必分，组方用药。

第三部分　肝脏（角集）

医道何尽，火有上下，下火调顺，非补不归，其在上火，非凉不息。
补益下火，火气安稳，势上不炎，凉其上火，火静柔和，而下亦戢。
丹皮性味，补益肾水，不补肾火，补水不足，制火有余，火不沸腾。
后用药味，附子肉桂，引其下伏，火藏归处，至阴之肾，水火相制。
丹皮性味，补益肾水，肾水制火，补肾益心，益心不足，常能宁定。
独阴不生，独阳不长，六味丸中，丹皮入药，入于肾经，性带微阳。
入六味丸，阳气通阴，性亦微寒，助阴生水，不助动火，方之本意。
丹皮性味，阴中微阳，入于群阴，恐阳更微，茯苓泽泻，山药为阳。
丹皮性味，群阴之中，独全其微，茯苓泽泻，山茱熟地，阳气不散。
丹皮性味，解骨蒸热，骨中髓热，骨皮性味，解骨蒸热，骨中血热。
骨中内填，不止藏髓，髓液之外，必有血裹，骨中髓热，必耗骨血。
骨外血热，必烁骨髓，故治骨蒸，二味蝉联，必须兼用，自显奇效。
前人未谈，言必惊世，实闻吾师，非凿空论，髓中有血，骨中有髓。

四十四、大蓟、小蓟

大小二蓟，止血圣药

大小二蓟，性味甘苦，气行涩凉，内用无毒，性味走经，肺脾二经。
大小二蓟，破血止血，自显奇效，消肿安崩，亦有显效，去毒亦神。
初起血证，大小二蓟，大得奇功，性过于凉，非胃所喜，可以降火。
大小二蓟，止血圣药，一时急症，配鲜尤佳，倘无鲜草，干者水煎。
大小二蓟，血分之品，二较优劣，大蓟功用，不如小蓟，酌情加减。
北人之人，秉性刚强，非患热证，不易吐血，南人柔弱，不热吐血。
二蓟性味，过于寒凉，用药组方，宜用北方，南方北方，唯热吐血。
大蓟止热，小蓟力微，故遇热证，重用大蓟，邪热退去，不动血耳。
大蓟小蓟，消除瘀血，化生新血，止停吐血，消除鼻血，小儿尿血。
妇人发病，红崩下血，生补诸经，消除疮毒，散解瘰疬，生肌排脓。
大蓟小蓟，气味温和，温不致燥，行不过散，温消瘀滞，行活瘀块。
恶露既净，自有生新，痈肿潜消，固益之妙，保养之说，补益之力。
二蓟主根，养精保血，安和胎气，止停吐血，凉血止血，疏解鼻衄。
清除肺热，止停咳血，消炎退肿，治疗血淋，疗疖疮疡，漆疮烫伤。

四十五、刘寄奴

寄奴葳苦,金疮奇效

寄奴本草,性味葳苦,气行温和,内用无毒,性味走经,心脾膀胱。
组方入药,导气下行,心腹止痛,下血消肿,解除痈毒,灭除热疮。
寄奴原本,武帝刘裕,曾用小名,偶遇本草,金疮奇效,故曰寄奴。
寄奴气运,性善走迅,入膀胱经,专能逐水,白浊之症,用量数钱。
产后发病,气血大亏,内有瘀血,寄奴利水,立时通快,走而不守。
寄奴性味,非能止血,宜能逐血,血欲外出,寄奴逐之,血不外出。
寄奴应症,经闭症瘕,胸腹胀痛,产后血瘀,跌打损伤,金疮出血。
刘寄奴草,味苦气温,揉之有香,苦能降下,辛温通行,血得热行。
刘寄奴草,散郁辛香,破血仙剂,其性善走,专入血分,味苦归心。
温暖之性,脾部相宜,盖心主血,脾脏裹血,性味入走,专疗血证。

四十六、延胡索

延胡索草，止跌扑损

延胡索药，性味辛苦，气行温和，内用无毒，性味走经，肺脾肝经。
延胡入药，气滞血凝，调理月水，妇人产后，消除血晕，止跌扑损。
组方用药，主应证候，下血崩淋，心腹卒痛，小肠胀痛，皆能主治。
气血萎靡，延胡索草，佐使之品，偶用见长，妇人产后，亦宜少用。
延胡索草，性味气令，破气破血，无气之滞，无血之瘀，用能安然。
补血补气，补血之际，不能破伤，补气之时，不救气损，全无补用。
延胡索草，主证破血，产后诸病，因血所为，月经不调，腹中结块。
崩中淋露，产后血运，暴血冲上，因损下血，结滞不散，虚劳冷泻。
延胡索草，主应肾气，破产之际，后见恶露，三棱鳖甲，大黄为散。
散药气运，善能散气，通畅经络，蛀蚛成末，使之唯良，生产后病。
延胡索草，温能和畅，和畅气行，辛则能润，气运走散，走散血活。
血活气行，能主破血，产后诸病，月经不调，气血不和，不能时至。
延胡索草，调理血运，凡用行血，酒制则行，用之上血，醋制则止。
用之破血，非生不可，用之调血，炒用奇效，随病制宜，应用无穷。
肝郁有热，心腹胁痛，时发时止，舌红苔黄，金铃子散，金铃玄胡。
延胡索散，主应证候，活血行气，调经止痛，妇人室女，七情伤感。
气与血并，心腹作痛，或连腰胁，上下攻刺，经候不调，血气疼痛。
三神丸药，主应证候，血气相搏，腹中刺痛，痛引心端，经行涩少。

四十七、郁金

郁金性味，行气解郁

郁金气运，性味辛苦，气行涩寒，性味纯阴，内用无毒，入心肺肝。
郁金性味，血家要药，开郁通滞，治郁之需，八纲辨证，不可轻用。
气味寒凉，损胃生气，郁未必开，胃气先弱，伤累脾土，土失涵养。
郁金解郁，全恃补剂，不宜多用，无配补剂，郁不能开，多补郁闭。
郁金入药，暂用补益，不可久用，郁金性味，善入血分，主治血证。
内热火炎，血之上行，郁金降气，而火自降，性入血分，下降火气。
血行自安，经不妄动，阴虚火动，呕血咳血，非关气分，拂逆宜忌。
郁金性味，清气化痰，散瘀血药，其性轻扬，能散郁滞，顺调逆气。
上达高巅，善行下焦，心肺肝胃，气血火痰，郁遏不行，用药最验。
郁金降气，气降火降，痰液与血，各循其经，所安之处，走行归元。
郁金性味，行气解郁，凉血破瘀，主应证候，胸腹胁痛，失心癫狂。
热病神昏，吐血衄血，尿血血淋，妇女倒经，血气心痛，冷气结聚。

四十八、艾叶

十年之疾，三年野艾

艾叶气运，性味辛苦，气行温和，阴中之阳，内用无毒，祛散外邪。
世人用艾，俱以蕲艾，然用野艾，佳于蕲艾，蕲艾本草，乃九牛草。
蕲艾形性，似艾非艾，唯香过艾，功用悬殊，不若野艾，气运独到。
艾草走经，脾肾肺经，气运性味，逐祛寒气，驱逐湿痹，安息疼痛。
妇人用艾，温暖关元，胎漏可止，胎动可安，月经可调，子宫可孕。
艾灸经穴，可愈百病，无如世人，舍近求远，舍贱求贵，不明微妙。
本草蕲艾，依种而生，天然野艾，自长山野，甘得天地，至阳之气。
野艾性味，逐鬼辟邪，祛寒散湿，要用功性，实胜蕲艾，暗藏奇妙。
十年之疾，三年野艾，求得获取，野艾实妙，调理肩臂，曲风解痛。
艾叶入药，生用组方，微苦太辛，熟用之际，微辛太苦，生温熟热。
艾草秉性，性味纯阳，可以取获，太阳真火，可以回挽，垂绝元阳。
艾草入药，气走三阴，逐走寒湿，肃杀之气，交互融合，调和气血。
灸入肌肤，渗透诸经，百病除邪，沉疴之人，起为康泰，其功亦大。
气血同源，血随气行，气行血散，热因久服，致火上冲，用艾灸热。
妇人发病，虚寒痼冷，湿郁滞漏，以艾为基，当归附子，药治其病。
妄意求嗣，服艾不辍，助以辛热，药性久偏，致使火燥，内生热邪。
艾附丸药，用治心腹，少腹诸痛，调理诸病，颇有深功，尤着奇效。
老人用艾，丹田气弱，脐腹畏冷，艾入袋兜，暖温脐腹，妙不可言。
胶艾汤方，温经升举，固阴和阳，是其正治，非血积热，妄行下血。
虚羸之人，血少形癯，欲生肌肉，得以温养，气血旺盛，肌肉自丰。
身患溃疡，气血两虚，阳和不运，新肌不长，艾能温煦，以和脉络。

四十九、地榆

地榆性味，凉血止热

地榆气运，性味苦酸，气行微寒，阴中有阳，内用无毒，凉血止热。
地榆入药，止消赤带，疗治崩下，月经不断，小儿用药，消除痔热。
地榆性味，止停热痢，下逐瘀血，治疗肠风，消除下血，愈疗金疮。
地榆凉血，地榆用药，治疗热证，不治寒证，虚寒之人，不可轻用。
血热发病，生用凉血，正得其宜，疏散热邪，调和寒热，阴阳相平。
血热必动，动则必散，走失之虞，血寒又凝，凝则必积，积滞之患。
过用地榆，用以凉血，热变为凉，阴寒汇集，结于肠胃，腹痛症生。
寒邪积聚，血崩下血，血不可止，地榆性味，大肠治血，实有奇功。
火邪积聚，大肠有火，新旧皆宜，大肠无火，新旧皆忌，此言其常。
地榆用药，单用一味，功专效速，合用他药，彼此制约，未免拘牵。
倘用他药，尽入大肠，调和肠道，寒热之间，赞襄气血，功既速成。
唯用他药，非入大肠，彼此异宜，上下违背，难能奏功，顾此失彼。
地榆性味，性沉而涩，大小便血，下焦除热，其热既清，则血自安。
性主收敛，既能清降，又能收涩，清不虑过，涩不虑滞，解热止血。
地榆性味，气运走行，以之止血，取截炒用，用以行血，取下生用。
以之敛血，归芍同用，以之清热，归连同配，以之治湿，则同归芩。
血中治痛，则同归黄，温经益血，则同归姜，用药组方，变通而用。
酸敛寒收，得补则守，得寒则凝，得温暖益，血行归经，贵在善用。
地榆苦寒，凉血专剂，肝经郁火，热邪不疏，妇人乳痈，苦寒清泄。
肝气疏达，痛可已止，气滞痰凝，乳痈发病，气虚不摄，带下非治。

五十、苍耳子

本草耳实,通畅鼻渊

本草耳实,即苍耳子,性味苦甘,气运温和,叶子苦辛,气运微寒。
耳实及叶,俱有小毒,气运性味,麻风解毒,用药组方,余病禁用。
大麻风毒,留于脏中,借力耳实,引出皮毛,原非脏毒,何必借重。
耳实与叶,散尽真气,审慎内服,若大麻风,畏散其气,受毒甚炽。
有病受病,不至尽耗,用之无妨,必入活血,凉血之药,始得取效。
耳子性味,善散风寒,通利鼻窍,祛除风湿,止停瘙痒,湿疹疥癣。
苍耳子散,能散风寒,通利鼻窍,治疗鼻渊,黄浊鼻涕,鼻塞不通。
治麻风方,苍术耳子,为末米粒,治头痛方,天麻菊花,耳子煎服。
耳实性味,温和疏达,流利关节,宣通脉络,遍及孔窍,舒达肌肤。
性味气运,上达巅顶,疏通脑户,消解风寒,头风要药,通达经脉。

五十一、茜草

茜草本素，引血归经

茜草气运，性味藏苦，气行藏寒，阴中微阳，内用无毒，性入胃脾。
茜草入药，止停血崩，消除崩漏，跌折损伤，病发肇始，消散瘀血。
妇人女子，经滞不行，产后血晕，体黄成疸，用药茜草，皆能治疗。
茜草性味，唯能行血，不能补血，宜同补气，引药行血，忌同补血。
茜草本素，行血之药，引血归经，当血逆行，少拂其性，其势更逆。
茜草之色，血色相同，入走血中，与血相合，相向同行，遂引归经。
引血归经，补阴之药，继之配伍，血行自安，不再沸腾，疗治血证。
西多茜草，西天王草，四岳阳草，茜草隐称，茜亦作蒨，青葱之貌。
茜草性味，气温行滞，味酸入肝，而咸走血，专于功运，行血活血。
茜草气运，疗中蛊毒，跌扑损伤，吐血烂肝，凝积瘀块，虚热崩漏。
劳伤吐衄，经滞不行，产后血晕，治之皆愈，血滞能行，血死能活。
茜草形性，色赤入血，泻肝柔肝，血藏不瘀，补心益神，血用能行。
收散不费，剂血平气，止血妄行，祛瘀通经，兼治痔瘘，疮疡扑损。
茜草性味，行血凉血，性味非苦，无以泄热，性味非甘，无以活血。
性味藏咸，入血软坚，性味融温，少阳之气，无以通行，主瘀及疸。
疸病有五，此其为治，蓄血发黄，不专湿热，痹者血病，痉挛拘谨。
行血软坚，痹病自愈，甘能益血，补中调血，病去血和，补中可知。
苦寒性味，下泄热气，止停内崩，消除下血，内除积热，故益膀胱。
跤跌瘀血，血行不畅，蹊跌自安，无病凉血，已伤行血，故治蛊毒。

五十二、夏枯草

夏枯草药，专散痰核

夏枯草药，性味辛苦，气行寒凉，性味走经，肺脾心经，专散痰核。
夏枯草药，用药组方，疗治鼠疮，尤通心气，头目之火，清散可祛。
人体肺脏，为邪所壅，清肃之令，行令不行，痰结胸膈，不得消散。
用夏枯草，同二陈汤，合方煎服，痰核之生，心火炎上，头目肿痛。
痰结胸膈，用夏枯草，黄芩黄连，天花粉内，夏枯草药，直入心经。
芩连花粉，解炎上火，尤平心火，引火下行，化生脾土，脾气健旺。
夫夏枯草，药性阴药，清肝散结，疗治瘰疬，瘿瘤乳痈，目珠夜痛。
羞明流泪，头目眩晕，口眼㖞斜，筋骨疼痛，肺性结核，急性黄疸。
夏枯草药，本言苦辛，夏至自枯，故得此名，纯阳之气，得阴即死。
主应证候，其主瘰疬，破症散结，脚肿湿痹，宣通泄化，温和之气。
消释坚凝，疏通室滞，当有寒凉，苦能泄降，辛能疏化，温能流通。

五十三、百部

百部杀虫，源于无形

百部味甘，性味甘苦，气微温寒，内用无毒，专入肺经，亦入脾胃。
百部组方，止肺内热，咳嗽上气，治传病疾，尸骨内蒸，杀白蛔虫。
百部浸水，洗衣除虱，烧汤洗淋，牛马周身，虱不丛生，消灭虫子。
百部烧烟，熏吹树木，蛀虫即死，待至烧烬，烟雾弥漫，尽逐蠓蝇。
百部杀虫，不耗气血，尤益于人，其力甚微，用药之际，不妨多用。
百部组方，人参茯苓，白术当归，川芎同用，气运性味，功效颇佳。
大约用药，百部入方，一钱为始，可三四钱，既益肺胃，又能杀虫。
倘遇痨病，传尸之虫，须用地骨，沙参丹皮，熟地山药，共享为妙。
百部性味，原非补剂，不补则攻，百部非攻，和解之药，性亦杀虫。
杀虫之药，与虫相斗，百部性味，不特不斗，虫噬百部，相忘其杀。
百部杀虫，百部味甘，虫性喜甘，投其所好，妄甘之味，善能杀身。
虫食百部，自不知耳，已食百部，虫之肠胃，尽化为水，作祟不能。
百部微温，亦如紫菀，性味温润，专治肺咳，究非温热，有咳通用。
本为草根，多用之际，可数十茎，性专下降，故治上气，润肺除疾。
门冬甘腻，可治燥热，肺有寒饮，痰滞其中，皆其大忌，审慎用药。
百部微温，然润不燥，开泄降气，嗽无不宜，久嗽虚嗽，必需良药。

五十四、百合

百合入药，安心益志

百合气运，性味甘美，气行寒凉，内用无毒，性味走经，肺脾心经。
百合入药，安心益志，定惊消悸，消除狂叫，消散浮肿，通利痞满。
止停疼痛，利大小便，驱辟鬼气，消除时疫，清除咳逆，杀灭虫毒。
疗治痈疽，消除乳肿，疏解喉痹，疗治伤寒，防范坏证，补中益气。
百合性味，气运和平，解纷之功，扶弱锄强，祛邪助正，泽生真气。
百合入药，气味甚薄，必须重用，其功必倍，可为君主，又可佐使。
至一二两，定狂定痛，逐鬼消痈，安心益志，益气补中，参术同施。
喘生痞满，百合组方，能消痞满，痞满内消，喘胀自除，故言止喘。
伤寒门中，将成坏证，曰百合病，症用百合，正取气味，气令和平。
解经纷纭，定经变乱，解纷之功，伤寒之变，必佐他药，协同发力。
百合病患，伤寒病后，馀热未清，百脉一宗，神志恍惚，莫名所苦。
悉致其病，百合性味，清泄肺胃，通调水道，导泄郁热，是以治之。
百合性味，主气腹胀，所谓邪气，即为邪热，在腹故胀，清散邪热。
解利心家，内藏邪热，心痛自瘳，肾主二便，肾与大肠，二经热邪。
二便不通，百合组方，清泻二经，祛除热邪，大小二便，自然通利。
甘能补中，热清气生，补中益气，清热利便，故除浮肿，胪胀腹胀。
足阳明热，痞满寒热，气机不畅，通身疼痛，邪聚胸部，乳难臃肿。
喉痹发病，少阳三焦，少阴心经，内藏邪热，拥塞孔窍，涕泪俱下。
百合入药，手部经脉，阳明清热，三焦心部，消除热邪，诸病自除。
久咳痰血，阴虚火旺，上烁燥金，百合款冬，同熬成膏，曰百花膏。
百合性味，清润降火，合之款冬，微温开泄，宣散气火，滋益肺虚。

五十五、旋覆花

旋覆花草，攻克痞坚

旋覆花草，性味苦咸，气行微温，内用无毒，性味走经，心肝肠道。
旋覆入药，疗治头风，明目清心，逐水通便，去心内满，消除噫气。
攻克痞坚，消胸结痰，定惊除怪，止停寒热，旋覆组方，旋转乾坤。
凡现气逆，旋覆组方，可使重安，只可一用，恰倒好处，不可再用。
气逆之症，不止伤寒，旋覆治气，伤寒之外，伤寒气逆，不加人参。
杂症气逆，必用人参，多能奏功，组方用药，得代赭石，旋转奇功。
逆气不旋，须用旋覆，下喉气转，二者组方，转气安气，人参尤奇。
旋覆转气，非用走气，故有气逆，得之而顺，气机通畅，气血合和。
旋覆花草，味首系咸，润下作咸，咸能软坚，对口藏甘，甘能缓中。
气运微温，温能通行，主胁结气，心脾伏饮，病发惊悸，饮消复常。
五脏寒热，除水通气，消胸痰结，唾如胶漆，心胁痰水，膀胱留饮。
风气湿痹，皮间死肌，目中睁睁，利大肠者，皆能软坚，冷利润下。
旋覆花草，消痰逐水，利气下行，破痰逐饮，痰饮去除，胞络清净。
若遇热痰，则多烦热，化生湿痰，倦怠软弱，病发风痰，瘫痪奇症。
病发凉痰，心痛癫疾，身患冷痰，多骨痹痿，病发饮痰，胁痛臂痛。
食积成痰，癖块痞满，种种变见，用旋覆花，随证加入，应手获效。

五十六、大黄

大黄将军，勇而不仁

大黄气运，性味藏苦，气令大寒，阴中之阴，走行沉降，内用无毒。
大黄走经，胃与大肠，然有佐使，各经皆达，其性其速，走而不守。
大黄入药，荡涤积滞，调中化食，通利水谷，推陈致新，疏导瘀血。
滚走痰涎，破除症结，消散坚聚，止停疼痛，痈疽热毒，善消肿胀。
大黄气运，组方配伍，欲其上升，须加酒制，欲其下行，须入芒硝。
欲其速驰，生用为佳，欲其平调，熟煎尤妙，欲其少留，甘草能缓。
大黄性味，勇往直前，走行迅利，推坚荡积，奏效神功，定安奠乱。
用药大黄，君主之药，故号将军，审查证候，下药甚效，祛邪救死。
八纲不辨，用药谬误，大黄将军，参赞无助，剿抚并用，勇而不仁。
承气汤中，必加药味，人参当归，参赞以助，补气补血，药味助力。
肠胃燥结，瘀滞不行，徒用大黄，用以祛除，肠中干涸，无水通舟。
大黄虽勇，荡陆地舟，凡有闭结，多用补剂，体内生血，推陈出新。
大黄组方，补气之药，酌量配伍，补血之药，断宜大用，化生新血。
补气之药，似乎可止，血得气生，先用参术，用以补气，气既不伤。
助力大黄，易于推送，邪去之际，正又不伤，不必下后，再去挽回。
虚弱气怯，当用大黄，补气用药，防其气脱，补血用药，防其亡阴。

承气汤方，夺命之药，不善用药，夺命汤方，变为丧命，大黄非过。
少腹硬痛，求生不得，求死不能，苦楚之境，用药大黄，泻下通利。
大黄用后，忽易快乐，腹中安然，身躯手足，疼痛解热，大黄奇效。
芒硝浓朴，枳实药味，不用大黄，逐邪荡硬，不如大黄，功速效神。
急症组方，用药大黄，断不宜迟，缓症组方，用药大黄，可以迟用。

第三部分 肝脏（角集）

邪入下焦，上焦喘满，中焦痞闷，断宜速下，手按痛甚，急下无疑。
亡阴之祸，误下之过，非下之过，宜下不下，不宜而下，过正相同。
倘虑误下，难于垂援，先以预防，后用补剂，或投佐使，自无误下。
古用经方，大黄人参，绝少配伍，盖用大黄，多是下行，少有上行。
上行之症，邪多裹迁，游走不定，下行之症，邪有趋散，内用无忧。
大黄逐邪，止加当归，以助药势，人参补气，易扰气机，削减药力。
气弱之人，邪藏大肠，内结燥屎，隐隐作痛，大黄猛利，首当其冲。
虚弱之人，邪趋大肠，和其中焦，下焦急迫，其痛必甚，必下为快。
燥屎下利，气随下脱，用药人参，急补其气，前后相随，泻补得当。
大黄性味，走而不守，人参性味，安得而留，邪藏之处，不在上中。
邪在大肠，下焦大肠，原宜直下，用药大黄，过顺以推，非逆以提。
体弱之人，人参大黄，同用为佳，先服大黄，恐生气脱，不及救助。
同用一时，相制相宜，大黄性味，无虑过虞，人参性味，过补无失。
大黄过煮，气味全散，攻毒不勇，攻邪不急，大黄之妙，全在生用。
群药煎成，再投大黄，略煎一沸，功速效大，正取迅速，过煎去峻。

五十七、连翘

连翘性味，去消痈毒

连翘气运，性味藏苦，气行平缓，性情微寒，性轻而浮，气升属阳。
连翘入药，内用无毒，性味走经，少阴心经，手足少阳，手足阳明。
连翘性味，心中泻热，脾胃湿热，功用殊效，去消痈毒，寸白蛔虫。
连翘性味，通利月经，下行五淋，血凝气聚，散疏诸经，打通气机。
连翘入方，可为佐使，非为君臣，可用攻邪，不可补正，可有可无。
败毒用药，须用甘草，化毒用药，必用银花，消毒要用，必用矾石。
清毒用药，善用药物，芩连栀子，杀毒解毒，必须药味，加用大黄。
治毒之法，药味连翘，无不加重，有不减轻，有以佐使，攻邪有力。
连翘味苦，内用无毒，脾胃虚弱，气虚发热，痈疽已溃，脓稀忌服。
痈疽已溃，勿服连翘，大热内藏，虚者勿服，脾胃薄弱，易于作泄。
连翘性味，清热解毒，散结消肿，疗治温热，丹毒斑疹，痈疡肿毒。

五十八、射干

射干散结,无结散气

射干气运,性味藏苦,气行平和,性味苦寒,阴中透阳,内用无毒。
射干走经,肺肝脾经,入药组方,消散结气,平息痈毒,驱逐瘀血。
通利月经,止停喉痹,消解气痛,祛除口热,驱散臭秽,化解湿痰。
平定湿热,平息风邪,定喘殊效,治满除胀,安定咳嗽,消除气结。
外感风火,湿热痰证,可以为君,但可暂用,不可久用,久为佐使。
外感痰喘,喉中积痰,作水鸣声,用射干汤,射干必用,药味入肺。
身患喘证,人体肺气,为邪所伤,风痰随挟,逆走上冲,射干入肺。
射干气运,气中散结,遇消风痰,有结散结,无结散气,审慎用药。
人体肺气,风痰所伤,射干复损,势必实喘,八纲辨证,实为虚喘。
射干气运,内降实火,通利大肠,火降肿消,痰结自解,症瘕自除。
射干性味,苦能下泄,故善沉降,主咳逆气,喉痹咽痛,不得消息。
散除结气,胸中邪逆,既降且散,食饮大热,消散积痰,结核自消。

五十九、苦参

苦参气运,消解心燥

苦参气运,性味藏苦,气令见寒,走行沉降,性味纯阴,内用无毒。
性味入走,心脏肝脏,肾与大肠,主应证候,肠风下血,热痢刮痛。
善疗狂言,消解心燥,疗治结胸,赤癞眉脱,用药苦参,祛风有功。
黄疸遗溺,逐水立效,扫遍周身,消除痒疹,止停卒暴,疗治心痛。
善杀疥虫,破除症瘕,散消结气,明目止泪,解渴生津,通利九窍。
通利大便。过于迅利,少用为佐,不宜为君,益养肾脏,安定心志。
苦参性味,清热燥湿,主应证候,小儿肺炎,扁桃体炎,疥癞恶疮。
苦参入药,养肝胆气,安定五脏,定志益精,通利九窍,消除伏热。
苦参黄柏,性味苦寒,皆能补肾,取苦燥湿,热能生风,寒能除热。
湿能生虫,治风杀虫,唯肾水弱,相火胜者,苦参相宜,审慎辨别。

六十、牵牛子

牵牛黑白，久耗元气

牵牛气运，味辛而苦，气行涩寒，内用有毒，黑白两种，功用则一。
牵牛走经，脾大小肠，兼通膀胱，气运走行，消除壅滞，解除气急。
癖除蛊毒，利大小便，脚满水肿，用药极验，迅利之极，耗人元气。
牵牛入药，不可轻用，下焦利湿，血中泻水，极为相宜，不泻上焦。
气中泻水，必损元气，中焦居位，气血之中，牵牛性味，血中利水。
牵牛利水，水湿乃邪，水从下受，湿邪下受，外来水邪，非内水邪。
上焦水肿，气虚体弱，不能化水，水入作胀，久则水肿，莫用牵牛。
下焦水肿，若是气虚，牵牛迅逐，入药组方，亦每无功，上焦相同。
真正水邪，牵牛通利，效验如响，只泻外水，不消病疾，内伤之湿。
外邪之水，手按皮肉，必然如泥，内伤之水，手按皮肉，随按随起。
按之随起，起有分别，按之即起，人体气虚，命门之火，犹有内存。
按之皮肤，久而不起，气虚止极，命门少火，按之如泥，牵牛泻水。
按不如泥，或起不起，须用汤方，补肾真气，先天之气，固本扶阳。
后用汤方，健脾开胃，后天益气，始能奏功，倘用牵牛，耗气而已。
外来之水，从下外入，从中外入，从下外入，从脚而入，从中腰脐。
从脚而入，双脚先肿，人多易识，腰脐从入，腰重脐肿，人难识也。
水从脚入，牵牛甘遂，用药以消，水从腰脐，牵牛白术，腰脐俱利。

第四部分 心脏(征集)

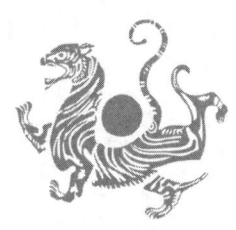

一、泽兰

泽兰味甘，女科妙药

泽兰气运，性味苦辛，气行微温，内用无毒，性味走经，肝脾二经。
泽兰入药，调理胎产，柔和身面，四肢消肿，破除宿血，去除症瘕。
畅行瘀血，疗治扑损，头目散风，消解疼痛，驱逐痈肿，疗治脓疮。
促生肌肉，利关开窍，女科佳品，佐使之药，巧妙用药，善治百病。
男女之病，本无分别，唯察之处，女子善怀，一不得志，闺中怨忧。
女子抱怨，无以解郁，郁无聊气，经血不行，行经作痛，千般怪病。
泽兰性味，气味和平，又善解郁，尤宜妇人，妇科妙药，亦宜男子。
泽兰解郁，前人多用，近人不知，以辨不真，泽兰泽草，多相混淆。
泽草之行，生于楚地，生长无花，而叶似兰，根宛如兰，性味馨香。
兰生于山，泽兰发处，生于水泽，故不曰兰，而曰泽兰，异于泽草。
兰草性味，善走气道，泽兰性味，善走血分，虽是一类，功用稍殊。
正如本草，赤白茯苓，赤白芍药，雌草性味，调气生血，雄破血积。
泽兰性味，苦能泄热，甘能和血，酸能入肝，温通营血，佐益脾土。
组方用药，防己为使，主应证候，大腹水肿，四肢浮肿，骨节水气。
泽兰入药，和血舒脾，长养肌肉，入脾行水，入肝治血，九窍能通。
关节能利，宿食能破，月经能调，症瘕能消，水肿能散，血淋痛止。

二、萆薢

萆薢入药,败毒祛邪

萆薢气运,性味苦甘,气运平和,内用无毒,俗土茯苓,入经肾肝。
萆薢性味,善治痹证,祛除风寒,消散湿痹,腰背除痛,筋骨止痛。
萆薢入方,涩缩小便,明目醒神,逐利关节,消除久结,消杨梅疮。
萆薢入药,败毒祛邪,不伤元气,功用甚缓,可治缓病,不治急症。
近人组方,用药萆薢,主消证候,轻粉结毒,正取缓消,不伤元气。
用药萆薢,人参黄芪,白术茯苓,麦冬熟地,山药玄参,地骨沙参。
草精数两,煮汤煎药,不须十剂,轻粉毒消,杨梅之毒,亦快消散。
草生川蜀,土茯苓草,一曰名拔,曰冷饭块,或曰岐良,一物五名。
川蜀曰草,生于他处,随俗名之,不止四名,川蜀萆薢,所产第一。
萆薢入药,主应证候,真元不足,下焦虚寒,小便白浊,频数无度。
被面如油,光彩不定,漩脚澄下,旋如膏糊,小肠虚冷,小便频数。
萆薢性味,入足厥阴,厥阴肝经,主筋属风,阳明主肉,走行属湿。
萆薢之功,长去风湿,缓弱顽痹,遗浊恶疮,诸病风湿,湿气下流。
萆薢性味,胃与肝药,搜风祛湿,补肾强筋,白浊茎痛,阴痿失溺。

三、防己

防己性味，祛肾风湿

防己气运，性味藏苦，气令涩寒，内有小毒，性味走经，入走肾经。
防己入药，主应证候，暴中风邪，口眼㖞斜，久湿湿痹，腰脚酸痛。
热匿烦满，审察内外，防己多用，散人真气，尤不宜服，不宜防己。
肾经之药，药品尤少，肾犯风邪，湿气入侵，又尤难治，多善防己。
古人少用，近人乐用，百服防己，耳目聪明，千服乌须，追风逐湿。
泛等闲语，杀人之语，真气虚绝，将脱之症，日服补剂，病易中风。
不善用之，多致杀人，中风之症，必问腰间，素有水湿，泛生腰癣。
水湿之癣，肾囊干湿，肾中有风，腰痛而重，肾中有湿，囊破而疮。
囊破防己，人参白术，大剂共用，湿痹腰脚，酸痛之症，薏仁茯苓。
风湿入肾，尤难治疗，防己性味，祛肾风湿，防己可存，正用防己。

四、海藻

海藻走经，治项间瘰

海藻气运，性味苦咸，气行涩寒，内用无毒，海藻性味，性反甘草。
海藻走经，味入脾经，治项间瘰，颈下瘿囊，通利水道，通畅癃闭。
消解血淋，泻除水气，消除胀满，破除作肿，辟除邪气，海藻显效。
海藻入药，止偏坠疝，专消坚硬，咸能软坚，单用此药，未能取效。
颈部生瘿，海藻五钱，茯苓五钱，半夏一钱，白术五钱，甘草一钱。
陈皮五分，白芥一钱，桔梗一钱，四剂瘿减，再服四剂，而瘿尽消。
海藻性味，咸能润下，寒能泄热，引水下行，能消瘿瘤，结核阴肿。
消除浮肿，脚气留饮，痰气湿热，邪出小便，坚积之病，唯宜海藻。
瘿瘤结气，颈下硬核，疼痛痈肿，经脉不和，病结于外，症瘕坚气。
腹中积聚，上下雷鸣，经脉不和，病结于内，用药海藻，消除积聚。
十二经脉，海藻性味，主通经脉，十二经肿，自然流通，浮肿自愈。

五、甘遂

甘遂入药，破症坚积

甘遂气运，性味苦甘，气行大寒，内用有毒，甘遂入药，反味甘草。
甘遂走经，胃脾膀胱，大小肠道，甘遂入药，破症坚积，药效如神。
甘遂入药，面目退肿，祛胸水结，尤能利水，通利水道，消除水湿。
甘遂逐水，功性缓和，牵牛逐水，功性迅速，二味相配，缓速相制。
甘遂性味，用药组方，真湿之病，不利假湿，真假水湿，入侵各异。
水自下入，向上入侵，湿之为真，水自上入，徐徐侵下，湿之为假。
真湿发病，可用甘遂，以开水道，假湿用药，不用甘遂，以决上泄。
真湿发病，水邪为实，假湿发病，元气乃虚，虚证实治，虚者愈虚。
仲景张公，牵牛甘遂，合而成方，水肿臌胀，组方用药，奇效无比。
洪水滔天，九州皆水，治水之际，从何治起，必从上流，入手先治。
上流疏浚，清理其源，下流疏解，上下之游，通畅无阻，水患自解。
开决下流，水流循序，竟精大泄，只泄下流，上流之水，壅塞保存。
上有之地，州湖正多，尾闾气泄，上游澎湃，水仍泛滥，民自不安。
治水之际，上下兼治，万物相应，仲景夫子，甘遂牵牛，正得此意。
牵牛性迅，正恐太猛，泻水太急，肢体皮毛，头面手足，祛湿缓慢。
肠胃脾内，易于祛逐，加味甘遂，功性迂缓，宽猛相济，缓急得宜。
在上之水，易于分消，在下之水，无难迅决，张公用药，通之利湿。
肢体皮毛，头面手足，牵牛甘遂，用药组方，水不能留，膀胱而出。
脾脏胃腑，大小肠道，内藏之水，顺沿二便，悄然罄下，水湿尽泻。
唯用牵牛，不用甘遂，过于急迫，下焦干涸，上焦喘满，反不可救。
只用甘遂，不用牵牛，则过迂徐，上焦宽快，下焦阻塞，不可收拾。

甘遂气运，性味藏苦，气寒有毒，善逐水湿，善主大腹，世谓水蛊。
甘遂用药，主疝腹满，面目浮肿，体内留饮，通利水道，和畅谷道。
皮中臃肿，痞气肿满，诸病根源，湿水所生，水去饮消，湿除拔本。
甘遂气运，性藏阴毒，虽善下水，消除内湿，能耗真气，亏竭津液。
元气虚人，寒水结胸，不得不用，水肿臌胀，脾阴不足，脾土亏虚。
土虚之际，不能制水，水气泛滥，湿肿大满，补脾实土，兼利小便。
土气不和，多见大腹，隧道不利，多生疝瘕，大腹腹满，土不胜水。
五行五脏，脾土肾水，土不制水，面目浮肿，留饮宿食，甘遂治之。
为疝为瘕，症坚积聚，甘遂破之，通行隧道，水道通利，水气自散。
谷道通利，清除宿积，甘遂性味，行水通气，通畅宿积，利水谷道。
甘遂苦寒，攻水破血，力量颇峻，功同大戟，主治腹满，体表浮肿。
甘遂大戟，下水逐饮，破症坚积，兼能消食，通利谷道，打通气运。
甘遂大戟，二者小异，甘遂泻下，攻坚之力，殆尤为过，功用迅猛。

六、白及

白及入方，溃败腐肉

白及气运，性味苦甘，气行平和，性情微寒，阳中之阴，功性收敛。
白及走经，性入肺经，功专收敛，亦能止血，败症溃疡，死肌腐肉。
敷山根草，止停衄血，涂敷疥癣，功性杀虫，皆多外治，内治更神。
白及止血，非用外治，白及研末，调入人参，归芎黄内，止血实神。
摄食不当，多伤胃腑，胃伤之际，血不内藏，吐血发病，病发上吐。
人体胃中，原无藏血，血在胃外，伤胃之际，胃不障血，血入胃中。
胃不藏血，血逆上吐，白及性味，善能收敛，参黄归芎，直入胃中。
胃窍敛塞，窍闭堵血，白及性味，凡有空隙，皆能补塞，莫借外治。
云游道士，自称越人，传方救人，白及一斤，人参一两，麦冬半斤。
方用麦冬，佐以养肺，用药人参，为使益气，用药白及，填补肺伤。
自易奏功，立方甚妙，失载姓名，所谓越人，即扁鹊公，圣贤化身。
白及性味，敛气渗痰，止血消痈，质极黏腻，性极收涩，味苦气寒。
肺叶破损，热壅血瘀，善入肺经，研末日服，坚敛肺脏，封填破损。
痈肿可消，溃败可托，死肌可去，脓血可洁，托旧生新，疗治肺脏。
肺气郁逆，痰有火血，迷聚肺窍，气管之中，清肺之原，降气之逆。
白及最黏，大能补肺，火热未清，不可早用，以其性涩，恐留内邪。
唯味太苦，甘味为佐，甘能恋膈，又宜噙化，徐徐润喉，功效更敏。

七、白附子

白附炮用,治面百病

白附子草,阳明经药,附子相似,故得此名,实非附子,白附子香。
白附子片,性味辛甘,气行温和,性情纯阳,内用无毒,善通气机。
善行诸气,恃为舟楫,用于人参,可开中风,消除失音,打通经脉。
配伍药味,茯苓苡仁,可祛寒湿,用于药味,当归川芎,可通枯血。
用于大黄,去滞逐瘀,外治减瘢,下治收囊,痰涎壅塞,火证非宜。
白附子片,性味甘辛,气行温和,性情纯阳,内用无毒,凉州俱多。
形类天雄,入药炮用,治面百病,可作面脂,血痹冷痛,且行药势。
白附生处,感阳而生,味应辛甘,气行大温,性燥而升,风药阳草。
白附纯阳,引势上行,主心血痹,风寒触心,痰壅心经,寒湿邪伤。
风能胜湿,辛温散寒,风性升腾,辛温善散,主面百病,面行药势。
白附阳毒,独行勇悍,味辛性温,功齐火热,手少阴经,心脏用药。
心生之本,神之变也,其华在面,充在血脉,阳中太阳,主行药势。

八、王不留行

王不留行，走而不守

王不留行，据其得名，走而不守，气运下行，性味走血，与天名精。
王不留行，性味苦甘，气行平和，阳中之阴，内用无毒，金疮用药。
王不流行，止血逐痛，催生调经，消除风痹，解除风证，消解内寒。
消除乳痈，疗治背痛，下乳止衄，祛烦解燥，尤利小便，通利用药。
王不留行，气运甚急，下行气运，气不上行，病逆上冲，用之可降。
恃之用药，以作臣使，其性过速，宜作暂用，不宜久用，审慎洞察。
王不留行，用药组方，能走血分，性入阳明，冲任之药，打通经脉。
用鸡血藤，王不留行，妇人服用，内乳长流，可见其性，行而不住。
王不留行，和血而活，行血有殊，试观方书，主治畜血，专动诸淋。
味应入肝，肝固血脏，更司小水，治疗淋病，不可缺少，通行血脉。
止血定痛，能治金疮，气味通达，血不藏疮，疮口长流，血散各经。

九、蒲公英

公英银花，相得益彰

蒲公英草，性味苦甘，气运平和，内用无毒，性味走经，阳明太阴。
公英入药，腐溃坚肿，消除结核，解消食毒，散除滞气，实有大功。
阳明之火，每至燎原，白虎汤方，用以泻火，汤药性味，大伤胃气。
胃中火盛，胃中土衰，泻火之际，土愈寒涩，白虎汤方，一时权宜。
蒲公英草，胃泻火药，其气甚平，既能泻火，又不损土，久服无碍。
脾胃表里，阳明胃经，阳明火起，大剂服用，火退之际，胃气自生。
北地妇女，饥馑之时，三五成群，采蒲公英，用以充饥，人身不伤。
公英性味，泻火生土，饥饿之人，胃火沸腾，用药公英，实有相宜。
蒲公英草，气运性味，泻火力微，须用一两，少亦五钱，散邪补正。
公英本草，既有大功，自宜多用，败毒去火，其体甚轻，煎膏入药。
公英煎膏，实可出奇，尤胜生用，每次百斤，石臼捣烂，铁锅水煎。
水煎七分，渣沥不用，只用汁液，盛于布袋，沥取清汁，煎至浓汁。
砂瓶内盛，重用汤煮，俟汁如蜜，汁倾盆内，牛皮膏化，搅均为膏。
晒之自干，浓汁一斤，皮膏一两，可成膏片，百斤公英，取膏七斤。
药膏入笼，疮毒火毒，疗效尤妙，公英一两，只消二钱，尤简妙法。
疮毒发病，多成火邪，公英性味，善消疮毒，又善消火，故可两用。
火之最烈，阳明之焰，阳明降火，各经余火，沿随阳明，无不尽消。
公英性味，非入各药，各经之火，见药公英，尽伏消泻，能泻各经。
公英银花，消痈化疡，二味有别，公英走经，阳明胃经，太阴脾经。
银花性味，无经不入，银花得获，公英性味，其功更大，多显奇效。
公英性味，气运走形，攻多于补，银花性味，气运走形，补多于攻。

十、旱莲草

旱莲煎膏,乌染须鬓

旱莲本草,一名鳢肠,性味甘酸,气行平和,内用无毒,性味入肾。
旱莲入药,善乌须鬓,止停赤痢,疗治火疮,补肾之药,不相同施。
旱莲煎膏,乌染须鬓,用药组方,配伍用药,倍子明矾,功性为佳。
任督之脉,上通唇口,下于腰脐,任督空虚,肾水干燥,须发早白。
时光荏苒,中年之际,头发未白,须先现白,任督二脉,气运亏虚。
欲使已白,重变为乌,必补任督,而更补肾,任督药少,仍宜补肾。
任督二脉,原通于肾,补益肾脏,任督二脉,气运自生,旱莲入肾。
旱莲本草,性味藏寒,任督喜温,而不喜寒,能降肾火,以解焦枯。
血内藏热,齿不坚固,肾虚有热,鳢肠性味,善能凉血,乌须白发。
凉血益血,须发变黑,齿亦而固,针灸疮发,洪血不止,敷之立已。
素有血热,及加艾火,内热益炽,血凉不出,营血热壅,则多生脓。
小肠丙火,有热不通,营血热解,旱莲凉血,组方入药,疮发自愈。
鳢肠性冷,阴寒之质,虽善凉血,不益脾胃,虽有血热,饮食难消。

十一、灯心草

灯心行令，消除癃闭

灯心草药，性味甘淡，气令现寒，内用无毒，性味入心，小肠膀胱。
组方用药，通疏阴窍，通利小便，消除癃闭，疗治淋病，消湿作肿。
灯心草药，性味引经，并非佐使，善通心脏，走入小肠，二者表里。
灯心草药，既通水道，通畅小便，内无壅滞，消解窘迫，小肠通利。
心中除烦，热随下行，入于膀胱，前阴走出，通阴窍涩，通利小水。
灯心草药，沉降心火，心火沉降，肺气下行，气运通畅，故曰泻肺。
心脏主血，火降气通，血和水畅，小肠功性，下水分穴，下合膀胱。
下走水腑，气化而出，故主五淋，通利阴窍，肝主阴窍，肺降肝和。
灯心草药，其质轻通，性情寒涩，口味甘淡，通利热气，下行排出。
灯心草药，气味俱轻，轻者上浮，专入心肺，性味俱淡，淡能利窍。
心草主应，咳嗽咽痛，眼赤目昏，淋闭水肿，小便不利，暑热便浊。
轻淡之物，轻可去实，淡主于渗，心肺导热，自上而下，通调水道。

十二、山慈菇

山慈菇根，消痰圣药

山慈菇根，性味甘辛，内有小毒，善消痈疽，无名疔毒，散除隐疹。
山慈菇根，善消恶疮，蛇虫啮伤，治之并效，消除痰液，用为圣药。
玉枢丹药，用药为君，可治怪病，身患怪病，多起于痰，消痰除怪。
山慈菇草，则名金灯，用药其花，散坚消结，化痰解毒，其力颇峻。
太乙紫金，亦玉枢丹，或紫金锭，外证可敷，内证可服，其效最佳。
大戟麝香，千金子霜，迅疾之品，攻逐恶物，行驶极速，取效眉睫。
病重连服，药力猛烈，荡涤肠胃，祛除积垢，以减邪毒，凭陵之势。
气味俱淡，以质为用，消积攻坚，瘰疬痞积，皆喜用丹，消除毒疮。
不能取效，丹药性味，止能直下，不能旁行，其力虽峻，无宣通经。
肠胃之病，食积气滞，胸脘不舒，服玉枢丹，通畅气机，顷刻即效。

十三、贯众

贯众一枝，可无疫侵

贯众气运，性味藏苦，气性微寒，内有小毒，走行入经，胃心肺经。
贯众入药，善祛诸毒，理疗金疮，消除恶毒，善杀三虫，去寸白虫。
贯众组方，清除头风，更破症瘕，尤祛时气，亦止心痛，舒活心肌。
贯众有毒，善能去毒，以毒攻毒，小缸内置，贯众一枝，可无疫侵。
时疫盛行，侵入水缸，常饮调理，邪不传染，井中入药，不犯百毒。
贯众解毒，不以祛毒，毒之未至，贯众消毒，毒之已成，不能逐散。
贯众入药，化毒丹药，毒发未至，可以预防，毒发已至，可以善解。
毒发已成，可以速祛，唯毒来重，单用贯众，力薄势绝，须佐攻毒。
贯众性味，苦寒沉降，消除邪热，善能上血，血痢下血，甚有捷效。
贯众驱虫，气运止血，清热解毒，虫积腹痛，驱除蛔虫，消除绦虫。

十四、山豆根

豆根入药，咽喉消肿

山豆根茎，性味藏苦，气性涩寒，内用无毒，性味走经，入走肺经。
肺经火邪，豆根入药，咽喉消肿，清除疼痛，疗治实火，虚火不可。
虚实易分，外感六邪，病发实火，邪火之实，得于内伤，病发虚火。
相火之虚，虚火发病，虚火实火，二火入肺，虚实各异，实火宜泻。
用山豆根，用药苦寒，正泻实火，虚火宜补，豆根苦寒，火且更甚。
虚火用补，必用桂附，甘温之药，引火归元，下热归位，上热自消。
豆根组方，清火解毒，消肿止痛，疗治喉痛，喉风喉痹，牙龈肿痛。
主应证候，喘满热咳，黄疸下痢，痔疾热肿，秃疮疥癣，蛇虫犬伤。
喉中发痛，用山豆根，磨醋噙含，追涎即愈，势重不言，鸡翎扫入。
喉风急证，牙关紧闭，水谷不下，豆根白药，二味等分，水煎噙咽。
太阳少阴，壅热之火，风寒壅遏，关隘不通，留恋咽喉，发肿拥堵。
痰涎稠浊，疼痛难堪，发为肉鹅，射干麦冬，花粉甘草，玄参豆根。

十五、羊踯躅

羊踯躅草，主祛风湿

羊踯躅草，一名玉支，生于太行，淮南山下，三月采花，阴干入药。
春生幼苗，苗似鹿葱，叶似红花，茎三四尺，夏花凌霄，颜色正黄。
花苗形性，貌似鹿葱，羊误食叶，踯躅而死，故以为名，不可近眼。
岭南蜀道，山谷遍生，深重红色，色如锦绣，种不入药，大方多用。
羊踯躅草，性味藏辛，气行温和，内有大毒，性味走经，入走脾经。
羊踯躅草，主祛风湿，疏解肌肉，识识痹麻，疗治贼风，藏于皮肤。
性味入药，淫淫掣痛，鬼蛊毒瘟，疮恶邪毒，并能祛除，消除毒邪。
此物用药，外邪难越，偶尔一用，功效出奇，不可频用，多以眩异。
炒黄为丸，以治折伤，只用三分，亦建奇功，重伤发病，不越一钱。
无病之人，服羊踯躅，鬼迷心窍，有病之人，服羊踯躅，多善去疾。

十六、淫羊藿

淫羊藿草，入走命门

淫羊藿草，又仙灵脾，性味藏辛，气运温和，内用无毒，不必脂炒。
淫羊藿草，性味气运，入走命门，疗治男子，绝阳不兴，妇人不产。
淫羊藿草，入药组方，延缓衰老，改善健忘，益肾固筋，增力强志。
淫羊藿草，补益命门，性不大热，胜于肉桂，男女性别，自分阴阳。
男子萎靡，命门藏寒，阳则不举，男子阳绝，无以生精，绝阳不生。
女子体弱，命门藏寒，则阳不容，女子绝阳，气机走形，尚可生产。
淫羊藿草，性味补阳，而不补阴，男女补阳，泽润生命，化生不息。
阴中有阳，男子精热，随性能施，女子精热，增欲能受，交媾生子。
淫羊藿草，温补命门，故能兴阳，男子阳刚，阳道之势，翘然兴举。
淫羊藿草，女子亦验，女子无阳，小腹寒痛，服淫羊藿，小腹不痛。
有形之物，可以相验，女子无阳，玉户之内，含花之蕊，升举可探。
服淫羊藿，女子玉户，含花之蕊，必然下降，手指触及，不可以探。
玉户花蕊，胞胎门户，受精之口，寒则收缩，而温则伸，寒热有别。
犹如男子，寒则阳痿，而温则坚，用淫羊藿，性情豪爽，随性如意。
命门之火，原在肾中，不在肾外，淫羊藿草，命门补火，亦在肾中。
妇人患病，欲火旺盛，命门之火，火非旺盛，命门火衰，肾气亏虚。
命门火衰，肾气萎靡，难安龙雷，龙雷之火，越出肝中，以助肝木。
肝木气旺，欲火心动，木能生火，心生淫邪，有思男子，不可获得。
方泻肝木，一时权宜，肝木既平，宜补命门，龙雷之火，下安肾宫。
妇人组方，温补命门，能定小腹，消除疼痛，阴门去痒，温暖子宫。
煎膏之法，备于药笼，用淫羊藿，每次五斤，略微揉碎，滚水泡缸。
浸泡三日，大锅煮汁，汁液至浓，先自取起，又添水煎，色淡为度。
去除沉渣，浓汁再煎，煎熬如糊，锡锅盛之，蒸煮浓糊，投鹿角胶。

十七、没食子

没食子蜂，益血生精

没食子蜂，寄生于树，雌虫产卵，产卵器物，刺伤幼芽，旋即产卵。
孵化成幼，分泌液体，细胞淀粉，转变为糖，刺激植物，细胞分生。
幼虫周围，树木细胞，淀粉消失，逐渐收缩，形成虫瘿，幼虫飞去。
留下虫瘿，曰没食子，性味现苦，气行温和，内用无毒，忌犯铜铁。
食子性味，入骨入肾，益血生精，安神和气，可染鬓发，疗治疮溃。
生肌长肉，消除腹冷，阻止滑利，疗治虚寒，强肌健骨，实有奇功。
齿牙之病，不可或缺，其余功效，亦多誉言，有益无损，不妨久服。
梦遗精滑，阴痿齿痛，腹冷泄泻，疮口不收，阴汗不止，虚火上浮。
肾气不固，用没食子，入肾固气，苦以坚肾，温以暖胃，健脾纳气。
用没食子，烧灰煎汤，以治阴毒，合用他药，以染须发，粉末擦牙。

十八、肉桂

肉桂之妙，颐养精神

肉桂气运，性味辛甘，甘香透辣，气运大热，走行沉降，阳中之阴。
肉桂入药，内有小毒，肉桂数种，外形卷筒，品相第一，平坦次之。
肉桂走经，入走肾脾，膀胱心胞，入走肝经，颐养精神，恬和颜色。
助兴阳气，保养耐老，坚实骨节，通畅血脉，气运性味，疗下虚寒。
秋冬腹痛，泄泻奔豚，肉桂入药，利通水道，温筋暖脏，破血通经。
调中益气，实卫护营，安稳吐逆，消除疼痛，肉桂功用，近人亦知。
龙雷之火，肉桂其妙，气运性味，引火归元，下安肾脏，温暖下焦。
人身内藏，原有二火，一曰君火，一曰相火，谓曰君火，多为心火。
谓曰相火，多为肾火，君火旺盛，相火气运，走行归位，下安于肾。
君火衰弱，相火逆行，上居于心，欲居于心，下安于肾，宜补君火。
君火之衰，非心之故，仍肾之故，肾气走形，交于心脏，而君火旺。
肾气离心，而君火衰，欲补心火，须补肾火，肾水心火，水火相济。
肾中之火，火气既旺，龙雷之火，灼灼沸腾，不补肾水，补火助火。
肾水滋生，非有相火，不能化生，肾火气运，非由相火，不能引原。
实火可泻，虚火须补，龙雷之火，灼燃沸腾，舍弃肉桂，无以归阴。
春夏之间，地下大寒，龙雷出天，秋冬之间，地下藏热，龙雷藏地。
人身自然，下焦藏热，上焦自寒，下焦蕴寒，上焦自热，必然之理。
上焦之热，变为清凉，下焦之寒，重为温暖，人体三焦，上寒下热。
肉桂性味，大热命门，肾内气机，阴寒自散，以火拈火，龙雷藏肾。
心宫宁静，火宅倏化，凉风之天，肉桂之妙，龙雷之火，引交心宫。
五脏心肾，两不可离，肾脏气运，交于心脏，白昼静安，心肾合和。
心气交肾，黑夜舒适，肾离于心，善寝甚难，心离于肾，酣眠不得。
心中有液，欲交于肾，肾内有精，欲交于心，时欲交接，终唯艰难。

君火相火，君火上炎，相火下伏，上下气运，阴阳悬殊，唯难交合。
盛夏之时，天不交地，天乃暴热，隆冬之时，地不交天，而天乃寒。
君火气运，热而能寒，心济于肾，相火气运，寒而能热，肾自济心。
心气走行，下交肾脏，梦魂宁贴，肾气先行，上交于心，寤寐恬愉。
肉桂性味，走形黄连，炎者不炎，伏者不伏，肾内藏精，上通心宫。
心内之液，下通肾脏，以火济水，龙雷交接，相合顷刻，自然安神。
心君快乐，身处燥室，忽化转变，华胥之国，肉桂之妙，奇妙无穷。

肉桂堕胎，单用为君，佐以药味，堕胎行血，气运走形，堕胎甚速。
胎前忌用，恐其药性，胎气助热，儿生之日，火证之多，非因堕胎。
肉桂性味，温补命门，肾经之药，上通于心，药非心经，助力气运。
心脏之表，人体膻中，膻中之处，心君相臣，心乃君火，膻中相火。
相火化变，非君不生，肉桂性味，补助相火，相代君主，外出以治。
肉桂性味，至达膻中，以益相火，膻中气运，肉桂替代，交接于心。
六味汤中，肉桂性味，用于其中，暂用则可，久用不可，阴阳失序。
肉桂性味，命门温火，龙雷引火，火气下伏，火气下行，归于肾脏。
久用之丸，力微性弱，命门之火，无以温补，火气走行，奔腾之患。
肉桂附子，同用丸中，日久吞咽，火生水生，水生火安，龙雷永藏。
六味丸药，肉桂入丸，补火不足，则加药味，麦冬五味，以补肺气。
六味丸药，加此三味，功效甚神，九味地黄，补益肾气，调和肺气。
肉桂五味，名都气丸，其去附子，加北五味，实有妙义，自藏奇妙。
都气丸药，肉桂五味，五味酸收，以佐肉桂，敛收虚火，平和虚实。
六味丸中，肉桂性味，引火归元，不能生火，助力益肾，调和脏腑。
五味助力，龙雷之火，相牵制伏，不敢狂越，飞腾霄汉，自能益精。
九味地黄，都气丸药，相加而制，麦冬性味，肺金补气，五味同用。
五味性味，往来肺肾，既可助力，麦冬生水，又助肉桂，益肾伏火。
仲景原方，善用地黄，愈变愈神，上下相资，彼此俱益，奇妙无穷。

肉桂性味，可离附子，得以成功，附子性味，断离肉桂，无以奏效。
附子肉桂，气运走行，附子性味，走而不守，肉桂性味，性守不走。
附子迅烈，群阴之内，柔缓生境，足以济刚，时时飞越，欲走上焦。
肉桂性味，坚守命门，守而不去，附子性味，安土重迁，不能飞越。
八味丸中，仲景夫子，用药附子，绝配肉桂，相牵相制，自藏妙义。

破故沉香，附子同性，虑过沉沦，或嫌浮动，皆不如桂，不沉不浮。
八味丸中，药用肉桂，补火健脾，肾气丸中，肉桂补火，以通膀胱。
金匮肾气，茯苓六两，通利水道，通于膀胱，膀胱之气，得桂易通。
茯苓气运，得桂气温，水液自化，中用附子，肾火走行，通于膀胱。
附子之性，走而不守，肉桂引经，遍走一身，不专膀胱，以行利水。
六味为根，化变多少，都气丸中，熟地为君，茯苓为佐，补多于利。
肾气丸中，茯苓为君，熟地佐使，利多于补，重在通利，补为配角。
补多于利，肉桂性味，佐助熟地，性味补水，补先于利，利不见损。
利多于补，肉桂性味，佐助茯苓，气运利水，利先于补，利实见益。
阴阳生克，人生于火，死之于寒，命门无火，膀胱水冻，水不能化。

十九、桂枝

桂枝发汗，汗出和表

桂枝气运，性味甘辛，气运温和，气令上浮，阳中之阳，内有小毒。
桂枝入药，肉桂之梢，其条如柳，又曰柳桂，能治上焦，头目不适。
桂枝气运，兼行于臂，调和荣血，和解肌表，出汗止烦，疏邪散风。
桂枝走经，入足太阳，膀胱经脉，审慎察辨，疗治伤寒，用为要药。
桂枝性味，太阳经药，邪入太阳，头痛发热，桂枝发汗，汗出和表。
人身气运，荣卫有分，风入人身，先中于卫，由卫入营，营卫入腑。
由腑入脏，原有次第，不可紊乱，太阳经病，头痛身热，邪入于卫。
头痛身热，未入于营，桂枝性味，太阳经药，祛卫之邪，不能祛营。
凡有身热，头痛无症，非太阳病，八纲辨证，药味桂枝，不可妄用。
初起伤寒，身热头痛，伤寒日久，则头不痛，而身尚热，已离太阳。
桂枝性味，发汗之药，有汗宜止，无汗宜发，必然之理，审慎妄用。
有汗之时，仍可发汗，无汗之时，不可发汗，不可不辨，过含伤气。
伤寒过汗，他药发汗，汗出过多，太阳经病，头痛未解，当用桂枝。
伤寒无汗，正宜发汗，发汗之际，竟至无汗，外邪尽解，非太阳邪。
轻用桂枝，再疏腠理，非防桂枝，知其宜汗，不宜汗故，辨其可汗。

十二经脉，太阳经脉，为之阳经，桂枝性味，谓之热药，阳经热药。
寒气逼人，初入太阳，寒犹未甚，少用桂枝，用以祛邪，阳火自安。
寒邪畏热，用药桂枝，多易和解，多用桂枝，味过于热，转动太阳。
太阳火运，热以生热，反助胃火，寒邪乘机，亦入于胃，寒变为热。
病非一解，太阳本症，内邪仍在，故用桂枝，断不用多，唯宜少用。
桂枝汤方，治疗伤寒，以热散寒，驱寒出外，用桂枝汤，必须冬日。

身患伤寒，头痛项强，寒伤卫证，发热证候，头项非痛，皆非卫证。
寒伤卫气，速用桂枝，驱寒散表，致邪入里，用药组方，急攻其里。
头痛项强，邪犹留卫，病症幻化，变迁不定，邪留太阳，仍用桂枝。
内外表里，阴阳寒热，异同有别，始可用药，立方救治，以名神医。
人身气运，荣卫不同，邪入卫外，身体则寒，邪入内荣，身体则热。
荣卫分别，用药之际，桂枝性味，驱卫中寒，麻黄气运，驱营之热。
桂枝麻黄，二味合用，荣卫寒热，祛除之半，寒热走行，法当察辨。
邪将入营，未离于卫，寒多热少，寒少热多，分解未精，治疗不当。
速不解邪，转生他变，仲景夫子，桂枝麻黄，二味合用，则速见效。
桂枝性味，散卫中寒，防邪入营，迟用桂枝，邪已入荣，伤寒早疗。
仲景夫子，伤寒之书，卓识明眼，超越前人，未有其亚，多易变通。
桂枝辛温，善祛风寒，主应证候，感冒风寒，发热恶寒，发汗解表。
风寒表证，身不出汗，配用麻黄，相须作用，促使发汗，解表舒肌。
风寒表证，慎身汗出，配味芍药，协调营卫，调和气机，内外相呼。
桂枝性味，温通经脉，寒湿内积，风湿痹痛，多配附子，羌活防风。
气血寒滞，经闭痛经，常配当归，芍药桃仁，温通经脉，和畅气机。
阴寒遏阻，阳气滞纳，津液不输，水湿停滞，形成痰饮，茯苓白术。
膀胱遇寒，气化失司，小便不利，桂枝猪苓，通阳化气，利水通便。

二十、柏子仁

柏仁平和，尤能润燥

柏子果仁，性味甘辛，气运平和，内用无毒，入心肝肾，膀胱四经。
柏实入药，聪慧耳目，除却风痹，止停疼痛，补益气血，消除恍惚。
疗治虚损，敛收汗液，驱散肾冷，消除腰冷，除膀胱冷，尤能润燥。
柏实入药，善兴阳道，杀除百虫，止惊除怪，安抚五脏，头风眩痛。
柏仁入方，亦可煎调，久服不饥，增寿耐老，此药尤佳，延年妙品。
必须去油，否则过润，反动大便，尤宜补心，肾药同用，功用尤神。
柏叶苦涩，只能敛肺，遏制吐血，止发衄血，亦生须发，功非补阳。
柏子果仁，内最多油，果仁去油，恐性过滑，以动大便，燥以入心。
柏仁去油，亦不能尽，肾得柏仁，未尝缘燥，药皆宜制，阴阳中和。
心火肾水，心肾相通，心虚阳弱，命门之火，不能久闭，跃跃欲走。
用柏子仁，以安心君，心君不动，相火唯谨，补心之妙，胜于补肾。
人体阴阳，阴多阳少，世人但知，补肾兴阳，补心兴阳，方药更神。
柏实性味，甘辛润心，滋肾兴阳，腰痛藏深，通利膀胱，驱冷脓水。
安脏除风，消除湿痹，柏叶苦涩，温止诸血，补益脾脏，敛肺补阴。

五行五脏，肝脏归木，心脏归火，脾脏归土，肺脏归金，肾脏归水。
万木向阳，唯柏西向，故字从白，禀金正气，木之最坚，内用无毒。
柏仁入药，主养心神，润泽心血，止汗定惊，又滋肾水，兴昌阳道。
柏仁服药，疗治虚损，痛风历节，腰中重痛，腰肾中冷，除脓宿水。
兼安五脏，益阳气血，除风湿痹，祛除头风，百邪鬼魅，小儿惊痫。
久服柏仁，肌润聪明，不仅延年，去壳最佳，微炒去油，消除油性。
柏仁组方，牡蛎肉桂，用药为使，畏药菊花，羊蹄诸石，面曲药味。

侧柏之叶，主治吐血，衄血血痢，崩中赤白，尿血发病，七情呕血。
久服祛湿，耐受寒暑，止饥消饿，益气轻身，善守多燥，大益脾土。
柏树白皮，主身中热，火灼烂疮，生长毛发，猪脂煎涂，煮以酿酒。
仲景夫子，疗止吐血，柏叶一把，干姜三片，阿胶一挺，以水二升。

二十一、黄柏

黄柏解热，消渴最效

黄柏气运，性味藏苦，气运微辛，气令寒涩，阴中之阴，性味沉降。
黄柏无毒，性味走经，足少阴经，少阴肾经，入足太阳，太阳膀胱。
性味专功，退火解热，消渴最效，祛除肠风，止停血痢，膀胱逐热。
用药组方，疗治赤带，泻肾相火，滋阴泽润，平息肝火，醒神明目。
黄柏至阴，其性寒冷，性味降火，只可暂用，不可长用，用以退热。
阴寒之地，不生草木，阴寒之药，反生精髓，黄柏入药，有泻无补。
阴虚火动，黄柏泻火，不若玄参，万不得已，而用黄柏，肉桂同用。
黄柏肉桂，一寒一热，水火相济，阴寒之气，相互制约，损胃伤脾。
生命运行，人生于火，原宜培火，不宜损火，火之有余，实水不足。
阴虚火动，现火有余，火盛灼燃，补水之际，内火自息，阴阳合和。
黄柏泻火，而不补水，阴虚火动，黄柏性味，大补真阴，微动不用。
阴火大盛，退火少息，阴火微动，虚火旺盛，用药宜泻，虚衰宜补。
下焦湿热，作肿及痛，膀胱火邪，小便不利，尿液黄涩，用药组方。
酒洗黄柏，知母为君，茯苓泽泻，用药为佐，消除邪热，平肺生水。

二十二、楮实子

楮实补虚，益髓神药

楮实子药，性味藏甘，气运微寒，内用无毒，性味走经，肾肝二经。
褚实入药，阴痿能强，水肿可退，充实肌肤，助力腰膝，益增气力。
补益虚劳，恬悦颜色，轻身壮骨，舒展筋骨，醒神明目，久服滑肠。
褚实用药，补阴妙品，益髓神药，久服滑肠，世人疑惑，弃而不用。
天地万物，化生成形，用药之际，凡药治病，俱有偏胜，制之得宜。
楮实滑肠，因其润泽，防其滑润，配伍茯苓，苡仁山药，同施用药。
打老之丸，用楮实子，延年之物，添精填髓，肆然纵欲，庸俗之举。
苟节房帏，审慎起居，合理饮食，力戒气恼，不用楮实，亦可长年。
五脏各藏，心脏藏神，肺脏藏魄，肝脏藏魂，脾脏藏意，肾脏藏志。
脑为髓海，肾脏主骨，主骨生髓，通于脑部，肾精充盈，脑髓充满。
脑能正常，发挥功能，楮实味甘，气寒无毒，配伍药味，补肾填髓。

二十三、淡竹叶

淡竹退热，专凉心经

淡竹叶子，性味甘淡，气行平寒，阴中微阳，用药组方，内用无毒。
性味走经，心脾肺胃，逐气咳喘，阳明胃经，内藏积热，竹叶退热。
竹叶组方，消退虚热，解除烦燥，疗治不眠，专凉心经，尤祛风痉。
竹茹药材，禾本青秆，大头典竹，淡竹茎秆，干燥间层，全年可采。
取新鲜茎，去除外皮，中间片层，刮成丝条，削成薄片，捆扎成束。
阴干入药，性味微寒，味藏甘美，功能主治，胃热呃逆，噎膈呕哕。
清热化痰，除烦止呕，主应证候，痰热咳嗽，胆火挟痰，烦热呕吐。
惊悸失眠，中风痰迷，舌强不语，胃热呕吐，妊娠恶阻，胎动不安。
竹茹性味，轻可去实，凉能去热，苦能降下，专清热痰，宁神解郁。
竹茹性味，专清胃热，消除虚烦，解除烦渴，平息咳逆，止停唾血。
竹茹半夏，药物性味，气运走行，化痰止呕，安神作用，消解顽痰。
胆虚痰热，郁结烦闷，头晕目眩，泛胃呕哕，相互为用，协同化痰。
竹茹气运，性凉而润，偏治热痰，胃热呕哕，善以宁神，开郁除烦。
半夏气运，辛温性燥，偏治寒痰，湿痰呕哕，辛开苦降，散结消痞。
竹沥入药，青翠竹子，精心熬制，棕色液体，润肺止咳，化痰平喘。
阴虚发热，理风噤口，疗治小儿，天吊惊痫，入口便定，妇人闷晕。
痰在手足，药物性味，不达四肢，痰液积聚，皮里膜外，止惊却痰。
竹沥性味，火烧出沥，佐之姜汁，水火相宜，不伤元气，以佐参苓。
凉心清肺，竹叶性味，轻于竹茹，清心清胃，竹茹性味，轻于竹沥。

二十四、茯苓

茯苓赤白，除湿行水

茯苓气运，性味甘淡，气运平和，气性沉降，阳中现阴，内用无毒。
茯苓颜色，赤白二种，白者为佳，走行入经，心脾肺脏，肝肾五脏。
气运性味，兼入膀胱，大肠小肠，心包膻中，气运走行，入走胃经。
茯苓组方，助增阳气，利窍通便，不走精气，腰脐利血，除湿行水。
养神益智，化生津液，温暖脾脏，去除痰火，益养肺脏，和魂练魄。
茯苓入药，开胃浓肠，除却惊痫，宁安胎孕，久服茯苓，耐老延年。
本草茯神，茯苓一种，松木之根，抱合而生，顾本之义，善补心气。
茯神用药，止却恍惚，消除惊悸，尤治善忘，其余功用，茯苓相同。
茯苓茯神，二种本草，利中有补，暂俱可用，可君可臣，可佐可使。
汗多阴虚，小便素利，宜忌茯苓，助燥损阴，八纲辨证，审慎用药。
初病久病，二者相殊，茯苓健脾，正宜久病，行水之能，久服损人。
八味丸药，用药茯苓，接引诸药，归就肾经，去胞积陈，搬运之功。
八味丸药，桂附熟地，山茱药味，直入于肾，用药茯苓，引经走肾。

仲景夫子，茯苓用药，熟地纯阴，性过腻滞，泽泻利水，已足相制。
泽泻性味，过于利水，未必健脾，气运祛湿，亦用茯苓，以佐健脾。
茯苓性味，通利腰脐，又不走气，泽泻性味，亦过渗泄，泻中有补。
茯苓性味，虽亦入脾，非取健脾，止取益肾，肾脏恶燥，而亦恶湿。
过燥水干，而火易炽，过湿邪住，而精难生，六味丸药，组方至妙。
茯苓入药，泻肾邪水，补肾真水，健脾之意，全不相干，脾肾同治。
肾健脾健，六味汤方，茯苓性味，益肾通胃，人体胃腑，肾之关门。
肾气充足，关门旺盛，茯苓之气，实先通胃，尤通走行，上下之窍。

人体胃腑，水谷之海，利水之际，水不入海，下通膀胱，上通于胃。
胃得肾气，气运升腾，胃气自开，增进饮食，脾健能容，实亦健胃。
茯苓泽泻，同是利水，言过利水，二味入药，各有功用，不得不分。
泽泻气运，泻中有补，表其补功，茯苓性味，补中有泻，论其泻益。
凡药性味，有功有过，明辨功过，深藏胸中，临证制宜，自然无差。

仲景夫子，六味丸中，用药茯苓，气运性味，泻肾邪水，补肾真水。
茯苓入肾，通肾火气，肾中火气，上通胃腑，下通膀胱，上下二经。
肾中藏火，气运相通，肾中无火，气运滞纳，上水不入，下水不出。
上水不入，饮水之际，水气不消，下水不出，水气停滞，不泄不消。
水气滞纳，水势奔腾，迫于中焦，不能化转，唯有火气，气行相通。
火气走行，上下之水，始而周流，六味丸药，补肾之水，不补肾火。
用药茯苓，代为宣化，上下之水，气推得行，六味丸中，尚存此妙。
六味八味，同用茯苓，别有意义，茯苓性味，气运泻水，亦能泻火。
茯苓泻水，泻肾邪水，茯苓泻火，不泻邪火，八味组方，用药桂附。
桂附补火，补肾真火，肾中邪火，驱散不去，真火不生，反助邪火。
仲景夫子，茯苓入药，取泻邪火，以补真火，桂附茯苓，相得益彰。
邪火无干，自然真火，迅疾速长，火生脾土，受纳水谷，胃土得益。
健脾益胃，增进饮食，肺气调顺，心气沉降、肝气舒达，阴阳合和。

四君子汤，人参茯苓，白术甘草，六君子汤，组方加味，半夏陈皮。
阴药之内，茯苓入药，可以出奇，阳药之间，无以显异，佐用参术。
肾气丸中，全在茯苓，茯苓利水，人人知之，利水之中，群阴资助。
于补水中，以行利水，二阳得助，更能补火，全其性味，化水之神。
止利邪水，平定波涛，不损真水，热气熏蒸，通走三焦，内外消湿。
茯苓为臣，君以熟地，中焦阻滞，水积皮肤，不入膀胱，无以泻湿。
昔日病患，十指节断，唯有筋连，虫如灯心，长约数寸，遍身绿毛。
用以药味，茯苓黄连，湿热出虫，茯苓去湿，黄连解热，湿虫自死。
身长绿毛，实有秘义，手弄青蛙，戏于池塘，绿毛之龟，欲吞不得。
气冲走手，久之手烂，至阴之毒，积聚不散，皮烂肉腐，长虫绿毛。
药用茯苓，恐用纯补，病发脏滞，故用通达，使泻之中，以助其补。
过用乳制，通利全失，一味呆补，不能佐补，妄为制变，不可为法。

素问有云，饮食入胃，游溢精气，上输于肺，通调水道，下输膀胱。
淡渗之药，俱先上行，而后下降，非直下行，用药茯苓，通利小便。
肺气盛大，便数而欠，虚则欠咳，小便遗数，心虚少气，小便遗溺。
下焦亏虚，小便遗溺，胞移泻热，客舍膀胱，小便遗溺，不利为癃。
厥阴发病，遗溺闭癃，肺气盛大，实热发病，气壮脉强，宜用茯苓。
肺虚心虚，胞热厥阴，皆为虚热，上热下寒，脉虚而弱，法当升阳。
膀胱不约，下焦亏虚，火投于水，水泉不藏，脱阳之证，肢冷脉迟。
温热之药，峻补其下，交济坎离，二证发病，故曰阴虚，不宜茯苓。
胸胁逆气，邪在少阴，少阴心经，忧恚惊邪，心气不足，心阳不振。
心经受邪，内恐惊悸，肾志不足，心下结痛，寒热烦满，口焦舌干。
甘能补中，淡而利窍，补中用药，心脾内实，利窍热解，实则忧止。
中焦湿热，则口发渴，湿在脾脏，脾弱好睡，大腹便便，脾土亏虚。
不能利水，故腹胀大，脾受湿邪，水道不利，水液滞纳，淋沥发病。
膈中痰水，病发水肿，皆缘脾虚，中焦脾土，中焦不治，故见斯病。
利水实脾，开阔胸腑，调理脏气，伐肾内邪，解热散结，用白茯苓。
白者入气，赤者入血，补心益脾，白优于赤，专除湿热，赤亦胜白。

二十五、槐角

槐角辛咸，清理火疮

槐角气运，味苦辛咸，气性寒涩，内用无毒，性味走经，入大肠经。
槐角入药，止停涎唾，补修绝伤，大肠凉火，妇人用药，消除乳瘕。
槐角组方，消解清除，男子阴疮，阴部湿痒，女人发病，产户痛痒。
用药槐角，清理火疮，且堕胎孕，妇人身孕，酒吞七粒，催产尤良。
槐树周身，枝叶花根，同用尤佳，只可暂用，用为佐使，久服过寒。
槐米形性，花即将成，未开之蕊，气味槐子，二者正同，子味太重。
槐米轻清，性味入汤，胜于槐角，若用丸药，槐蕊性味，不若槐角。
槐应虚星，性味之精，十月已上，日采子服，去除百病，长生通神。
常服槐角，年七旬余，发鬓皆黑，目看细字，槐角性味，非长生药。
槐角性味，苦寒属阴，久服槐角，损伤脾胃，必见阳旺，实热积热。

槐角性味，苦酸咸寒，肠风湿热，内痔痢宽，内疏五邪，醒清头目。
槐角入药，疝痛阴疮，胎产难治，槐皮入药，主治牙宣，根治喉痹。
槐枝入药，治疗风痿，妇人崩带，风热烦闷，槐实明目，清除热泪。
槐实入药，头脑风眩，心头吐涎，漾漾之势，立舟车上，治疗疝痛。
男妇阴疮，阴部湿痒，妇人乳瘕，子脏急痛，堕胎催生，七粒即效。
槐树白皮，性味藏苦，用药治疗，口齿风疳，浆水煎含，消除疳病。
槐树根皮，性味主治，阴疝卵肿，气瘤内痔，或下脓血，煎汤淋洗。
煎汤淋洗，消除五痔，一切恶疮，妇人发病，产门痒痛，汤火疮伤。
槐皮煎膏，消除痛肿，止痛长肉，槐枝煮汁，酿酒疗风，痿痹甚效。
槐枝烧灰，用酒调服，疗治崩中，带下赤白，水煎疗治，九种心痛。
煎汤洗疮，阴囊湿痒，制炭揩齿，去除生虫，烧沥涂癣，和油消赤。

槐叶入药，用药煎汤，疗治小儿，惊痫壮热，疥癣疔肿，鼻气窒塞。
槐生之处，中原平泽，花黄子黑，气味苦寒，木质有色，青黄白黑。
槐树长老，生火生丹，五运备精，五脏在内，故曰五内，主治五邪。
邪气内热，邪气病热，肺气走行，不能四布，水精别异，涎唾上涌。
槐实性味，能止邪热，肝血亏虚，不灌经脉，经脉绝伤，槐实能补。
心火内盛，则为火疮，脾土不和，病发乳瘊，肾气内逆，子脏急痛。
槐禀气运，治肺涎唾，肝病绝伤，心病火疮，脾病乳瘊，肾病急痛。

二十六、枳实

枳实白术，倒壁推墙

枳实气运，性味苦酸，气运寒涩，阴中微阳，内用无毒，枳实夏收。
枳壳秋采，枳壳性缓，入药治高，高者主气，气运走行，治在胸膈。
枳实性速，性味治下，下者主血，治在心腹，肺气内结，胸中内痞。
枳壳性味，融于桔梗，升提上消，心下痞满，脾血内积，枳实白术。
枳实白术，二物相合，流通破结，倒壁推墙，荡涤下化，通达气机。
积滞壅塞，痰结瘕痞，必用枳实，俱须分用，在上在下，各有分行。
枳壳枳实，上用枳壳，性味缓治，下用枳实，急治壅塞，断断无差。
枳壳枳实，不可单用，必附药味，补气补血，组合搭配，纠偏扶正。
破气瞬间，内气不耗，攻邪之际，正气不伤，逐血之时，内血不损。
枳壳枳实，同是一种，枳壳生成，秋收之物，其味之重，浓于枳实。
枳壳之性，愈熟愈浮，枳壳性味，收金之气，肺金结气，驱散消除。
枳壳性缓，善停留中，枳实生成，收于夏季，气运性轻，薄于枳壳。
枳实之性，小而迅猛，大而缓弱，收于夏季，得夏之令，应在脾土。
枳实性味，宜于夏气，故能下行，推荡清泻，脾中积滞，性急速行。
枳壳枳实，不可同用，一味治上，一味治下，枳壳之功，不如枳实。
枳实攻坚，佐以大黄，用药取胜，破敌先锋，非若枳壳，居中调剂。
或问枳实，无坚不破，佐之大黄，祛除荡积，功用更神，以之治急。
唯病变迁，人有虚实，病发各异，苟辨不确，妄用枳实，唯恐妄用。
腹中疼痛，不可手按，按不疼痛，确有坚积，舌体红黑，可用无疑。

胃之上口，名曰贲门，贲门与心，二者相连，胃气壅住，心下亦急。
胸腹不舒，在内痞满，邪塞中焦，欲升不能，欲降不可，气逆上冲。

肝经本郁，不能条达，气运不畅，胁亦胀满，心中痞痛，交互影响。
枳壳性味，气运走行，破散消导，痞满尽去，承气汤方，皆取其意。
枳实入药，益气佐伍，人参姜术，破气佐用，大黄牵牛，芒硝相配。
妇人妊娠，全藉气血，用以养胎，气血充足，易于生产，亏易难产。
枳壳安胎，气运性味，胎动不安，生产之时，亦必艰涩，务须审慎。
枳壳性味，非在安胎，损胎之药，非易产剂，难产之剂，法当辨别。
古人组方，曰瘦胎饮，黄芩白术，枳壳三味，方药备设，湖阳公主。
生长皇家，奉养太过，其气必实，不得而已，损其有余，则胎易养。
膏粱之妇，枳壳安胎，不可错用，荆布之家，原非丰浓，莫损不足。

二十七、女贞子

女贞滋阴，黑须乌发

女贞子实，性味甘苦，气运平和，内用无毒，性味走经，入走肾经。
女贞入药，黑须乌发，壮筋强力，安抚五脏，补中益气，消除多病。
用药女贞，入丸补虚，不便入汤，泽养精神，补血祛风，健身不老。
近人多用，女贞入药，熟地枸杞，南烛麦冬，首乌旱莲，乌芝山药。
桑椹茄花，杜仲白术，相伍同用，黑发变白，用为神丹，为丸则验。
女贞性味，气运功缓，入在汤剂，关于重轻，无不见损，有不见益。
欲入汤剂，用药一两，用药过多，与胃不宜，少用气平，多用气浮。
女贞形性，非为冬青，冬青子大，女贞子小，冬青子长，女贞子圆。
女贞子实，视为长生，补阴为丸，以变白发，单恃作汤，难以速效。
女贞性味，缓则有功，速则寡效，故用之速，不能取胜，用缓永久。
女贞子实，固入血海，益血滋阴，和气上荣，由肾至肺，淫精上下。

二十八、厚朴

厚朴气运,可升可降

厚朴气运,性味甘辛,气运大温,阴中之阳,可升可降,内用无毒。
厚朴走经,脾胃大肠,疗治中风,调和寒热,治疗霍乱,消除转筋。
止停呕逆,调和吐酸,禁停泻利,疗治淋露,消除痰液,导气下行。
厚朴性味,佐使之药,不为君臣,攻而不补,有损无益,善用收功。
善用厚朴,扬长正多,诸药同用,大黄枳实,内泻实满,通畅气机。
同用人参,苍术陈皮,则泻湿满,同用桂枝,伤寒头痛,用药消除。
同用药味,槟榔枳实,止休痢疾,消除秽物,调和三焦,内邪可去。
同用药味,苦药则泻,温药则补,和药止痛,攻药除痞,亦在善用。
厚朴性味,错认补益,虚人用之,易脱元气,疑朴为补,固然不可。
厚朴实攻,攻处见补,厚朴之奇,可升可降,气运性味,升清降浊。
补气之中,清气能升,补血之中,浊气能降,升降之际,全恃气血。
邪结大肠,承气汤中,用药大黄,大黄性味,迅拂之速,藉于厚朴。
大黄气运,走而不守,厚朴性味,降中有升,挽留大黄,防范骤降。
厚朴大黄,消导祛除,合而成功,自然相合,根株勿绝,无有少留。
厚朴性味,平胃散方,以平胃气,厚朴性味,益胃之品,而非损胃。
平胃散方,非在益胃,命名之意,胃之不平,用而平之,泻胃有余。

二十九、桑白皮

桑皮桑叶，桑椹别异

桑树白皮，味甘而辛，气运寒涩，性味走行，可升可降，阳中藏阴。
性味走经，入手太阴，太阴肺经，性味入药，助增元气，弥补劳损。
消怯除虚，消除羸累，泻除火邪，止停喘嗽，消除唾血，利水消肿。
用桑白皮，解渴祛痰，刀刃外伤，作线缝合，涂热鸡血，疮合可愈。
桑叶之功，佳于桑皮，最善补骨，填充骨髓，肾中添精，止身中汗。
填脑明目，活血生津，种子安胎，调和血脉，通利关节，止霍吐泻。
桑叶入药，消除风湿，解除寒痹，消解水肿，疗治脚浮，通畅经脉。
桑叶组方，男人体衰，扶衰却老，老妇虚弱，补益肾气，还少生儿。
桑椹性味，气运走行，专黑髭须，尤能止渴，润燥生阴，添精益脑。
桑叶桑葚，桑树白皮，三品相较，皮不如椹，桑葚功能，更不如叶。
前人未晰，世人不知，大龄男女，不能生子，桑叶为方，补益身体。
男子年岁，八八之数，女子年岁，七七之数，桑叶之妙，服之得子。
诸补真阴，所用桑叶，必须头次，功用为妙，采后再生，功力减半。
桑椹与叶，功用实同，椹艰采用，制不得法，今备传方，使人尽知。
一年四月，桑椹数斗，饭锅蒸熟，晒干为末，椹不蒸熟，断不肯干。
熟地山茱，五味人参，相伍同用，实算仙丹，诚恐世人，不知制法。
无椹用叶，功实相同，桑椹形性，紫者第一，红者次之，青不可用。
桑叶如茶，种大第一，再大次之，再小又次，与其叶小，无宁大也。
桑树白皮，长于利水，实泻其子，肺中有水，肺火有余，皆可宜之。

三十、栀子

栀子用药，五痹消黄

山栀子果，性味藏苦，气行寒涩，可升可降，阴中含阳，内用无毒。
性味走经，入于肝肺，亦入心经，用药组方，佐使之药，诸经皆可。
栀子性味，专泻肝火，其余泻火，必借他药，引经走行，而后可泻。
栀子用药，止停消解，心胁疼痛，上焦泻火，湿中祛热，五痹消黄。
止停霍乱，消除转筋，清除赤痢，入药组方，用之吐吐，用之利利。
栀子入方，可为臣佐，鲜少为君，两胁大痛，心君拂乱，栀子为君。
拂逆急迫，栀子用药，三至五钱，附以甘草，白芥白芍，苍术贯众。
药味下喉，疼痛立止，心乱即定，神速之效，在人善用，不可思议。
栀子子实，非在解郁，因其性寒，郁病非火，郁病日久，内郁生火。
香附柴胡，白芍川芎，诸药不用，遽投栀子，用以泻火，火不能散。
栀子解郁，六经郁火，独用栀子，泻火实药，郁中之火，独不降之。
人身之火，五脏之中，肝中之火，长生之气，肝火不清，诸火不熄。
肝火一平，诸火自平，故泻肝火，栀子泻火，膻中泻火，膻中相火。
栀子性味，气运入肝，善泻肝火，即泻肾火，肝为肾子，子虚母虚。
子衰母衰，清泻肝火，即泻肾火，膻中有火，乃肝之子，栀子泻肝。
肝母之火，遁入膻中，膻中受惊，肝母受伤，火不自散，母衰子衰。
栀子味苦，清热泻火，伤寒发病，火旺上焦，苦寒泻火，火性炎上。
郁火反击，火势腾天，因势上越，随火之气，一涌而出，火之为得。
栀子气运，性本可升，瓜蒂同用，尤善于升，下喉即吐，火出邪出。
医道医工，尽恶寒凉，寒热并用，攻补兼施，单喜用热，用补不攻。
一偏之医，宜用热药，附子肉桂，用药亟投，宜用寒凉，黄柏知母。
宜用补药，人参熟地，用药多加，宜用攻法，大黄石膏，用无禁忌。

三十一、枸杞子

善用枸杞，功效万能

枸杞子果，性味甘苦，气行微温，内用无毒，性味走经，肾肝二经。
枸杞入药，耳聪目明，安神定志，耐受寒暑，延年益寿，添精固髓。
枸杞气运，健骨强筋，滋阴泽润，兴阳常阳，更止消渴，尤补劳伤。
枸杞之根，曰地骨皮，性甚寒凉，入足少阴，少阴肾脏，手经三焦。
善解传尸，肌热骨蒸，疗治在表，体表无汗，风湿风痹，五内除热。
通利二便，强阴强筋，凉血凉骨，枸杞地骨，同出一本，温寒各异。
枸杞化生，秉气阴阳，亲于地者，得阴之气，亲于天者，得阳之气。
得阳益阳，得阴益阴，阳中益阴，阴中益阳，天能兼地，地不包天。
枸杞性味，益阳益阴，地骨性味，益阴泽润，不能益阳，寒热殊异。
枸杞地骨，均非君药，褊裨之将，枸杞佐阳，药以兴阳，地骨平阴。
离家千里，莫服枸杞，久离女色，其阳不衰，再服枸杞，阳举格极。
骨蒸之热，热在骨髓，其热甚深，深则宜凉，轻剂无济，多用为佳。
世人皆知，地骨退热，不知多用，见功实少，黄柏知母，亦凉骨热。
地骨根皮，虽入肾脏，性不凉肾，唯凉骨耳，凉骨之际，益骨生髓。
黄柏知母，泻肾伤胃，凉肾伤胃，二位入药，不可多用，伤气取败。
地骨根皮，益肾生髓，不可少用，阴虚火动，骨蒸劳热，地骨一两。

枸杞性平，能除邪热，明目轻身，四时之中，春采杞叶，名天精草。
夏采杞花，名长生草，秋采杞子，名枸杞子，冬采杞根，名地骨皮。
采后阴干，酒浸一夜，昼夜晒露，四十九天，待干为末，炼成蜜丸。
本草枸杞，根茎叶子，皆可入药，根性大寒，子味微寒，似枸杞苗。
根苗花实，初无分别，后世辨析，枸杞果子，滋补用药，地骨退热。

枸杞苗叶，性味苦甘，气运微寒，根味甘淡，气令偏寒，根苗殊异。
枸杞子实，味甘气平，气味既殊，功用当别，用药组方，审慎辨析。
枸杞子实，润而滋补，兼能退热，补肾润肺，生津益气，滋补真阴。
配伍参芪，枸杞补气，用以补血，配味归地，性味补阳，多加桂附。
枸杞补阴，合用知柏，入药降火，善用芩连，用药散湿，多用苍朴。
枸杞祛风，羌独二活，配伍防风，枸杞性味，善用入药，功效万能。
真气可充，内血可补，阳气可生，阴气可长，火邪可降，风湿可去。

三十二、辛夷

辛夷入药，破眩醒目

辛夷气运，性味藏辛，气行温和，内用无毒，性味走经，肺胆二经。
辛夷入药，驱散中风，止脑风痛，消除面肿，舒缓齿痛，破眩醒目。
除身寒热，通利鼻塞，疏解鼻腔，止消清涕，化生须发，多善通窍。
辛夷性味，上走于脑，舍驱鼻塞，消解鼻渊，存以备用，可以健身。
辛散之物，多用之际，真气有伤，亦可暂用，审慎察辨，不可久服。
气虚人忌，头脑之痛，血虚火炽，用之禁忌，齿痛发病，胃火者忌。
辛夷性味，主应证候，身体寒热，风头脑痛，面野之肌，通鼻涕出。
足阳明经，阳明胃经，外主肌肉，手太阴经，太阴肺经，外主皮毛。
二经受邪，风邪中人，皮毛入侵，走行肌肉，达于五脏，变为寒热。
鼻为肺窍，人体头部，诸阳之首，三阳之脉，会于头面，风客阳经。
头痛面歪，鼻塞涕出，面肿齿痛，辛夷性味，气运辛温，解肌散表。
性味芳香，上窜头目，逐阳风邪，打通气机，和畅经脉，诸证自愈。
眩冒发病，身抖几几，如在车船，风主动摇，风邪散尽，中气内温。
大风中人，毛发脱落，风湿浸淫，肠胃生虫，散风行湿，须发生虫。
面肿引齿，疼痛发病，辛夷性味，通窍上脑，温中解肌，通利九窍。

三十三、酸枣仁

酸枣树仁，安调五脏

酸枣树仁，性味甘酸，气行平和，内用无毒，入经心肝，胆囊胞络。
宁谧心志，助益肝胆，补中益气，敛虚止汗，祛烦止渴，安调五脏。
通利手足，消除酸痛，且健筋骨，久服多寿，以上治疗，俱宜炒用。
夜不能眠，必须生用，神思昏倦，久苦梦遗，亦宜生用，可为臣佐。
酸枣果仁，多用尤佳，常服亦妙，心肾二脏，调和心肾，水火相济。
世人纵欲，贪色者多，仲景夫子，六味地黄，八味地黄，补肾之水。
肾火气运，原通胞络，肾水气令，原通于心，补心之际，亦能益肾。
世人入房，纵欲强战，心君不动，相火乃克，力以用命，精不下泄。
心君一移，相火即懈，精即下泄，补心补肾，心气充足，肾气更坚。
古人用药，枣仁安心，即用安肾，夫人不寐，心气不安，枣仁安心。
夫人多寐，心气大昏，炒用枣仁，补宜心气，昏睡病愈，生用心清。
夜不能寐，心气走形，不交于肾，日不能寐，肾气走形，不交于心。
肾气走形，不交于心，宜补其肾，心气走形，不交于肾，宜补其心。
枣仁补心，补心宜炒，夜之不寐，心气有余，清肃心气，则心气定。
肾气亦定，必须生用，日夜不寐，正宜用炒，炒用益心，不宜用生。

酸枣果仁，实味酸平，仁则兼甘，气运性味，专补肝胆，亦复醒脾。
熟则芳香，香气入脾，故能归脾，能补胆气，故可温胆，通达气运。
母子相通，亦主虚烦，烦心不眠，用酸枣仁，调和心肾，水火相济。
心腹寒热，邪结气聚，四肢酸痛，病发湿痹，脾虚受邪，亦酸枣仁。
胆为诸脏，十一脏器，皆取于胆，五脏精气，皆禀于脾，功安五脏。
酸枣果仁，均补五藏，心气不足，惊悸怔忡，神明失守，自汗盗汗。

肺气不足，气短神怯，干咳无痰，肝气不足，筋骨拳挛，爪甲枯折。
肾气不足，遗精梦泄，小便淋沥，脾气不足，寒热结聚，肌肉羸瘦。
胆气不足，振悸恐畏，虚烦不寐，五藏偏失，得酸枣仁，安平血气。
酸枣收敛，气味平淡，佐以他药，方见其功，佐味归参，可以敛心。
佐用归芍，可以敛肝，佐用归术，可以敛脾，佐用归麦，可以敛肺。
佐用归柏，可以敛肾，佐用药味，当归茯苓，可敛脏器，肠胃膀胱。
佐用归芪，可以敛气，灌溉营卫，佐用归地，可以敛血，营养真阴。

三十四、杜仲

杜仲藏丝,奇妙无穷

杜仲气运,性味辛甘,气运平温,走行沉降,药性归阳,内用无毒。
杜仲性味,入走肾经,补中强志,益肾添精,善治腰痛,通利屈伸。
杜仲入药,足部阴囊,疗治湿痒,消除梦遗,可以为君,又善臣使。
杜仲性味,但嫌过燥,熟地同用,燥湿相宜,自然无火,阴阳合和。
补肾用药,加味熟地,余用熟地,取其性味,相得益彰,相使相须。
肾虽恶燥,湿气侵扰,腰即重着,不可俯仰,人体肾脏,自然恶湿。
杜仲性燥,燥肾邪水,非烁真水,去味熟地,肾中之燥,不相妨碍。
杜仲有丝,正缘有丝,丝不肯断,太刚则折,丝太大柔,不肯折断。
杜仲之丝,经火炒炙,内丝则断,柔软之性,独谓性燥,别有存意。
杜仲形性,不经火炼,性味归湿,经火炙炼,性味归燥,功用殊异。
不断之丝,火炒锻炼,炒至无丝,肾脏恶燥,以燥投燥,遽往动火。
杜仲熟地,二味同用,肾经中湿,熟地并施,生用为妙,不可火炒。
肾脏有湿,得味熟地,气运增润,反牵杜仲,加过炮制,失其本性。
杜仲形性,不炒则湿,难以治湿,杜仲燥湿,药味生用,正存真气。
杜仲性味,肾中补火,有动肾气,动则桂附,难安肾宫,恐有飞越。
八味帝皇,用药桂附,不用杜仲,肾藏湿气,八味丸中,正宜杜仲。
杜仲入药,得破故纸,其功始大,嫌其太燥,胡桃仁润,鱼水之喻。
用破故纸,温补命门,杜仲性味,滋益肾水,水火相和,既济之美。

杜仲性味,古方滋肾,润肝之燥,补益肝虚,肝脏主筋,肾脏主骨。
杜仲紫润,味甘微辛,肾充骨强,肝充筋健,屈伸利用,皆属于筋。
气运温平,甘温能补,微辛能润,入肝补肾,子令母实,此坚肾气。

强壮筋骨，主治酸痛，腰背不适，脚膝行痛，阴下湿痒，小便余沥。
杜仲性味，气味辛温，遗精有痛，精脱不已，能助肝肾，旺气补肾。
杜仲配伍，功与牛膝，地黄续断，相佐而成，诸药合力，舒达筋脉。
杜仲性味，补益肝肾，直达下部，筋骨气血，不似牛膝，性专达下。
熟地性味，滋补肝肾，竟入之处，筋骨精髓，续断调补，曲节气血。
今世安胎，不审气运，走行虚实，辄以杜仲，牛膝续断，引血下行。
肾经虚寒，固可温补，以固胎元，气陷不升，血随气脱，胎气不固。
气益陷下，气运不升，血运走行，必致亏虚，愈脱不已，气血双亏。

三十五、使君子

使君子果，善杀蛔虫

使君子果，性味藏甘，气行温和，内用无毒，性味入脾，胃与大肠。
使君子药，组方入药，去清白浊，消除五疳，杀灭蛔虫，止停泻痢。
小儿伤食，用之治虫，其不耗气，然大人用，组药用方，未尝不佳。
宜用新鲜，不宜用陈，药味用熟，不宜用生，入药之时，宜现煨熟。
使君子药，去除外壳，口嚼咽下，汤药以送，始能奏功，消解除虫。
虫在上焦，使君气味，上窜越出，虫从口出，正好杀虫，驱虫外排。
杀虫用药，虫处居位，分上中下，上焦则吐，中焦则和，下焦则泻。
杀虫用药，性多苦辛，唯有药味，使君榧子，甘而杀虫，亦一异也。
大人小儿，内有虫病，晨起空腹，果仁数枚，壳煎汤咽，次日虫亡。
使君气运，味甘气温，既能杀虫，又益脾胃，能敛虚热，停止泻痢。
用使君子，补脾健胃，乳饮自消，湿热自散，水道自利，前证俱除。

三十六、山茱萸

山茱萸果，补髓神药

山茱萸果，性味酸涩，气平微温，内用无毒，性味走经，肾肝二经。
山茱入药，肝经温血，肾脏补精，兴旺阳道，以长阴茎，温暖腰膝。
助生阳气，经候可调，小便能缩，通利水窍，去除三虫，强力延年。
山茱萸果，轻身明目，益阴圣丹，补髓神药，其核勿用，滑精难收。
仲景夫子，八味丸中，取其性味，固精生水，九窍堪通，世人疑之。
五脏安和，九窍自利，五脏之内，一脏不安，连锁互动，四脏不安。
人体肾脏，四脏之本，肾脏内安，四脏俱安，四脏安和，自利九窍。
山茱萸果，佐助八味，用以补肾，正安肾脏，以安五脏，通利九窍。
八味汤中，岐伯天师，补肾诸方，无不用药，以救垂绝，怜悯苍生。
入六味丸，熟地山茱，二味相合，相须相成，功效始大，其益始弘。
有此二品，人生生精，无此二品，不能生精，精亏气脱，关人生亡。
补阴之药，未有不偏，唯山茱萸，大补肝肾，性专不杂，寒热无偏。
阴阳无背，补阴之冠，仲景夫子，六味丸中，采用山茱，以为救命。
天下之人，死于病者，多半好色，好色之徒，泄精必多，精泄髓空。
精泄神散，九味地黄，大填补精，髓空之人，难满步履，魂失神散。
六味丸药，非止山茱，佐用熟地，生精之速，添髓益神，救命之药。

仲景夫子，组方巧妙，六味丸药，山茱萸果，用药为臣，功大诸药。
山茱萸果，补肾中水，涩精之妙，精涩收敛，利用有涩，泻中有收。
六味丸药，茯苓泽泻，亦非利泻，补中利泻，未必利泻，内藏补益。
山茱萸果，性味涩精，所泻所利，肾中去邪，不损正气，填精增髓。
八味丸药，用山茱萸，补益肾脏，调和水火，补水制火，补水养火。

第四部分 心脏（征集）

五行五脏，肾脏应水，亦藏肾火，肾中之火，非水不生，非水不养。
火生于水，肾火温煦，则火不绝，火养水内，水火相济，则火不飞。
山茱性味，补而且涩，补精精盛，肾水大增，涩精精闭，肾水恬静。
自然火生，内无寒弱，火养生命，火无炎腾，熟地山药，既济成功。
山茱性味，辅助药味，附子肉桂，气无亢阳，调和水火，培植肾气。
人有不适，五更泄泻，山茱二两，粉碎为末，米饭为丸，临睡服尽。
即用饭压，戒饮用酒，忌讳行房，调和肾气，培植内气，泄泻自愈。
肾气之虚，五更泄泻，水不行运，客舍膀胱，尽入大肠，病发泄泻。
五更亥子，肾水主事，肾不司权，山茱补水，性又兼涩，一物二用。

补精独绝，山茱涩精，又不闭精，仲景夫子，巧用山茱，地黄丸中。
老人大虚，若精不出，精液内败，人入房内，精欲外泄，用力强闭。
色欲畏怯，不敢贪战，怦怦心动，相火内炎，游精暗涌，精藏内败。
精闭内败，不出内败，不服山茱，大小二便，相牵而痛，欲便不能。
不便不可，愈痛愈便，愈便愈痛，服山茱萸，内痛与便，病疾立愈。
山茱性味，治精不出，内败神药，气运性温，阴虚火动，不宜多服。
阴虚火动，火动灼灼，起于水虚，补其真水，虚火自降，水温火熄。
山茱性味，益精温肾，改用药味，黄柏知母，泻水寒肾，水火相悖。
真水愈干，虚火愈燥，肾脏愈寒，虚火愈多，势必下败，水侮脾土。
肾气亏虚，上绝其肺，脾肺两坏，内气尽消，山茱萸果，正治虚火。
人体五脏，肾脏藏精，肾火之衰，玉关不闭，梦遗之症，愈寒愈遗。
肾火内衰，不通膀胱，膀胱水道，水道内闭，水窍随塞，精窍不塞。
遗精不止，欲止其精，山茱性温，不治遗精，温不助火，未治遗精。

三十七、吴茱萸

吴茱萸仁，散膈冷气

吴茱萸果，性味辛苦，气性暖温，性味大热，可升可降，阳中阴药。
吴茱入药，内有小毒，性味走经，足部阴经，肝脏脾脏，肾脏三经。
吴茱组方，消除咽塞，调和通气，散膈冷气，疏解窒塞，脾胃驱寒。
脐腹不适，阵发绞痛，膀胱受湿，阴囊作疝，若如剜痛，用药吴茱。
吴茱性味，气运走行，开启腠理，解除风邪，止停呕逆，消除霍乱。
五行五脏，肝脏应木，心脏应火，脾脏应土，肺脏应金，肾脏应水。
吴茱性味，顺折肝木，吞吐酸水，功效如神，厥阴头痛，引经必用。
吴茱气猛，不宜多食，久用吴茱，目瞪口呆，亦损元气，肠泄尤忌。
吴茱性味，逆用祛寒，顺用解热，驱寒用药，可以多用，解热少投。
吴茱性味，入四神丸，以治肾泄，非尽去寒，亦借性燥，用以去湿。
肾脏恶燥，泻久之际，肾正苦湿，吴茱性味，正喜其燥，投肾之欢。
吴茱性热，气令驱寒，从治之道，宜顺不逆，逆致相格，顺性显庆。
吴茱性味，辛热气运，能散能温，性味苦热，能燥能坚，取性散性。
咽喉口舌，病发生疮，吴茱萸末，醋调成糊，贴两足心，移夜便愈。
小儿痘疮，口齿噤开，啮吴茱萸，一二粒抹，口齿即开，取其辛散。
吴茱性味，其性虽热，引热下行，从治之义，善用药性，贯通上下。
脾胃之气，喜温恶寒，脾胃内寒，中气不通，冷实不消，腹内绞痛。
寒痰停积，气逆发咳，五脏不利，宜吴茱萸，温暖脾胃，散消寒邪。
脾脏胃腑，外主肌肉，用吴茱萸，除湿血痹，逐风邪者，开启腠理。

三十八、接骨木

接骨之木,接骨尤奇

接骨之木,性味苦辛,气行平和,内有小毒,味入骨节,续筋接骨。
接骨之木,用药组方,其效显著,折伤吞酒,风痒汤浴,接续骨节。
产前产后,接骨之木,皆不宜用,存用药味,以备折伤,应急之需。
生接骨木,独用入药,接骨固奇,用之生血,活血药中,接骨尤奇。
生用为佳,至干木用,其效减半,炒用减半,取其生气,力专奇效。
接骨之木,祛风利湿,活血止痛,疗治风湿,筋骨疼痛,腰痛水肿。
风痒瘾疹,产后血晕,跌打肿痛,损伤骨折,创伤出血,可为浴汤。
打损接骨,接骨之木,用药半两,乳香半钱,赤芍当归,川芎然铜。
黄蜡四两,溶入前药,搅匀候温,如大龙眼,打伤筋骨,用药一丸。
肾炎水肿,用接骨木,三至五钱,疗治漆疮,骨木茎叶,四两煎汤。

三十九、蔓荆子

蔓荆子实,通利九窍

蔓荆子实,性味藏苦,内藏辛甘,气温微寒,阳中之阴,内用无毒。
蔓荆子实,入太阳经,主应证候,筋骨寒热,湿痹拘挛,本经头痛。
主消证候,头沉昏闷,通利关节,生长毛发,通利九窍,去虫杀虫。
蔓荆入药,散消风淫,通畅气机,醒神明目,消除耳鸣,骨齿筑坚。
蔓荆性味,散而不补,胃气亏虚,不用蔓荆,气血弱衰,不可频用。
蔓荆子实,头痛圣药,风邪入侵,客舍头面,攻而不补,不可频用。
药取去病,但能去病,蔓荆子实,体轻而浮,虽能散气,不至太甚。
虚弱之人,少有所损,气怯神虚,不胜狼狈,内气亏虚,不可频用。
若形气实,邪塞上焦,蔓荆子实,体轻力薄,藉易上升,以治头痛。
蔓荆子实,入走太阳,营卫二气,不如桂枝,单散卫气,不散营气。
麻黄性味,单散营气,不散卫气,各有专功,蔓荆子实,营卫齐散。
头风作痛,千金方中,一味蔓荆,粉碎为末,浸酒内服,消除内风。
非祛外风,其用酒者,借酒之力,引药上行,药达头脑,消除内风。

第四部分 心脏（征集）

四十、猪苓

猪苓甘淡，通淋消肿

猪苓气运，味苦甘淡，气行平和，性味沉降，药性归阳，内用无毒。
猪苓走经，肾与膀胱，通淋消肿，祛除内湿，通利小便，通泄除滞。
肠胃膀胱，肢体皮肤，内藏水湿，猪苓性味，助阳利窍，功专行水。
水湿之证，有阳有阴，有虚有实，用药组方，八纲辨证，变通用方。
阴虚之证，轻用猪苓，以泻其水，水去阴消，必有征象，口干舌燥。
原无水湿，通利除湿，重亡津液，内阴愈虚，甚利小便，欲行点滴。
猪苓性味，利水之药，而水不通，且多急闷，脏腑辨证，通透气机。
火蓄膀胱，上焦之气，滞纳不升，肺金清肃，令不下行，上下失呼。
肺金之气，清肃下行，下沉肾脏，通达膀胱，膀胱泻水，水走阴器。
猪苓利水，上焦之气，不能升发，上焦有火，过抑肺金，肺金萎靡。
肺金气运，清肃之令，不行下焦，内火不降，唯从利水，猪苓不效。
猪苓之性，气运性味，不特走下，行于阴窍，兼走体表，皮毛之窍。
仲景夫子，用猪苓汤，恶邪气运，不走膀胱，而走皮肤，谨防亡阳。
小便频数，口内不渴，火蓄膀胱，火蓄灼燃，熬干其水，水沸为热。
猪苓利水，实以泻火，火泻水存，津液则通，上润口舌，化生津液。
猪苓利水，口内益干，猪苓生水，欲口生津，生于多水，无水不生。
多水之证，泻水之际，火降水升，津液不润，口齿润滑，猪苓生津。
猪苓味淡，淡主于渗，入脾通水，治水泻湿，通淋除湿，消除水肿。
猪苓泄水，较之茯苓，功用更捷，水之为性，土木条达，方能独行。
猪苓利水，佐用白术，用燥湿土，猪苓利水，用药阿胶，清肃风木。
五苓利水，白术燥土，桂枝达木，八味利水，桂枝达木，地黄清风。

四十一、南烛枝叶

南烛枝叶，疗治风痰

南烛本草，乌米饭树，枝叶味苦，气行平和，内用无毒，性味入肾。
南烛枝叶，疗治风痰，悦颜耐老，坚韧筋骨，久服健行，身轻不饥。
草木之王，多服南烛，发白变黑，专益内精，肤色变白，老人尤宜。
南烛性味，苦而不寒，气行甚平，有益身心，续命之津，延龄之液。
世人不知，春采嫩叶，约二十斤，锅中笼蒸，或砂锅蒸，晒干为末。
一斤南烛，桑叶一斤，熟地二斤，山茱一斤，白果一斤，花椒三两。
白术二斤，制备蜜丸，滚水温服，每日早晨，阻发变白，助阳补阴。
丸药入腑，延年益寿，加入人参，神之尤神，命门藏寒，加巴戟天。
烛叶固佳，烛子尤佳，深秋结实，先红后紫，味甘而酸，入走肾肝。
烛子性味，添精益髓，舒筋明目，久服延年，古有一方，永葆青春。
烛子二斤，捣烂入药，白果四两，山药一斤，茯苓四两，芡实半斤。
捣饼焙干，粉碎为末，枸杞一斤，熟地一斤，山茱一斤，桑叶一斤。
巨胜半斤，共研为末，炼蜜为丸，每日早晨，老酒送下，一月发黑。
人体毛发，变白药多，盖乌须药，多气苦寒，气运性味，有碍脾胃。
唯有南烛，气味和平，子尤甘温，益肾之余，开胃健脾，变白神品。

四十二、蜀椒

蜀椒走经，通达气脉

蜀椒气运，性味藏辛，气行温和，药性大热，气行升浮，阳中之阳。
内用有毒，蜀椒走经，心脾肾经，主应证候，心腹疼痛，寒温痹痛。
蜀椒入药，可杀蛊毒，虫鱼毒蛇，疏解皮肤，通利骨节，消除死肌。
组方用药，疗治伤寒，消除温疟，化解消散，两目翳膜，六腑祛寒。
蜀椒走经，通达气脉，开启鬼门，通调关节，坚固齿发，温暖腰膝。
蜀椒性味，尤缩小便，通理风邪，禁停咳逆，疗治噫气，养中和气。
消除水肿，化解黄疸，止停肠癖，多食乏气，双目失明，久服耐老。
功用实多，少用则益，多用转损，补阴之药，可以久服，补阳审慎。
蜀椒乌须，乌须之药，入走任督，乌须多寒，蜀椒性热，相佯同用。
蜀椒气运，能制阴寒，易于奏功，变黑甚速，热药宜少，不可多用。
椒生之处，椒出四川，谓之蜀椒，皮红肉浓，内里透白，气味浓烈。
椒出关陕，谓之秦椒，外色黄黑，椒味短暂，不及蜀椒，内有小毒。
椒入调食，蒸鸡味佳，多服食椒，气乏气喘，十月食椒，损心多忘。
服椒内毒，火起膀胱，用药组方，椒畏药味，款冬雄黄，附子防风。

四十三、钩藤

钩藤走经，祛风化痰

钩藤气运，性味甘苦，气行微寒，内用无毒，性味走经，入走肝经。
用药组方，化解寒热，消除惊痫，除手足瘈，清除胎风，口眼㖞斜。
钩藤性味，去风甚速，病发风证，宜用钩藤，然能盗气，虚者勿投。
钩藤归经，气运性味，入手少阴，少阴心经，足厥阴经，厥阴肝经。
少阴主火，厥阴主风，风火相搏，寒热争锋，阴阳走极，症生惊痫。
肾水不足，风火之生，木燥火炎，补阴药中，少用钩藤，风火易散。
全不补阴，纯用钩藤，祛风散火，风不能息，火且愈炽，阳火走极。
肝风相火，钩藤性味，通走经脉，心包肝木，风静火熄，诸症自除。
钩藤性味，祛风化痰，平定惊痫，安和客忤，攻痘要药，其性捷利。
内伏之寒，配味麻桂，酷烈之暑，同用芩连，在表之邪，联合前葛。
久滞消食，同用枳朴，痘病隐约，同用牛蒡，桔梗羌防、紫草合用。

四十四、大腹皮

腹皮入药,通利二肠

大腹外皮,性味苦辛,气行微温,气运沉降,内用无毒,入肺脾胃。
腹皮入药,平衡冷热,通行气机,通利二肠,止停霍乱,化痰除壅。
腹皮气运,内攻心腹,大肠壅毒,消除浮肿,佐使之药,壅以攻邪。
大腹外皮,丹溪常用,治肺气喘,浮肿多用,盖取泄肺,杀水之源。
大腹外皮,槟榔外皮,气味所主,槟榔大同,细察性味,二者别异。
槟榔性烈,破气最捷,腹皮性缓,下气稍迟,入舍经脉,阳明太阴。
二经虚弱,寒热不调,逆气攻走,痰滞中焦,壅塞不通,结成膈证。
湿热郁积,酸味醋心,腹皮辛温,暖胃豁痰,通行下气,消除诸症。

四十五、槟榔

槟榔入药,专破滞气

槟榔气运,性味苦辛,气行温和,走行沉降,阴中阳药,内用无毒。
槟榔性味,入走经脉,脾胃大肠,肺脏四经,善消水谷,清除痰癖。
槟榔入药,止停心痛,杀灭三虫,后重如神,坠气极下,专破滞气。
槟榔性味,气运下行,服之过多,泻胸高气,善消瘴气,两粤噬摄。
岭南地处,烟瘴之地,蛇虫毒瓦,炎蒸势氛,吞吐气运,山巅水溪。
山岚水雾,瘴气弥漫,合而侵入,立时患疾,饱闷晕眩,槟榔口噬。
槟榔生处,感惑天地,吸纳正气,生于两粤,气运性味,以救粤人。
天地之道,万物之中,生有一毒,必生一物,用以相救,相克制衡。
槟榔性味,性降不升,虽能散气,亦不甚升,不散正气,两粤长服。
槟榔性味,虽可治痢,只宜初起,不宜久痢,痢无止法,以下积秽。
痢久发病,肠无积秽,初痢治法,虚者益虚,痢者益痢,久痢不用。
初痢发病,当归白芍,用药为君,佐之槟榔,痢疾易痊,正气又复。
当归性味,虽补犹滑,以助其攻,白芍酸收,偏能奏功,二者为君。
积滞不行,气血干涸,徒用槟榔,以攻积滞,气血愈伤,瘀秽愈阻。
必须当归,以生气血,大肠自润,可通之机,通达气运,消除积滞。
肝木克脾,木旺火旺,火旺内烁,耗伤气血,当归生血,以济其克。
须用芍药,用以平肝,肝不克脾,芍药酸中,又能生血,以助当归。

四十六、五倍子

五倍子实，消目赤肿

五倍子实，虫食津液，凝结而成，其味酸咸，敛肺止血，化痰止咳。
五倍子实，亦名文蛤，性味酸涩，气运平和，内用无毒，味入肾经。
五倍入药，疗齿宣疳，小儿面鼻，消解疳疮，疗治风癣，去除痒疮。
五倍入药，大人五痔，消除下血，提神醒目，消目赤肿，止休疼痛。
五倍染须，髭发变黑，性味走行，收敛之剂，禁停泻痢，缓解肠虚。
内解消渴，内化生津，除却顽痛，去热散火，百药熬煎，亦此造成。
五倍用药，外治有功，功效居多，内治功微，存以备用，疗治疮毒。
痢无止法，涩药止痢，前人所戒，用五倍子，只取外治，不取内治。
用五倍子，噙之含药，善收顽痰，消解热毒，佐用他药，功性尤良。
黄昏咳嗽，火气上浮，走行入肺，不宜凉药，五倍五味，敛收而降。
五痔下血，大肠积热，大肠与肺，相为表里，肺得敛肃，大肠清宁。

四十七、皂角

皂角纵横,通身是宝

皂角气运,性味辛咸,气行温和,内有小毒,备急用药,不可或缺。
皂角性味,入足厥阴,厥阴肝经,手少阴经,少阴心经,太阴肺经。
皂角气运,理气疏风,搐鼻喷嚏,五绝痰迷,中风不语,多用皂角。
皂角外用,涂敷体表,肿痛即除,催吐风痰,杀灭痨虫,疗治风痹。
善治死肌,利窍开关,破症堕孕,心痛之病,随愈随发,必用皂角。
心痛之方,皂角火炒,用药一两,炒栀一两,炙甘五钱,白芍二两。
木香三钱,粉碎细末,黄米煮粥,制药为丸,斗米之大,永不再发。
皂角入药,治疗心痛,非治心痛,借其开窍,引药入心,诸药攻邪。
皂角熟用,多显无益,生用为佳,生用皂角,谨防虫蛀,防范生虫。
皂角之虫,体型尤细,研末之时,开关之际,直入肺中,反成大害。
须拣不蛀,研为细末,包在纸包,常取经风,防其再蛀,用以备用。
保藏最佳,麝香同包,断无再蛀,借麝之香,引入鼻窍,开关更灵。
皂角用末,用以吹鼻,中风之人,打开开关,实治中风,用方之功。
近来中风,非真中风,阴阳水火,病发内虚,阴虚火炎,煎熬津液。
津液异变,结而为痰,热极生风,猝然仆厥,使更吐痰,愈损津液。
津液重伤,经络无水,无以相养,内气亏虚,无以相通,拘挛偏废。
皂刺入药,攻破痛疽,善能开窍,痈疮已破,引药达疮,疗治疮癣。
用药皂刺,拔毒祛风,痈疽未成,引以消散,痈疽将破,引以出头。
痈疽已溃,引以行脓,疡毒药中,第一要剂,风癣风疮,苦参同用。

四十八、乌药

乌药气运，性多走泄

乌药气运，性味藏辛，气运温和，药性属阳，内用无毒，善通气机。
乌药走经，气运性味，足少阴经，少阴肾经，足阳明经，阳明胃腑。
乌药气运，性多走泄，不甚刚强，诸冷能除，凡气堪顺，止休翻胃。
乌药组方，消除积食，内除作胀，收缩小便，驱逐气冲，消除致痛。
乌药辟疫，除瘴时行，解除蛊毒，防范卒中，女人用药，破除滞凝。
通行气血，小儿积聚，消除蛔虫，乌药入药，功多效少，佐使至微。
乌药力微，似可多用，多用之际，反不见佳，不若少用，以佐君臣。
产妇内虚，胎气不顺，切不可用，则胎立堕，以为顺气，乌药实胎。
凡有气虚，俱不能顺，气血内虚，气机郁滞，八纲辨证，审慎乌药。
乌药性味，气雄性温，快气宣通，疏散凝滞，气运走行，甚于香附。
乌药入药，外解体表，迅理舒肌，内行宽中，性味顺气，以散寒气。
乌药木香，香附三味，功同一类，木香苦温，入脾爽滞，食积则宜。
香附辛苦，入走肝胆，开郁散结，乌药性味，无处不达，消散逆邪。

四十九、血竭

血竭脂液，和血良药

血竭生成，木之脂液，如人膏血，性味甘咸，性味走血，手足厥阴。
厥阴肝经，厥阴心包，经皆主血，用药血竭，消除血痛，和血良药。
血竭气运，性味辛咸，气行平和，内有小毒，性味走经，入走肾经。
血竭入药，跌打伤损，通畅气血，消除恶毒，疗治痈疽，专破积血。
气行引脓，祛除邪气，止停疼痛，外科多用，然治诸痛，内治奇效。
血竭性味，内科入药，近人不敢，不知血竭，补益气血，其功更神。
乳香没药，虽主血病，兼入气分，血竭性味，气运走行，专于血分。
血竭性味，味甘主补，性咸主消，散除瘀血，化生新血，血中要药。
血竭性味，主破积血，疗治金疮，止痛生肉，五脏除邪，消除邪热。
妇人带下，湿热伤血，甘咸性味，善能凉血，消除邪热，故悉主之。

五十、沉香

沉香性味，交合水火

沉香气运，性味苦辛，气运微温，药性归阳，内用无毒，性入命门。
沉香入药，补益相火，抑阴助阳，滋养诸气，通天彻地，善治吐泻。
沉香气运，龙雷之火，引导走行，下藏肾宫，安呕止逆，上通心脏。
用药沉香，心肾交接，用为妙品，温而不热，性味气运，用以益阳。
沉香性味，温肾通心，黄连肉桂，以交心肾，不若沉香，一药两用。
沉香属阳，气运性沉，多功下部，命肾由入，香剂多燥，未免伤血。
水脏衰微，相火盛炎，误用沉香，内水益枯，火气益烈，祸无极矣。
风水毒肿，水肿脾湿，脾脏恶湿，性素喜燥，辛香入脾，水肿自消。
邪恶之气，口鼻而入，人体口鼻，阳明之窍，阳明内虚，恶气易入。
芬芳清阳，得获感应，恶气清除，脾胃自安，沉香疗治，殊为要药。
诸香草本，形性各异，木香性味，专调滞气，丁香气运，专疗寒气。
檀香走升，理上焦气，不如沉香，护养诸气，保和卫气，沉降真气。
沉香性味，专于化气，温而不燥，行而不泄，扶脾达肾，摄火归元。
大肠虚秘，小便气淋，痰涎出血，为之要药，心腹疼痛，宜酒磨服。
诸虚寒热，沉香组配，藿香香附，胃虚呃逆，同用药味，丁香肉桂。
胃冷呕吐，配伍同用，紫苏豆蔻，心神不宁，同用茯苓，合味人参。
命门火衰，同用药物，川椒肉桂，强忍入房，同用药味，木香香附。
大肠虚秘，同用药味，苁蓉麻仁，临证制宜，变通药性，灵活用方。

五十一、丁香

丁香入药，雌雄各异

草本丁香，雌雄有分，性味藏辛，气行温和，药性纯阳，内用无毒。
丁香雌雄，雄者颗小，雌者颗大，形似枣核，方多使雌，膏煎用雄。
丁香走经，肾胃二经，亦走肺脏，丁香入药，雌雄各异，治病无分。
丁香入药，口舌溃烂，善祛邪热，伐消逆气，止停噫呃，消除气逆。
平息胃腑，消除呕吐，疗治霍乱，心腹除冷，温暖腰膝，气运壮阳。
丁香入药，扶阳除痔，坚固牙齿，乳头绽裂，虫毒臌胀，多用丁香。
丁香气运，旋转天地，直中阴经，尤宜可用，伤寒传经，审慎用药。
世人用药，重母丁香，能兴阳道，丁香轻公，公者易得，母者难求。
丁香入药，得五味子，疗治奔豚，配味用药，甘蔗姜汁，疗治干呕。
配用肉桂，温能发表，丁香性温，善能和胃，开启九窍，舒达气机。

五十二、阿魏

阿魏气运，性味极臭

药味阿魏，草木二种，草者产地，出于西域，组方用药，可晒可煎。
木者产地，出于南番，取其脂汁，熬制作膏，名曰阿魏，出自国外。
阿魏性味，辛苦而温，气味俱浓，性味属阳，破除症积，消散肉积。
阿魏气运，性味藏辛，气行平和，内用无毒，药性显热，性味属阳。
阿魏走经，脾胃大肠，善杀肠虫，下消恶气，破除症积，辟瘟禁疟。
阿魏入药，可以祛邪，蛊毒能消，毒性可减，消毒攻邪，宜于外治。
阿魏气味，臭者为佳，无臭皆假，阿魏辨真，投之水中，试看沉浮。
阿魏入水，半沉半浮，上漂为真，浮者次之，沉者假物，不堪入药。
阿魏气运，性味极臭，反能止臭，妙用之微，使气转化，气化形化。
阿魏化生，禀气火金，兼得精华，天之阳气，故其味辛，气味俱浓。
入足太阴，太阴脾经，走阳明经，阳明胃经，其气臭烈，杀虫辟恶。
阿魏入药，消痞除秽，脾脏虚弱，虽有痞积，当养胃气，胃强消积。
人之血气，闻香则顺，遇臭则逆，胃虚气弱，虽有痞积，更伤胃气。

五十三、没药

没药散血，止痛消肿

没药气运，性味辛苦，气行平和，内用无毒，性味走经，脾肾二经。
没药入方，消散肿突，疗治恶疮，化解溃腐，破血止痛，功效如神。
误行坠堕，跌打损伤，妙用没药，组方入药，内外可用，外治更奇。
没药有赝，尤为难辨，投之水中，立时色暗，药者为真，否则假物。
打扑损伤，血滞气壅，气运壅凝，经络满急，经络满急，故痛且肿。
肌肉肿胀，经络损伤，气血不行，气运壅凝，没药内用，以酒化服。
乳香活血，没药散血，止痛消肿，化生生肌，二药相兼，妙处生花。
马坠折伤，推陈置新，没药性味，热酒调服，气运走行，能生好血。
恶疮痔漏，皆因血热，瘀滞而成，外受金刃，杖伤作疮，血肉受病。
血肉受伤，伤处多瘀，发热作痛，苦味能泄，辛味能散，寒能除热。
阴阳五行，水属为阴，血亦属阴，以类相从，能入血分，善散瘀血。
血热诸疮，卒然下血，用药没药，苦平无毒，平应作辛，气应微寒。
肝经血热，目为亦痛，肝经散热，调和阴血，舒达经络，目病自除。

五十四、雷丸

雷丸气运，辄应如响

雷丸气运，性味苦咸，气令寒涩，内有小毒，性味走经，脾胃大肠。
雷丸入药，胃热可解，力能杀虫，不论各虫，皆能驱逐，男妇皆利。
癫痫狂走，下堕鬼胎，怪病在腹，无药可治，雷丸甚速，辄应如响。
名曰雷丸，如雷之迅，如丸之转，走而不留，坚者能攻，积者能去。
实至神品，但有小毒，损伤胃气，去病则已，不可多服，防损正气。
雷丸性味，能治奇病，可以逐邪，药物性味，逐鬼逐邪，二者少异。
逐邪用药，攻邪之药，用药为佐，逐鬼用药，须用补正，用药为君。
邪鬼有分，寒热有常，邪气入袭，非为鬼祟，寒热无常，邪祟非邪。
天下鬼祟，凭无寒热，寒热未解，鬼祟先去，投机寒热，伺机而入。
逐邪之际，用药攻邪，逐鬼之时，补正用药，补正为主，佐逐邪鬼。
逐邪之药，正取迅速，同群诸药，佐之和平，彼此调剂，自得其宜。

五十五、麦芽

已芽大麦，性情多动

大麦芽味，性味藏甘，气行温和，内用无毒，性味走经，脾胃二经。
麦芽气运，尤化米食，消痰亦效，孕妇勿服，恐堕胎元，只一二钱。
大麦煎糖，孕妇切戒，多食之际，极消肾水，肾气亏虚，必损胎元。
五行五运，春木克土，土克冬水，水克夏火，火克球金，金克春木。
麦芽米谷，二者同类，气味相克，麦钟精华，四时之气，夏气俱多。
米谷生长，得获气令，秋气居多，夏气克秋，米谷逢麦，秋遇夏气。
药味麦芽，大麦之芽，非小麦芽，大麦小麦，二者性殊，功用各别。
小麦养人，大麦伤人，大小二麦，发芽之麦，未芽之麦，功用亦殊。
未芽大麦，性情平静，已芽大麦，性情多动，动则多变，变则多化。
天地万物，同中有别，小麦大麦，二者同类，成熟早晚，形性实异。
大麦感惑，夏之初气，小麦汲取，得夏中气，初气克削，中气和平。
大麦消谷，小麦养胃，小麦性味，外无须芒，房亦易脱，形体甚异。
大麦有芒，无形水肿，消散水肿，小麦之房，不能祛湿，一补一消。
大麦之芽，炒香开胃，以除烦闷，生用力猛，主消麦面，体内食积。
主应证候，症瘕气结，胸膈胀满，郁结痰涎，小儿伤乳，上焦滞血。
女人发病，气血壮盛，产后之际，无儿饮乳，乳房胀痛，妙用麦芽。
麦芽炒香，去皮为末，分作四服，性气之锐，散血行气，迅速如此。
大麦之芽，善入脾胃，配参术芪，运化补益，消除胀满，通利二便。

五十六、赤小豆

小豆走经，养气醒神

赤小豆子，性味藏辛，甘甜含酸，气运温平，阴中阳药，内用无毒。
小豆走经，入走脾经，气运下水，治黄烂疮，解消酒醉，养气醒神。
湿浸手足，末端肿大，有脚气者，入脐高突，巧用小豆，燥湿利水。
专利水道，耗散逐津，久服枯燥，暂用利水，不可久用，用以渗湿。
湿证发病，多属气虚，气虚利水，转利转虚，湿愈不去，愈去愈湿。
小豆利水，专利下体，不利上身，下体之湿，谓之真湿，用之而效。
上身之湿，多为虚湿，用之益甚，八纲变幻，不可不辨，审慎用药。
家园红豆，非赤小豆，别是一种，色如朱光，头上一点，色黑如漆。
家园红豆，名曰红豆，而色实紫，善能疗饥，不利水湿，多食败血。
小豆散气，关节除烦，人心孔开，止涩小便，绿赤小豆，清热和血。
痈肿脓血，血分发病，水肿发病，气分分病，气血走行，皆源于脾。
人体之中，内血与水，同源异派，浚其源头，顺势流淌，未有不顺。
真药本草，凡物于人，能抑其盛，不必起衰，能起其衰，不必抑盛。
邪火有余，痈肿脓血，火之不足，身患水肿，小豆两兼，损盛补衰。

五十七、白扁豆

扁豆性味，合和胎气

白扁豆子，性味甘美，气运微温，内用无毒，性味走经，脾胃二经。
扁豆入药，下气和中，消除霍乱，平定吐逆，河豚解毒，善治暑气。
味轻气薄，单用无功，扁豆配伍，佐助人参，茯苓二术，止泻实神。
胎之不安，由气不安，扁豆性味，尤能和中，用之组方，以和胎气。
母子同体，气血互通，情感交融，休戚相关，母和而安，即谓安胎。
五谷之中，扁豆气运，性味最纯，淡而不厌，可以适用，多维而用。
不止入汤，或入丸剂，磨粉调食，均能益人，不独安胎，尤善种子。
妇人不孕，半由经脉，任督之伤，扁豆性味，善理任督，通畅气机。
扁豆性味，亦走脾胃，同伍药味，人参白术，引入任督，调和三经。
经脉调和，子宫胞胎，自易容物，阴阳和合，化育生命，毓麟之资。
扁豆入方，配味香薷，香薷芳香，气运辛温，外能发汗，祛暑解表。
内可化湿，去浊和中，二药合用，清暑化湿，发汗解表，共治暑热。
配味白术，白术性味，甘藏苦温，补脾益气，燥湿利水，健脾要药。
二药配伍，健脾和胃，苦燥芳化，共祛湿邪，泄脾虚湿，调理带下。
配天花粉，花粉性味，甘苦酸寒，甘酸生津，止渴润燥，善补阴津。
扁豆补脾，扶养胃气，生津止渴，二药共疗，热病伤津，烦躁消渴。
配味芡实，芡实性味，甘涩固敛，甘美补益，补脾祛湿，止停泻痢。
二药配伍，益精补肾，强固下元，补益脾脏，强固内气，调理白带。
绿豆甘寒，甘能补脾，寒可清热，扁豆配伍，共解酒毒，草木中毒。

五十八、黑芝麻

用黑芝麻,通畅任督

黑芝麻子,性味甘美,气行温和,内用无毒,性味走行,入走肾经。
黑芝入方,舒达气机,通畅任督,黑须髭发,缺黑芝麻,唯难成功。
黑发药物,诸药性味,只能补肾,不通任督,唇口之间,任督之路。
黑芝性味,通经任督,其汁又黑,黑色应肾,补益肾脏,以取奇效。
唯有不足,功力甚薄,久服多服,益以补精,日久之际,方可见效。
芝麻两类,黑白芝麻,芝麻性润,汁液乌黑,乌自入肾,自能润髭。
用黑芝麻,上润于心,心火不炎,不烧任督,引药补肾,至于唇口。
黑芝入方,气运性味,补益肝肾,调和水木,养血益精,润肠通便。
补中益气,泽养五脏,疗治劳气,产后赢困,久耐寒暑,止停心惊。
催生落胞,逐风湿气,消除游风,补益肺气,填充精髓,涂敷长发。
黑芝气运,主应证候,肝肾不足,头晕耳鸣,腰脚痿软,须发早发。
肌肤干燥,肠燥便秘,妇人乳少,痈疮湿疹,风癫疬疡,小儿瘰疬。

五十九、巨胜子

巨胜子实,补益虚赢

巨胜子实,非为胡麻,性味甘美,气温平和,内用无毒,入经心肾。
巨胜子实,补益虚赢,善耐饥渴,消除寒暑,填坚髓骨,益养气力。
长生肌肤,明目轻身,延年不老,益助元阳,兴发阴茎,尤生津液。
胜子入腹,催化津液,入口即生,人参相同,补益之功,不可思议。
惟体尤轻,内实无多,不必尽实,不必去壳,但投水中,半沉半浮。
浮者弃去,出沉半沉,取出备用,地黄汁液,浸泡一日,晒干磨末。
配伍桑叶,制备丸药,年逾六十,须髯未白,不服即白,功效显著。
长生组方,名延景丸,胜子二斤,熟地一斤,山药一斤,桑叶二斤。
茯苓三两,苡仁三两,芡实三两,羊霍半斤,巴戟一斤,山茱半斤。
五味三两,菟丝一斤,粉碎为末,炼蜜为丸,每日滚水,送下五钱。
脾气欠健,加味用药,白术一斤,内气亏虚,人参六两,黄芪一斤。
阳道欠举,肉桂三两,用药组方,不寒不热,延龄妙法,可登百岁。

六十、火麻子

火麻子实，润肠滑利

火麻子实，亦麻子仁，子有四棱，处处有之，皮可织布，制作步履。
东海火麻，大如莲实，北地火麻，大如豆子，南地火麻，子实颇小。
火麻子实，性味甘美，气行平和，内用无毒，性味走经，大肠脾脏。
火麻入方，益气补中，催生下乳，消除中风，发汗解表，疏解皮肤。
破除顽痹，润泽大肠，消除风热，疏散结涩，通利大难，止停消渴。
通达水道，产逆横生，火麻入药，物性过润，生产易顺，沐发可润。
凡遇燥结，火麻入药，借以润肠，脾气亏虚，消化不良，断难多服。
火麻子实，吞之见魅，祝之辟瘟，俱非近理，不老神仙，尤为荒诞。
火麻子实，甘无毒平，润肠滑利，破积血凝，疗治痹病，宽膨止渴。
火麻性味，催产下乳，急救脉停，花性大同，内却有毒，久食乱神。
妇人妊娠，心痛腹痛，逆生倒产，恶露不尽，腹内胀满，宜火麻仁。
古方代用，能复血脉，内益中气，小儿发病，赤白痢疾，用药火麻。
火麻入药，助长肌肉，益生毛发，多食反损，滑精痿阳，多发带病。

六十一、神曲

神曲炒黄，健脾暖胃

神曲制造，择选佳日，六月六日，白面三斤，苍术甘草，捣烂取汁。
井水调匀，桑叶十斤，捣研碎烂，取布沥汁，用赤小豆，一升磨末。
搅拌均匀，以前二汁，拌之成饼，野蓼覆盖，计十四日，取出纸包。
悬于风处，彻出水分，逐日阴干，时用最佳，神曲保藏，结合时宜。
神曲气运，性味藏甘，气行平和，内用无毒，性味走经，脾胃二经。
神曲入方，下气调中，止停泻痢，开胃健脾，运化水谷，消除宿食。
神曲气运，突破症结，驱逐积痰，疗治妇人，胎动不安，小儿腹满。
神曲性味，行而不损，强健脾胃，脾胃之药，配伍同用，多寡勿忌。
古人用曲，造酒之曲，气味甘温，性专消导，行消滞气，脏腑散冷。
神曲气运，味甘气平，炒黄入药，善助中焦，健脾暖胃，消食下气。
神曲入方，化滞调中，驱逐痰积，破化症瘕，运化水谷，消除霍乱。
神曲气腐，能除湿热，性味藏涩，又止泻痢，平和胎气，消除坚积。

六十二、酒

酒之玄妙，审势而用

酒可入药，酒之性味，口味苦甘，气蕴大热，辛辣走行，多至有毒。
气运行令，无经不达，能引经药，势尤捷速，通行一身，上下皆可。
少饮有节，养脾扶肝，驻留颜色，荣泽肌肤，通畅血脉，浓补肠胃。
露雾瘴气，增强防御，风雪寒威，抵挡抗击，诸恶立驱，百邪竞辟。
以酒助兴，调和气氛，缓解压力，消愁遣兴，扬意宣言，助益睡眠。
恣饮过度，体内助火，乱性损身，烂胃腐肠，蒸筋溃髓，伤生减寿。
醉酒有过，知酒之功，受其益处，知酒之过，防其损伤，饮酒有度。
酒味甘甜，性行多热，酒味苦者，多易化寒，妙用酒味，亦可入药。
咽喉肿痛，黄汗淋漓，仲景夫子，苦酒用药，似饮甘香，不烧肠胃。
大寒凝海，唯酒不冰，明其性热，独冠群物，药家用药，以行其势。
昔日三人，晨行触雾，健者饮酒，病者食粥，死者空腹，结果殊异。
酒有基料，葡萄秫黍，粳粟曲蜜，酒醴以曲，葡萄与蜜，独不用曲。
饮葡萄酒，消痰破癖，酒醇不同，唯有米酒，入药而用，调和身体。
酒本功外，杀灭百邪，去除恶气，通畅血脉，浓泽肠胃，润养皮肤。
散消石气，消忧发怒，宣言畅意，好酒欲熟，候风而转，合和阴阳。
饮酒禁忌，酒和乳饮，令人气结，白酒牛肉，腹内生虫，后不得卧。

六十三、醋

醋入腹内，消散水气

日常用醋，酒糟生产，米醋麦醋，枣醋多类，米醋最酽，入药多用。
醋之气运，性味酸寒，气运温和，内用无毒，走经胃肠，尤走肝脏。
醋入腹内，消散水气，杀灭邪毒，消除痈肿，敛收咽疮，祛胃脘气。
消除疼痛，攻坚破积，消解症块，妇人产后，化解血晕，善疗金疮。
米醋入药，醋必米造，温热之气，揉入其中，味过于酸，入肝不收。
米醋走筋，功性缩涩，入药之际，必取米醋，性入脏腑，气运走经。
患病吐血，肢体肚脐，内有出血，毛孔标血，用醋二升，不必米醋。
煮滚之际，倾在盆内，双足心泡，少顷止血，米醋皆可，正取过酸。
醋惟米造，温热之气，气温无毒，酸味入肝，五脏肝脏，肝脏主血。
血逆热壅，酸敛壅热，温行逆血，主消痈肿，驱散水气，收敛宁谧。
酸味走筋，身患筋病，毋多食酸，痉挛偏痹，四肢不便，皆以忌用。
味过于酸，肝气以律，脾气乃绝，多食酸味，肉皱唇揭，助肝贼脾。

六十四、冬葵子

冬葵子实,性行滑利

葵菜处处,八九月种,覆养过冬,至春作子,谓冬葵子,常备用药。
如不覆养,正月复种,谓之春葵,三月始种,五月开红,谓之蜀葵。
八九月见,开现黄花,谓之秋葵,葵种不一,尚有锦葵,黄葵终葵。
葵花五色,四季长生,生长化收,得藏五气,疗治五脏,寒热羸瘦。
膀胱不利,发病为癃,五为土数,土不营运,水道闭塞,故曰五癃。
冬葵入药,疗治五癃,小便自利,助增肾气,久服坚骨,坚骨长肌。
冬葵子实,性味甘美,气行寒涩,性行滑利,泽润肠道,内用无毒。
冬葵入药,气运走行,调和脏腑,协调寒热,消除羸瘦,化解五癃。
通利小便,妇人用药,解除乳难,消除内闭,久服冬葵,坚骨长肌。
冬葵子实,本非佳品,以能顺胎,横生倒产,子死腹中,借此以润。
妇人难产,横生倒产,却一足下,一足不下,于一臂伸,一臂不伸。
欲开产门,冬葵子实,亦要必用,儿头未顺,用冬葵子,以助胞胎。
危亡救助,用冬葵子,加入人参,当归川芎,补益气血,生水泽润。

六十五、姜

生姜入药，能祛风邪

生姜气运，性味辛辣，内藏大热，通畅神明，气运辟疫，助气生发。
生姜入药，能祛风邪，姜通神明，古志有论，徒一二片，必不可得。
配伍人参，或用白术，或石菖蒲，或用丹砂，彼此相济，神明可通。
生姜性散，能散风邪，伤风小恙，生姜三钱，薄荷二钱，滚水温服。
生姜性味，四时可服，邪即解散，真神妙方，不宜多服，多服散气。
生姜辛散，既能散气，不宜常服，多服伤正，少服无害，不可过避。
孙真人云，用药生姜，呕家圣药，盖辛以散，呕乃气逆，行阳散气。
古有言语，上床萝卜，下床用姜，姜能开胃，生姜去湿，萝卜消食。
用药生姜，生用发散，熟用和中，解食中毒，病发喉痹，去邪辟恶。
中风中暑，中气中毒，中恶霍乱，一切暴卒，加人中白，立可消散。

六十六、干姜

干姜味辛，阳中阴药

干姜味辛，炮姜味苦，气温大热，半浮半沉，干姜属性，阳中阴药。
干姜入药，解散风寒，消除湿痹，主应证候，鼻塞头痛，发热内邪。
用药炮降，调理痼冷，消除沉寒，祛除霍乱，腹痛吐泻，清除顽痰。
干姜性味，气运走行，主症治表，所以治表，走而不收，散邪于外。
炮姜温中，所以温中，炮姜气运，止而不动，性味走行，固正于内。
姜性大热，性味辛散，散邪补正，干姜散邪，散多于温，炮姜固多。
理中汤方，调理中焦，虽有白术，理中之药，附子温热，性不相同。
干姜辛热，附子同性，专顾中焦，附子性味，顾恋同气，逐中之寒。
姜附汤中，用药人参，理中汤方，药义相同，知别意义，自藏玄机。
理中汤方，中焦理气，姜附汤方，治在下焦，附子领参，直入至阴。
姜附汤方，祛腹中寒，躯外皮肤，客舍寒邪，未遑驱逐，加味干姜。
干姜性味，走而不守，如用大将，亲捣巢穴，偏裨旁掠，内外整肃。
唯用药味，附子人参，不可奏功，攻彼失此，夫子用药，必加干姜。
四逆汤方，用药干姜，乃救逆也，救气之逆，用药组方，同群共济。
附子肉桂，用药为君，干姜为副，气逆发病，不能遽转，宜四逆汤。
白通汤中，用药干姜，性味通脉，惧其散气，脉随气行，气行脉行。
干姜性味，原非通脉，正取通气，气通脉通，脉之不通，寒凝不通。
葱性散气，单用干姜，通气有余，通脉不足，单葱通脉，通气不足。
大葱干姜，合而用之，气通之际，又不伤脉，脉通之时，又不伤气。
干姜温热，原益脾气，炒熟之际，补土生气，干姜性走，脾气不独。
一经炮制，干姜性味，守而不走，独留脾中，不得而夺，生用更效。
下元虚冷，腹痛泻痢，专宜温补，干姜炒黄，气运性味，补益下焦。
产后虚热，虚火盛大，唾血痢血，炒焦至黑，已失姜性，亦用止血。

六十七、芥子

芥子化痰,胜过半夏

白芥子实,性味藏辛,气运温和,内用无毒,用药组方,善消痰液。
芥子走经,肝脾肺胃,心与胞络,能去冷气,安和五脏,膜膈逐痰。
性味气运,鬼祟辟气,消癖化疟,降息定喘,利窍明目,逐瘀止痛。
芥子气运,能消能降,能补能升,助诸补药,俱能奏效,尤善收功。
白芥化痰,众所不解,频用药味,半夏南星,化解痰液,多善耗气。
芥子性味,皮里膜外,善化痰涎,痰无不消,实胜药味,半夏南星。
半夏性燥,热烁阴津,南星味重,气重损胃,独白芥子,消化痰涎。
芥子入药,肺胃肝心,不耗气运,入于气分,实宜相助,于血亦当。
白芥性味,膜膈消痰,肺之消痰,必须贝母,胃之消痰,必须半夏。
膜膈之痰,统领胃肺,胃肺之中,膜膈之处,气机逆行,尤善藏痰。
白芥子实,膜膈消痰,无不尽消,试看疟疾,正痰藏匿,膜膈之中。
芥子一两,炒熟为末,米饮为丸,一日服尽,久疟顿止,消痰明验。
疟止之后,神气不倦,芥子消痰,不耗内气,实胜药味,贝母半夏。
芥子消痰,不耗内气,肾中之痰,不能消除,服白芥子,宜补其肾。
芥子性味,阴分阳分,不分阴阳,利气豁痰,温中散寒,通络止痛。

六十八、莱菔子

萝卜子实,平定喘咳

萝卜子实,性味甘辛,气运温和,内用无毒,性味走经,胃脾二经。
卜子入药,平定喘咳,疗治下气,功效甚神,解消面食,助力运化。
疗治风痰,消除恶疮,善止久痢,内除胀满,用药之际,宜少少用。
卜子配伍,补气之药,无过之忧,利湿之剂,卜子入之,善全之妙。
人参性味,除喘消胀,虚喘虚胀,虚证日久,反现假实,人参遽投。
直至喘胀,未能骤受,往往服之,愈喘愈服,增之喘胀,一时假象。
卜子治喘,古人用药,入于人参,奏功如神,消除喘胀,少顷平复。
人参气运,得萝卜子,其功更补,人参补气,骤服之际,气必难受。
喘胀之证,得萝卜子,补中利气,气平易受,卜子平气,实制人参。
莱菔子实,或生或炒,顺气开郁,消胀除满,化气之品,非在破气。
理气之药,单服久服,未不伤气,炒莱菔子,消食顺气,转不伤气。
除满开郁,用莱菔子,配伍药味,人参黄芪,白术佐用,服不伤气。

六十九、瓜蒂

瓜蒂小毒,性味催吐

瓜蒂气运,性味苦涩,形性藏寒,内有小毒,善泻心火,强健脾土。
邪客上焦,头目四肢,面上浮肿,胸中积滞,下部有脉,上部无脉。
宜用瓜蒂,性味催吐,黄胆之症,多从下受,瓜蒂用吐,从上疗治。
湿热壅塞,身患黄胆,上中下焦,下病治上,中焦发病,疏解上焦。
肺中之热,鼻生息肉,瓜蒂性味,吐去痰涎,肺热则除,鼻火亦泻。
肺热化邪,移热于鼻,上吐用方,鼻中泻火,瓜蒂性味,中伤肺气。
肺气既伤,胃气自逆,肺心不和,反动其火,火动鼻中,更添热气。
息肉未消,息肉又长,削而不道,瓜蒂气运,性易上涌,不宜轻用。
胸中无寒,胃中无食,皮中无水,心中无邪,诸虚各证,均宜慎用。
瓜蒂入药,催吐风痰,通泻宿食,泻除水湿,消除痰涎,和解上脘。
瓜蒂应候,胸中痞梗,风痰癫痫,湿热黄疸,四肢浮肿,鼻塞喉痹。

七十、大葱

大葱藏辛，气机升扬

大葱气运，性味藏辛，气运温和，气机升扬，药性属阳，内用无毒。
摄食大葱，入足阳明，阳明胃经，走手太阴，太阴肺脉，疏通关节。
巧用大葱，祛逐风邪，理调霍乱，消除转筋，疗治伤寒，驱散头痛。
鱼肉消毒，通大小肠，面目消肿，心腹止痛，去消喉痹，愈治金疮。
折伤出血，捣烂炒热，敷之血止，安和妊娠，塞堵衄血，可除脚气。
奔豚之邪，疗治蛇伤，蚯蚓之毒，功专发散，食多神昏，扰乱气机。
病属气虚，尤勿沾口，可为佐使，亦可君臣，佐使内治，君臣外治。
外治宜多，内治宜少，葱有益损，巧用益处，通气散邪，损者神夺。
居处北方，喜食大葱，多伤双目，往往坏目，习俗使然，不能禁耳。
葱善通脉，仲景夫子，制通脉汤，葱内中空，性善通气，通气通脉。
温其里寒，解其表热，脉之不通，大葱善通，疑葱散邪，失葱用意。

七十一、韭菜（韭菜子）

韭菜韭子，温暖腰膝

韭菜气运，味辛微散，气温性急，温中下气，归心益阳，温暖膝胫。
内和脏腑，胸腹除癖，消痼解冷，止茎白浊，防患遗精，活血解毒。
少用韭菜，有益于肾，多食紧急，有损于心，不宜窠食，不可不戒。
韭子性味，善止遗精，功胜于叶，不可多用，多食神昏，正伤心明。
韭菜韭子，补益肝肾，温暖腰膝，壮阳固精，消除梦遗，化解遗尿。
虚劳尿精，韭子二升，稻米三升，以水一斗，七升煮粥，取汁六升。
肾与膀胱，二者虚冷，真气不固，小便滑数，韭子茴香，炒补骨脂。
用益智仁，配鹿角霜，合白龙骨，研细如粉，酒糊为丸，如桐子大。
韭子气运，入肝之菜，肾主闭藏，肝主疏泄，肝经萎靡，足厥阴病。
厥阴肝病，病发遗尿，思想无穷，入房太甚，发为筋痿，及为白淫。
男随溲下，女子绵绵，韭子性味，主应证候，遗精漏泄，小便频数。

七十二、大蒜

摄食大蒜，解毒去秽

大蒜气运，性味藏辛，气运大温，内用有毒，性味入经，入走五脏。
摄食大蒜，解毒去秽，除疟辟瘟，消肉消食，助推运化，止吐止泻。
外涂足心，可以止衄，亦可救急，不宜多食，过伤胃脾，阻滞气运。
大蒜益处，祛除寒气，辟归臭气，止消逆气，解毒瓦斯，除却疟气。
消解肉气，行通滞气，暖温脾胃，消症除积，内解积毒，杀虫驱虫。
大蒜性味，其气熏烈，能通五脏，达至诸窍，祛除寒湿，辟邪除恶。
消散痈肿，化症积食，味久不变，可以资生，可以致远，化腐神奇。
蒜有百益，过多食用，其损在目，耗损肺气，伤害心气，动扰胃气。
消耗脾气，伐克肾气，触犯肝气，升发胆气，人多未知，有损有益。
辛温走窜，无处不到，主归五脏，脾胃之气，最喜芳香，熏臭损神。
肝开窍目，目得阴血，善能视察，辛温太过，血耗目损，耗伤双目。

第五部分 肾脏(羽集)

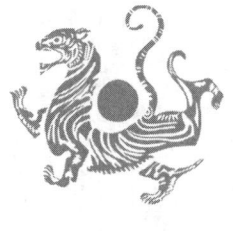

一、陈皮（青皮）

陈皮青皮，通行三焦

橘皮气运，性味苦辛，气运温和，性味沉降，阴中属阳，内用无毒。
人体三焦，陈皮治高，青皮治低，功力大小，气运性味，二者不同。
橘皮走经，入手少阳，少阳三焦，少阳胆腑，厥阴肝脏，太阴脾脏。
青皮气运，消除坚辟，消散瘟疟，疏通滞气，胁下郁怒，痛甚须投。
气味走行，通畅三焦，却疝疏肝，打通气机，助力运化，消食宽胃。
用药橘红，亦名陈皮，气味相同，功用少缓。和中消痰，宽胁利膈。
用之补益，佐补健脾，用之攻伐，尚攻损肺，补药同行，忌于攻剂。
陈皮青皮，消痰利气，青皮性味，浓于陈皮，陈皮之妙，全在用白。
陈皮制备，制之得法，实可消痰，兼生津液，更能顺气，以化饮食。
陈皮一斤，不可去白，清水净洗，去其陈秽，生姜一两，煎汤一碗。
拌皮晒干，芥子一两，煮汤一碗，拌皮晒干，饭锅蒸熟，又用晒干。
甘草薄荷，一两三钱，煎汤拌皮，又用晒干，蒸熟晒干，以备后用。
用五味子，用药三钱，百合一两，煎汤二碗，拌匀蒸晒，干燥备用。
青盐五钱，白矾二钱，滚水半碗，蒸熟晒干，人参三钱，煎汤晒干。
用麦门冬，橄榄合用，一两煎汤，照前晒干，收藏瓷器，以备后用。
含在口中，津液自生，饮食自化，气运自平，痰液自消，咳嗽顿除。
胸中瘀热，逆气上行，用药橘皮，气冲呕咳，以肺主气，气常则顺。
气变则逆，逆则热聚，胸中成瘀，瘀者假也，痞满郁闷，巧用橘皮。
辛能发散，苦能走泄，温能通行，则逆气下，呕咳止停，消胸瘀热。
橘皮总属，理气珍品，霍乱呕吐，气之逆性，泄泻下利，气之寒凝。
关格中满，气之郁闭，食积痰涎，气滞凝滞，风寒暑湿，气之相搏。
七情之部，气之结也，橘皮统治，去白化痰，留白和脾，调和五脏。

二、桃仁

桃仁性味，苦破滞血

桃仁气运，味苦藏甘，气运平和，苦重于甘，阴中阳药，内用无毒。
桃仁性味，入走经脉，手足厥阴，手厥阴经，厥阴心包，足部肝经。
桃仁入药，清除瘀血，开启血闭，消除血结，解除血燥，症瘕邪气。
善杀小虫，除却卒暴，通润大便，活血通经，止痛消肿，内外皆宜。
桃仁性味，苦破滞血，甘生新血，花味藏苦，三月三日，阴干最佳。
方用桃花，不必拘泥，布单盛放，自落之花，俱可使用，花摘无功。
桃花入方，杀灭鬼疰，令好颜色，除却浮肿，消除石淋，利大小便。
方用桃仁，花所结子，攻补实殊，盖用桃花，神仙栽种，树上开花。
仙者阳极，鬼乃阴象，阳能辟阴，故能却鬼，桃花性味，得仙之气。
仙生桃花，随风飘坠，其气发扬，利益功多，桃仁不然，功性殊异。
花瓣已谢，其气已尽，树中津液，全注桃肉，所存之仁，无非阴气。
少有微阳，自守传种，变攻为补，一木之中，桃花桃仁，彼此不同。
桃花之瓣，自落者佳，制不得法，亦徒然也，布单盛贮，日下晒干。
一日不干，夜间用扇，煽干为佳，得风则香，得火则死，不可火焙。
夜间有风，不必扇煽，次日再晒，无不干者，砂瓶盛贮，泡酒绝佳。
桃仁泻血，泻血之际，而不泻邪，血之所瘀，邪瘀积聚，血结邪结。
瘀血之症，邪结之也，泻血之际，所以泻邪，泻邪之时，所以泻血。
桃仁攻坚，性味散血，邪无巢穴，难以能聚，血散邪散，散血散邪。

三、杏仁

杏仁甘苦，可升可降

杏仁气运，性味甘苦，气行温和，可升可降，阴中阳药，内有小毒。
杏仁走经，手太阴经，太阴肺经，利下之剂，胸中除逆，缓解喘促。
止停咳嗽，消除坠痰，泽润大肠，气闭便难，逐痹散结，通达气机。
女人发病，杏仁粉碎，外病用药，研纳阴户，疗治发痒，消除虫疳。
杏仁桃仁，同是利气，下血之药，亦有分别，杏仁治气，桃仁治血。
杏仁入药，亦可治血，桃仁组方，亦可治气，大便闭结，桃仁开气。
真阳真阴，发病内虚，二物性味，俱不能通，谓其阴阳，肾中水火。
肾脏之中，真火真水，非谓气血，真火衰弱，大肠冰冻，唯有桂附。
真水枯竭，大肠枯槁，首选药味，熟地山茱，桃杏之仁，力不从心。
杏仁下喘，治在气分，桃仁疗狂，治在血分，桃杏之仁，俱治便秘。
昼则难便，行阳气也，夜则难便，行阴血也，虚人燥秘，杏仁陈皮。
脉沉在血，桃仁陈皮，俱用陈皮，肺与大肠，相为表里，交相呼应。

四、木瓜

木瓜性味，治疗转筋

木瓜气运，性味透酸，气令温和，内用无毒，性走肺经，入走肝经。
木瓜入方，气脱能固，气滞能和，平胃滋脾，益肺祛湿，助推谷气。
木瓜性味，调和荣卫，消除霍乱，止消转筋，可治脚气，禁停水利。
木瓜入药，用药组方，气运性味，可为臣药，可为佐使，不可为君。
木瓜气运，入肝益筋，养血卫脉，参术同施，归熟并用，生者辟邪。
霍乱转筋，香薷为君，木瓜入药，药效实神，木瓜助力，香薷回筋。
香薷性味，参术无助，返逆之气，不能骤顺，合用木瓜，气脱能收。
霍乱发病，吐痢转筋，身患脚气，追本溯源，皆脾胃病，非为肝病。
肝虽主筋，湿热寒湿，转筋发病，邪袭伤累，首侵脏腑，脾脏胃腑。
筋转之处，起于足腓，腓及宗筋，皆属阳明，阳明胃经，脾胃表里。
木瓜性味，治疗转筋，非在益筋，理脾伐肝，土病发病，金衰木盛。
五行相克，肝木克土，脾土克水，肾水克火，心火克金，肺金克木。
木瓜酸温，脾胃敛散，性味走筋，以平肝邪，土中泻木，药味助金。

五、乌梅

乌梅透酸，收敛肝气

乌梅气运，性味酸涩，气令平和，可升可降，药性属阳，内用无毒。
乌梅性味，收敛肝气，固涩大肠，止停血痢，安平虫痛，止脱敛滑。
乌梅入方，止痢断疟，每有速功，然有效速，取一时快，多有生变。
久病不愈，不可不慎，夏日之中，乌梅作汤，用以止渴，腹中消暑。
长夏多湿，暑邪未散，结闭肠胃，及至秋冬，不变为痢，必为疟病。
乌梅入药，疗治蛔厥，蛔上入膈，心烦而呕，止渴调中，除冷热痢。
昔日鲁公，痢血百日，国医无术，偶用乌梅，研烂入腹，茶醋入服。
肃公痢血，应用乌梅，配胡黄连，合灶下土，茶调亦服，效如响鼓。
热伤内气，邪客胸中，气机上逆，心生烦满，心为不安，宜用乌梅。
乌梅味酸，能敛浮热，吸气归原，故主下气，消除热烦，内可安心。
大肠虚脱，下痢发病，虚火上炎，津液不足，身患病疾，好唾口干。
酸敛虚火，化生津液，固肠防脱，收涩水湿，和谐气机，固守内气。
湿气侵袭，浸于经络，筋脉弛纵，肢体疼痛，偏枯不仁，疼痛不仁。
肝脏主筋，酸入肝脏，用以养筋，肝得所养，骨正筋柔，机关通利。

六、大枣

大枣甘美，补益五脏

大枣气味，性味甘美，气行温和，内用无毒，药性属阳，药性沉降。
大枣性味，味入五脏，气通九窍，和协百药，内养肺胃，益气扶阳。
滋润心肺，化生津液，助推诸经，补益五脏，调和五脏，脏腑和谐。
唯忌中满，热疾忌食，齿疼并风，用药禁尝，调和之品，非补益味。
仙人遗种，大枣栽种，独异凡枣，善能调和，五脏之气，虽非补益。
大枣性味，甘润膏凝，善补阴阳，调和气血，化生津液，通畅脉络。
舒达筋俞，填充骨髓，主应证候，惊悸怔忡，健忘恍惚，意志昏迷。
精神不守，中气不和，饮食无味，百体懒重，肌肉瘦弱，心脾亏虚。
伤寒金匮，用枣组方，五十八方，不与姜用，十一方已，姜与枣联。
姜以主卫，枣以主营，四十七方，桂枝汤方，节制用枣，二十四方。
小柴胡汤，节制者六，不受桂柴，汤方十七，盖有二味，皆涉营卫。
营卫之气，邪阻于外，欲开而出，恐其散猛，麻黄剂中，加用以防。
营卫之气，邪阻于内，欲补而达，恐其补壅，人参剂中，助其不及。
防之于外，欲力匀称，分数桂枝，柴胡之法，调和营卫，内外和谐。
助之于内，欲其和里，达外能锐，枣重于姜，姜枣权舆，枣能足见。

七、龙眼肉

龙眼入方，安去定神

龙眼果肉，性味甘美，气运平和，内用无毒，性味走经，心脾二经。
龙眼入方，解毒去虫，安志定神，益养肌肉，美悦颜色，消除健忘。
除却怔忡，多服龙眼，强魄聪明，久服轻身，物果之中，尤益人身。
龙眼入药，心脾二脏，龙眼泡酒，大有补益，气血药味，同用尤佳。
归脾汤方，非健脾药，必藉龙眼，调和诸药，和谐气机，调理脏腑。
食品之中，荔枝为贵，资益果品，龙眼为良，荔枝性热，龙眼和平。
龙眼桂圆，大补阴血，上部失血，入归脾汤，配同药味，莲肉芡实。
神思劳倦，心经血少，用药龙眼，配伍药味，生地麦冬，补养心血。
筋骨过劳，肝脏空虚，龙眼入方，佐用药味，熟地当归，滋补肝血。
龙眼桂圆，气运性味，消除邪气，安定心志，消解厌食，久强魂魄。
龙眼入方，壮阳益气，补益脾胃，妇人产后，消解浮肿，疗治气虚。

八、榧子

榧子入方，主疗五痔

榧子气运，性味藏甘，内有少涩，气行温和，性味走经，胃脾大肠。
榧子入方，气运性味，主疗五痔，杀消三虫，坚固筋骨，调和荣卫。
药笼之中，断不可缺，杀灭蛔虫，不损气血，调和五脏，实能奏功。
榧子杀虫，功性尤胜，从未入汤，切片至妙，吴越最多，虫痛立安。
杀虫之物，多伤气血，唯有榧子，榧子杀虫，缥缈之间，杀于无形。
无形之味，杀寓生中，虫不知杀，贪食丧生，自寻死亡，脏腑无伤。
小儿黄瘦，腹中虫积，带壳细嚼，食下入腹，消除痰食，杀腹间虫。
食用榧子，令人能食，消化五谷，助力筋骨，行畅营卫，醒神明目。
榧子性味，使君同功，疗治肺火，健壮脾土，补气化痰，停止咳嗽。
平和肺脏，调理气机，升降有序，平定咳喘，去瘀生新，提升免疫。

九、枇杷叶

枇杷叶子，气运性凉

枇杷叶子，性味藏苦，气行平和，内用无毒，性味走经，入走肺经。
枇杷叶子，止停咳嗽，下沉气机，平息逆气，消除呕哕，亦解口渴。
用叶去毛，枇杷叶子，凌冬不凋，益阴妙药，制不得法，反动其嗽。
叶上毛多，以水洗去，不带一毫，功用始妙，毛入喉中，无益转害。
诸逆冲上，皆属于火，火气上炎，卒哕不止，声浊恶长，病发危重。
树枯叶落，病深声哕，病者见此，是为危证，临证制宜，宜枇杷叶。
枇杷叶子，气运性凉，善下气运，气下沉降，火不上升，胃腑自安。
呕吐不止，妇人产后，口内干渴，男子消渴，肺热咳嗽，喘息气急。
脚气上冲，下气之功，宜枇杷叶，消痰定喘，能断痰丝，化除顽痰。
风温温热，暑燥诸邪，客舍在肺，宜枇杷叶，香而不燥，柔金肃治。
枇杷叶子，清肃肺气，沉降肺火，止咳化痰，止吐呛血，治痈痿热。

十、郁李仁

李仁走经，头风去痛

郁李果仁，性味辛苦，气行平和，气运沉降，阴中藏阳，内用无毒。
李仁走经，肝胆二经，头风去痛，亦又入脾，入药组方，鼻渊止涕。
消除浮肿，通利小便，打通关格，破血润燥，又其余枝，解急之需。
关格之症，最难开关，用郁李仁，善入肝脏，以调逆气，通达上下。
乳妇患病，因悸而病，目张不瞑，煮李仁酒，饮之使醉，病发即愈。
人体双目，内连肝胆，恐则气结，李仁去结，随酒入胆，结去目明。
诸湿肿满，大腹浮肿，面目四肢，皆见浮肿，用郁李仁，消除浮肿。
病属脾土，诸腹胀大，皆属于热，脾虚之际，湿热客舍，小肠不利。
水气泛溢，面目四肢，李仁辛苦，能润热结，降下气运，善导癃闭。
用郁李仁，性专降下，善导大肠，消除燥结，周身利水，消除浮肿。
李仁胡麻，二者同用，润燥通便，胡麻性味，功止润燥，暖中活血。
郁仁性润，辛甘与苦，入脾下气，行气破血，浮肿癃急，组方开闭。

十一、莲子

莲子用心,养神定志

莲子气运,性味甘涩,气平寒涩,内用无毒,性味走经,心脾肝肾。
莲子入方,养神定志,君相二火,交合融入,善止泄精,清理心气。
去除腰痛,禁停痢疾,莲藕花心,益养肾脏,内收涩精,固髓填精。
莲藕气运,性味甘寒,主血多验,疗治瘀血,逐散不凝,止吐衄溢。
内服莲藕,止血妄行,破产脂后,血积烦闷,解酒却热,金疮生肌。
莲子花藕,俱能益人,莲子尤胜,莲子组方,不宜食心,恐成霍乱。
莲子去心,全无功效,妙全在心,莲子之心,清除心火,又清肾火。
二火炎灼,心肾不交,二火清理,心肾自合,莲心之妙,唯有感悟。
去除莲心,止用莲肉,气运性味,徒养脾胃,调和运化,不益心肾。
莲子用心,合用药物,参苓白术,疗治梦遗,取其性味,能交心肾。
莲子入方,断不去心,一用去心,神不能养,志不能定,精泄不止。
清心汤方,不用莲心,用之不效,前人制方,不单莲心,岁久失传。
莲之气运,性味甘美,气温性涩,禀清芳气,得稼穑味,乃脾之果。
五行脾土,元气之母,母气既和,津液相成,神乃自生,久视耐老。
心肾不交,劳伤白浊,莲子清心,补益心肾,益养精血,用瑞莲丸。

十二、芡实

芡实补脾，芡实固肾

芡实气运，性味甘涩，气行平和，内用无毒，性味走经，脾肾二经。
芡实入方，主应湿痹，祛除消解，腰膝疼痛，补益生精，助养肾气。
性味助养，耳目聪明，强志补中，除却暴疾，久食芡实，延年益寿。
视若平常，大有利益，芡实组方，补肾去湿，可君可臣，又可佐使。
补肾之药，熟地泽泻，山茱枸杞，润泽居多，润泽之际，未免少湿。
芡实性味，补中去湿，性又不燥，能去邪水，补益神水，滋养肾脏。
用药组方，补阴同用，尤能添精，不特益精，且能涩精，补肾妙药。
芡实山药，二者并用，用药为末，米饮调服，遗精衰惫，旬日神旺。
至平之药，实至奇功，世人能测，无症之时，尤可大用，开启胃气。
芡实二斤，山药二斤，糯米四斤，白糖一斤，花椒二两，去核为末。
滚水冲后，调服一两，开胃生精，可治梦遗，服至百岁，平而实奇。
芡实性味，不但止精，亦能生精，去脾湿痰，生肾真水，芡实益精。
芡实补脾，以其味甘，芡实固肾，以其味涩，味甘补脾，故能利湿。
芡实功能，山药相似，山药之阴，过于芡实，芡实之涩，甚于山药。
山药性味，兼补肺阴，芡实性味，气运走行，上补脾肾，不及肺脏。

十三、甘蔗

甘蔗甘美，消解酒毒

甘蔗气运，性味甘美，气行平和，内用无毒，味走脾肺，大小肠道。
绞汁入药，养脾和中，消解酒毒，止停口渴，利大小肠，益气和中。
砂糖性味，杀灭疳虫，润泽肺脏，除却寒热，凉心定惊，多食伤齿。
二味之糖，不入诸药，唯蔗可用，取其生气，用以止热，自易生津。
甘蔗甘美，驱天行热，蔗浆止渴，权宜之法，多饮不宜，恐过生痰。
甘蔗性味，皆以性热，不敢多食，不知甘蔗，甘平微寒，能泻火热。
甘蔗生产，稼穑之化，味先入脾，能助脾气，脾主中州，故主和中。
甘寒性味，除热润燥，以治噎膈，反胃呕吐，大便燥结，除热生津。
痘疹不出，闷痘不发，毒盛胀满，痘属急症，青皮甘蔗，榨汁与食。
不时频进，则痘立起，寒散毒解，下气和中，助力脾胃，通利大肠。
百毒诸疮，痈疽发背，捣烂敷汁，主应证候，心神恍惚，神魂不定。
甘蔗入方，和中清火，平肝健脾，生津止渴，治疗吐泻，疮火解毒。

十四、覆盆子

覆盆果子，主安五脏

覆盆种子，性味甘酸，气运平和，气令微热，内用无毒，功性兴阳。
覆盆走经，五脏命门，拯衰益气，温中补虚，续绝精枯，安和五脏。
悦泽肌肤，疗治中风，发热成惊，肾伤精竭，明目黑须，耐老轻身。
男子久用，久服轻身，女子常用，多服结孕，益处多多，多易汤剂。
覆盆组方，用之汤剂，效应如响，性味气运，不亚肉桂，肉桂过热。
覆盆性味，气运微热，既无阳旺，补益阴衰，不可为君，大用为臣。
覆盆子实，一味为末，酒送兴阳，单味服之，终觉效轻，组方配伍。
助阳之汤，起阳之剂，佐参白术，而效乃大，增以桂附，效乃弘实。
覆盆配伍，补气之药，伦比人参，不与争雄，伦比当归，不与争长。
补精之药，较比熟地，不与争驱，补脾之药，伦比白术，不与争胜。
殆非贤臣，亦非英主，辅佐赞襄，能奏献力，最以垂勋，不独建绩。
覆盆性味，滋养真阴，味带微酸，收摄耗散，滋阴生精，益肾缩便。
覆盆果子，主安五脏，月子坚实，多能补中，酸收之力，自补五脏。
凡子皆重，多能益肾，专人肾阴，能坚肾气，强志倍力，补益肾阴。

十五、金樱子

金樱入方,涩收精滑

金樱果子,味甘酸涩,气平温和,内用无毒,性味走经,肾与膀胱。
金樱入方,涩收精滑,梦遗遗尿,杀寸白虫,采以涩精,收敛肾气。
人体九窍,下窍尿道,尿窍精窍,遗精梦遗,尿窍关闭,精窍窍开。
不兼利水,以开尿窍,仅用涩精,以固精门,愈涩愈遗,背道而施。
用金樱子,兼用芡实,山药莲子,薏仁相配,不单止遗,精滑反涩。
用涩于利,用补于遗,用药之秘,知药之深,但恐利多,精不能涩。
利水过多,亦非治遗,补多于涩,涩多于利,精足不遗,尿开精闭。
金樱子实,凌冬之际,色愈有神,得于金气,金能生水,益精涩精。
金罂子实,止停遗泄,取其温涩,世用金樱,待其红熟,取汁熬膏。
红则味甘,熬膏之际,全断涩味,都失本性,半黄时采,干捣末用。
金樱子实,止停吐血,消除衄血,化生津液,收敛虚汗,敛除虚火。
补益精髓,强壮筋骨,补养五藏,生养血气,平定咳嗽,缓解喘急。

十六、木通

木通入方,通利小便

本草木通,即葡萄根,性味苦涩,气运微寒,气运走经,入走膀胱。
木通入方,驱逐水气,通利小便,用药佐使,不可不用,不可多用。
木通久用,泄人元气,木通利水,异于猪苓,性味苦寒,非若淡泻。
胃气既伤,元气必耗,用为佐使,有功无过,用之为君,过于驱逐。
通可去滞,通草防己,性味相同,防己气运,性大苦寒,泻血湿热。
防己入方,消除滞纳,又通大便,通草甘淡,通利小便,专泻气滞。
肺受热邪,津液气化,津液原绝,寒水断流,膀胱湿热,癃闭约缩。
小便不通,宜用药味,防己通草,和谐气机,调理肺肾,通利小便。
胸中烦热,口燥舌干,咽干大渴,小便淋沥,闭塞不通,并宜通草。
茯苓泽泻,灯草猪苓,琥珀瞿麦,车前种子,气味与同,渗湿利便。
木通下行,泻小肠火,通利小便,气运性味,琥珀同功,无药可比。
木通性味,上通心肺,疗治头痛,通利九窍,下泻湿热,利大小便。
木通气运,导通脾胃,积热下行,火泻热泻,盖利小肠,行通膀胱。
心脏移热,客舍小肠,脏病腑结,腑通脏安,心火为邪,木通导赤。

十七、山楂

山楂气运，消食理滞

山楂气运，性味甘酸，气行平和，内用无毒，性味走经，脾胃二经。
山楂入方，善消宿食，除儿枕痛，去除滞血，理疗疮疡，行消结气。
疗治疝气，健脾养胃，祛除臌胀，煮肉少加，须臾即烂，尤化肉食。
此伤诸肉，必用之药，佐使实良，消食理滞，是其所长，用药所长。
山楂之过，消肉过伤，山楂性味，用于补气，补血之中，更善利气。
山楂功过，功用虽轻，气旺阳健，不觉其损，气馁血衰，实见其伤。
味酸气冷，能消食积，行通瘀血，积滞下痢，产后恶露，蓄于太阴。
山楂气运，入走脾胃，消除积滞，散消宿血，疗治水痢，产妇腹块。
小儿产妇，山楂性味，长化饮食，健壮脾胃，行消结气，消除瘀血。
山楂性味，所谓健脾，脾有食积，酸咸之味，以为消磨，食行痰消。
气破泄化，谓之为健，儿枕作痛，力能以止，痘疮不起，力能以发。

十八、胡桃肉

胡桃甘美，善安气逆

胡桃果肉，性味甘美，气行温和，内用无毒，性味走经，入走肾经。
胡桃果肉，润能生精，涩能止精，更益肾火，兼乌须发，疗愈石淋。
胡桃性味，温补命门，不必佐用，破故纸草，始愈腰痛，善安气逆。
胡桃入药，佐用人参，熟地山药，麦冬牛膝，用药组方，定喘实神。
胡桃之油，胡桃杀虫，凡虫得油，得之即死，胡桃未油，乌能杀虫。
近世医方，痰气喘嗽，醋心疠风，酒家醉后，用药胡桃，食多吐水。
胡桃性热，入走肾肺，唯有虚寒，痰火积热，不宜多食，热极走偏。
胡桃性味，通达命门，利行三焦，益气养血，与破故纸，下焦补肾。
命门气运，与肾相通，五行五脏，肾脏应水。藏纳精血，脏本恶燥。
肾脏命门，气运不燥，精气内充，饮食自健，肌肤光泽，肠腑润泽。
血脉通畅，胡桃佐补，令人肥健，能食润肌，黑发固精，治燥调血。
命门既通，则三焦利，上通于肺，下通于肾，内心腹痛，皆可休止。
胡桃性味，滋补肝肾，强健筋骨，能固齿牙，善乌须发，治虚劳喘。

十九、橄榄

橄榄酸甘，气行温和

橄榄气运，性味酸甘，气行温和，内用无毒，性味走经，肺胃脾经。
橄榄入方，生津开胃，消解酒毒，解除鱼毒，消化鱼鲠，备急之需。
药笼之中，必备用药，橄榄连肉，敲成碎核，煎汤用之，调和气机。
煨灰成末，香油调敷，外伤无痕，新鲜捣汁，饮入半瓯，哮喘立平。

二十、白果

白果入方，清心泄热

白果气运，味甘苦涩，气行微寒，性味走经，入走心经，通畅任督。
气运走行，至于唇口，多食有毒，千枚入腹，毒性发作，危及生命。
白果入方，疗治白浊，清心泄热，性不乌发，乌黑须发，可用白果。
白果性味，乌黑之汁，引至唇口，白果虽妙，不可多用，小儿最宜。
小儿摄食，过餐水果，必伤任督，熟食橄榄，永无饱伤，不生口痱。
多食水果，脾胃两困，治之不效，六君子汤，白果十枚，旬日痊愈。
物各有性，不宜多服，白果少用，益于任督，多用白果，损于包络。
口吐清水，过清其心，人体包络，心之相臣，包络受损，心脏亦损。
包络火旺，食数百枚，正复相宜，包络形性，性素虚寒，实宜戒耳。
白果组方，方用极少，唯治哮喘，方用白果，取其功性，涤中之积。
白果性味，气薄味厚，性涩而收，益养肺气，定除喘嗽，缩收小便。
熟食白果，温肺益气，止除白浊，生食降痰，消毒杀虫，去除疹疱。
补气养心，益肾滋阴，止咳除烦，生肌长肉，排脓拔毒，消疮疥疽。

二十一、丹砂（水银、轻粉）

丹砂性味，得火大毒

丹砂气运，性味藏甘，气运微寒，生饵无毒，炼服藏毒，走行心经。
丹砂亦曰，药味朱砂，镇养心神，通调血脉，培植正气，增强免疫。
朱砂组方，扫疥疮疡，止休口渴，消除烦恼，安魂定魄，调和阴阳。
水银外用，丹砂火者，只可外科，常用轻粉，水银再变，外科所需。
毒者水银，其次轻粉，再次丹砂，盖用水银，轻粉经火，百炼而成。
药味丹砂，未经火炼，秉承南方，至精之气，安神定魄，少服获益。
轻粉功用，性专收敛，杨梅风毒，以图速效，用药之际，八纲辨证。
毒未宣扬，遽用轻粉，用以敛毒，目前之快，终身难治，鼻落身腐。
轻粉之毒，非服丹砂，毒不能出，轻粉药味，丹砂之子，见母即化。
但服丹砂，丹砂一斤，切不可火，须觅明亮，研末水飞，茯苓甘草。
研末拌匀，日白滚水，调服三钱，不须一月，轻粉毒散，结毒痊愈。

丹法难言，非形之物，古之真人，托言药味，丹砂黑铅，以喻金丹。
丹砂性味，最恶者火，得火大毒，水银入药，生用炼用，无非有毒。
水银入耳，多现脑烂，岂入脏腑，不辨自明，矿物药物，审慎用药。
鱼龙蛇鳖，体内藏毒，中于人身，内外受邪，丹砂煮熟，做汤消毒。
丹砂生用，用则无毒，熟用有毒，以毒攻毒，故能奏功，功效独神。
丹砂性味，微寒藏甘，发痘治疮，凉心润肺，更善清肝，益气明目。
丹砂色赤，形质颗块，内服外涂，痘疮将出，服之解毒，令痘出少。
丹砂入药，消除心热，平息烦躁，益养精神，安定魂魄，润肺止渴。
清肝明目，纳浮溜火，益气益精，通畅血脉，辟邪瘟疫，中恶腹痛。
丹砂性味，气运微寒，禀天之气，初冬寒水，气运走行，少阴肾经。
味甘无毒，得地土味，入足脾经，色赤异变，化生水银，入手心经。

朱砂性味，气味走行，降多于升，质重味薄，功性归阴，调和经脉。
人体心肾，生命水火，天地之用，在于水火，水火相安，身位天地。
丹砂色赤，质地沉重，可镇心火，性味气寒，可益肾水，水升火降。
心肾相交，身体五脏，病发皆愈，五脏心脏，生命之本，神明善居。
人体肾脏，气运之源，精之藏处，心肾相交，精神呼应，交相滋养。
神形合一，思维有序，遇事冷静，脏腑泰和，精神专注，执行有力。
味甘益脾，脾为后天，气得于天，内充于谷，后天纳谷，所以益气。
外邪情志，心脏患病，多舍于肝，心火不炎，肝血上奉，双目明晰。
五色色赤，应位南方，阳明之色，阳明之光，能辟阴幽，助培阳气。
丹砂妙用，神明不老，心绪清净，心清血充，虚灵不昧，光彩华面。

二十二、阳起石

炼石成晶，可以补天

阳起石材，最难得真，必得真石，配合方验，色泽察验，明透者佳。
石性味甘，气运平和，内用有毒，走经命门，扶植肾阳，挺拔精神。
主应证候，肾气乏绝，阴痿不举，破血瘕症，积凝腹痛，阴囊湿痒。
妇人用药，子宫驱寒，温补命门，制不得法，反能动燥，受害无穷。
金石之药，类比草木，各有别亦，阴寒无火，天厌之客，必用金石。
医道之大，参赞天地，道法无穷，人心悔悟，上至格天，感悟天地。
慈心行医，身患病疾，阳道修伟，不可逆天，天厌之客，天所厌绝。
天厌之客，无以挽回，天厌终身，后嗣绝灭，亦失爱育，性命至仁。
阳起石药，药味奇妙，制之得宜，天厌之客，重新再造，草木无比。
起石一两，炭火烧红，驴鞭肉汁，三炷香建，驴鞭汁液，淬之七次。
制备起石，同驴肉汁，入药人参，黄芪白术，茯神菟丝，龙骨熟地。
枸杞山茱，杜仲故纸，重新长肉，改换筋膜，内阳既兴，外阳亦出。
舍驴鞭汁，炼阳起石，虽亦取效，只兴阳气，平常之阳，不兴天厌。
存心慈悯，参赞化育，发起石奇，改造天厌，再生子嗣，罔顾天谴。
天心转移，随行人心，人心慈善，天随人心，随其变化，人宜善承。
天有缺陷，炼石成晶，可以补天，人有缺陷，炼石不补，人有不善。
丹砂有过，不敢隐藏，起石有功，亦不敢没，至人生死，人自取之。
下焦虚寒，阳起石药，喉痹急速，相火之病，相火龙火，宜以火逐。
缠喉风肿，表里皆作，药不能下，凉药灌鼻，下十余行，外以起石。
起石烧赤，伏龙等分，研极细末，日新汲水，调扫百遍，三日热退。

二十三、禹余粮

余粮应证，血闭瘕症

禹余粮土，性味藏甘，气运现寒，内用无毒，性味走经，脾胃大肠。
余粮应证，血闭瘕症，赤白漏下，寒热烦满，咳逆邪伤，重可去怯。
余粮质重，镇固正剂，用之止滑，只可暂用，用以固脱，不可久服。
禹余粮土，相传故事，大禹治水，弃粮山中，凶荒之时，掘服救饥。
禹余粮土，山中之土，异于凡土，饥馑之民，肠胃虚弱，余粮调理。
善心无穷，传法救饥，凶荒之年，面朝东方，日出之时，心定太阳。
用口开吸，太阳之气，自觉吞入，咽下腹中，口中漱津，咽送腹中。
如此七次，不必再咽，滚水温服，食用青草，再无危险，救饥妙法。
禹余粮土，性味入走，手足阳明，血分重剂，其性重涩，主治下焦。
禹余粮丸，重过发汗，恍惚心乱，小便阴痛，发汗太多，阳亡神败。
湿动木郁，水道不利，便后不适，滞气梗涩，尿孔作痛，宜禹余粮。
余粮性味，甘寒收涩，秘精敛神，心火归根，坎阳续复，乙木发达。
余粮石脂，功用相同，余粮之质，重于石脂，石脂之温，过于余粮。

二十四、石膏

石膏白虎，乃降胃火

石膏气运，性味藏辛，性味微甘，气令大寒，体重沉降，阴中之阳。
内用无毒，生用为佳，火烧不灵，性味走经，肺胃三焦，出汗解肌。
石膏组方，上理头痛，缓脾止渴，风邪伤阳，寒邪伤阴，皆解肌表。
胃热多食，胃热不食，唯泻胃火，祛痰积火，止胃脘痛，发狂可安。
谵语可定，降火神剂，泻热圣药，亦曰白虎，不可轻用，也非不用。
世人畏惧，真如白虎，辨证应用，逢遇死证，多获重生，危证重安。
石膏降火，乃降胃火，非降脏火，石膏泻热，乃泻真热，非泻假热。
胃火真热，用药石膏，自必无差，胃火初起，口必作渴，呼水饮之。
降火少快，汗必如雨，舌必大峭，饮水口燥，眼睛必红，神必不安。
此等之症，确是胃火，而非脏火，即可石膏，不必顾忌，迅疾降火。
病发真热，舌必生刺，即不生刺，舌苔必黄，上有裂纹，大渴呼饮。
饮水入腹，十碗不足，轻则谵语，大则詈骂，见水而入，弃衣而走。
登高而呼，发狂呈象，不知人面，此为真热，大剂石膏，不必疑虑。
口虽干渴，渴而不甚，与水不饮，言语胡乱，病不詈骂，虽热不躁。
上身畏热，下体甚寒，假热之症，药味石膏，不可轻用，此辨火热。
万不杀人，奚畏如虎，看症不清，用药有误，救死之药，反变伤生。

胃火之盛，胃土之衰，石膏组方，泻除胃火，必伤胃土，必伤胃气。
加味人参，石膏汤中，非助胃火，乃顾胃土，胃土不伤，胃气不丧。
罔顾肺气，胃火升腾，必伤肺金，人参性味，用以顾胃，不以养肺。
必救肺金，以泄胃气，胃气仍损，又加麦冬，人参并用，助力泻火。
火泻之际，肺金有养，不耗胃土，胃气益养，既用石膏，又加人参。

胃火太盛，烁干肾水，用药石膏，以泻胃火，实救肾水，调和水火。
胃火焦灼，既烁肾水，肾水若干，相火骚动，必助胃火，熊熊升腾。
胃火相火，相逢愈烈，单泻胃火，相火不退，胃火有源，未易扑灭。
单泻胃火，即泻相火，胃火失党，其火易散，大雨滂沱，龙雷不兴。
炎热之威，自然速解，用药石膏，以泻胃火，必用知母，以泻肾火。
体内藏邪，火势不同，燃烧之火，燎原之火。燃烧之火，其势已衰。
燎原之火，其势正炽，以救燃烧，火势必愈，愈扑灭火，愈增光焰。
人身胃火，有轻有重，轻者胃火，燃烧之火，用白虎汤，即可解热。
重者胃火，燎原之火，多用白虎，不足灭氛，八纲不辨，贻误时机。
石膏白虎，杀人之物，教人慎用，今云火重，非用石膏，恐启轻用。
论证辨析，不可不全，论药救治，不可不备，天下证候，即宜论治。
石膏之猛，避其杀人，石膏有功，看证分明，不在多寡，恰到好处。
石膏组方，乃论其常，石膏大寒，戒多用者，胃火大旺，戒少用者。

登高而歌，弃衣而走，见水而入，大骂大叫，神欲外越，病发危重。
呼吸瞬间，存亡之秋，以变法治，多用石膏，人参药味，便有生机。
发狂之病，少用石膏，多用人参，发狂虚火，邪火不同，邪火发狂。
多用药味，石膏人参，以挽俄顷，虚火发狂，宜用人参，以乱须臾。
正虚发狂，舌必润滑，邪实发狂，神魂外越，舌必红黄，燥极开裂。
心中之狂，起于胃火，救助胃火，以救心狂，心乃火脏，心胃同舟。
石膏性味，救死之药，胃火热极，石膏能降，胃火不降，必变发狂。
石膏救之，用后变生，石膏杀人，非源胃火，妄用石膏，背道而弛。
人身之火，最烈之火，胃火肾火，胃火宜泻，肾火宜补，不用石膏。
胃火之盛，原宜用药，直降胃火，用药石膏，不宜再用，药味知母。
胃火以盛，肾水之衰，水虚力弱，不能制火，胃火既盛，烁干肾水。
白虎汤方，无微不晰，石膏用药，小青龙汤，尚未议及，自藏奇妙。
龙性难驯，用之不当，杀人之性，同于白虎，同一石膏，无以分称。
石膏大凉，用于热内，则能解热，不畏其凉，用于寒内，过于大凉。
用于寒内，虽能退热，常生其变，散热之中，则名青龙，寒散白虎。
邪在胃腑，白虎可解，邪未入胃，将入于胃，非用青龙，不可解热。
唯是石膏，桂枝麻黄，势善升腾，用之青龙，只可少而，不可多用。
小青龙汤，别大青龙，方用芍药，龙性难驯，得芍酸收，石膏不升。
小青龙汤，用药芍药，以制石膏，譬如小龙，初长头角，唯恐伤人。
畏首畏尾，以小青龙，石膏之猛，加入芍药，石膏性味，正无足忌。

第五部分 肾脏（羽集）

小青石膏，不得其宜，亦有祸害，大青龙汤，用药石膏，无制之横。
邪在荣卫，将趋阳明，非大青龙，急用汤方，不能行雨，以散邪热。
若加芍药，性味酸收，风云变幻，不能际会，收敛有余，优渥不足。

石膏性味，阳明经药，阳明经脉，外主肌肉，性味藏甘，缓脾益气。
止渴去火，性味藏辛，解肌出汗，上行至头，入手太阴，少阳三经。
石膏气运，辛能解肌，甘能缓热，大寒辛甘，能除大热，主中风寒。
热则生风，邪火上冲，心下逆气，病发惊喘，阳明邪热，口干舌焦。
喘不能息，邪热积聚，结于腹中，腹中坚痛，邪热不散，神昏谵语。
头痛身热，三焦大热，皮肤透热，肠胃膈气，解肌发汗，止消渴烦。
腹胀暴气，喘息咽热，阳明胃经，邪热炽盛，喘息咽热，手太阴病。

二十五、硫黄

硫黄走经，能化五金

硫黄气运，性味含酸，气令温和，气运大热，内用有毒，至阳之精。
硫黄走经，入走肾经，能化五金，矿石奇物，壮兴阳道，下焦祛冷。
元气将绝，功用甚效，禁止寒邪，脾胃衰微，垂命欲死，硫黄立效。
硫黄性味，坚韧筋骨，心腹去癖，脚膝却冷，格拒除寒，升发阳气。
硫磺纯阳，阳能制阴，平衡气运，调和营卫，其功甚巨，将军之号。
慎用硫黄，其性大热，用不得宜，祸生不测，组方用药，制伏始佳。
用寒水石，制之大妙，硫黄十两，研细为末，入寒水石，用药一两。
亦研为末，和在一处，以水化之，寒水化解，硫黄不化，取出后用。
寒水制伏，硫黄其毒，非制其热，硫黄性纯，有功无过，用之得宜。
硫黄入药，久服伤阴，大肠受伤，多致便血，湿热瘙痹，良非所宜。
硫黄有毒，内服宜制，不宜多服，畏合细辛，飞廉朴消，铁醋相遇。

二十六、赤石脂

石脂入药，收口长肉

赤石脂药，性味甘酸，气行温和，内用无毒，性味走经，脾与大肠。
凡有溃疮，石脂入药，收口长肉，功效甚验，止血归经，滋养心气。
石汁涩精，住停泻痢，止涩之药，内外用药，收肌长肉，俱不可缺。
石脂色赤，禀气土金，色象离火，寒邪入侵，下痢白积，皆可涩收。
大热湿邪，暴注滞下，全是湿热，祛暑祛积，用赤石脂，止痢收涩。
石脂禹余，粟壳药味，皆属收涩，固脱药剂，用药组方，各有所倾。
粟壳气运，体轻微寒，入气敛肺，调和舒张，和谐气机，治疗哮喘。
石脂甘温，质重色赤，能入下焦，血分固脱，兼溃收口，长肉生肌。
禹余粮药，甘平性涩，重过石脂，功专主涩，其曰镇坠，终逊余粮。
石脂之温，益气生肌，石脂之酸，止血固下，明目益精，固敛精血。

二十七、寒水石

寒石性味，解胃大热

寒水石药，性味辛甘，气行寒涩，内用无毒，性味走经，入走胃经。
胃除大热，五脏伏热，亦可祛解，调和五脏，并解诸毒，巴豆丹石。
寒石入药，兼治伤寒，亦治劳复，散消积聚，解除邪热，止停烦闷。
破除喉痹，消渴可除，浮肿可去，善解热毒，药笼治中，不可少味。
寒石性味，入药组方，解胃大热，但能下行，唯有不足，不能外散。
石膏并论，石膏性味，除胃大热，石膏性味，内外上下，无火不泻。
寒石性味，余邪泻热，正气不足，不泻虚热，伦与石膏，二者同性。
石膏别异，石膏性味，主泻湿热，湿肿满脾，寒石性味，可泻燥热。
燥证鲜少，不明天下，润燥之药，又无几味，独存寒石，救燥除热。
小热之气，凉以和之，大热之气，寒以取之，热淫于内，治以咸寒。
身热邪气，皮中火烧，内心烦满，时气热盛，用药寒石，大寒微咸。
五脏伏热，胃中积热，易饥作渴，胃中伏火，寒石甘寒，阳明除热。
水肿湿热，小便不利，水气上溢，集聚于腹，而成腹痹，寒石辛咸。
气运性味，气性走散，除热利窍，性味消肿，疗腹积聚，取其辛散。

二十八、钟乳石

钟乳石材，解舌痹渴

钟乳石药，性味甘美，气运温和，内用无毒，主治症候，咳逆上气。
疗治脚弱，寒冷疼痛，安和五脏，百节皆通，下利乳汁，九窍并通。
解舌痹渴，补益下焦，止停遗精，益气强阴，通声明目，久服育子。
亦须制伏，方可入药，钟乳石材，专能化精，凡人精少，最宜用之。
钟乳石材，用于补药，始能奏效，不可经火，研极细末，丹皮煮汁。
浸泡三日，去除汁液，用药最佳，无毒大益，炮制转性，功用最佳。
钟乳石材，功性化精，自取明亮，始能入肾，疗治诸病，杂色亦可。
或石钟乳，性气剽疾，阳气暴充，饮食暴进，久服嗜好，恃之淫佚。
不察强弱，不明阴阳，妄用钟乳，精气暗损，石气独存，孤阳转肆。
人之身体，强弱不同，火衰之人，钟乳益精，火盛之人，不可久服。
钟乳石材，组方用药，气性慓疾，阳气暴充，饮食倍进，形体壮盛。
昧者自庆，益肆淫溢，精气暗损，石气独存，孤阳愈炽，阴阳失序。
久服钟乳，宫卫不从，发为淋渴，变为痈疽，乳石之过，人之自取。
阳明气衰，以救其衰，疾平则止，夫何不可，五谷五肉，久嗜不已。
钟乳辛温，若加火煅，有毒无疑，纵治虚寒，沿须审察，病涉温热。

二十九、代赭石

代赭性味，味苦而甘

代赭石药，味苦而甘，气行大寒，内用无毒，性味走经，三焦肝脏。
赭石入药，女人发病，赤白带下，妇人崩漏，生产难产，胎衣不下。
赭石组方，小儿疳疾，泻痢惊痫，尿血遗溺，身遭惊风，入腹可愈。
身体怯弱，怯则气浮，重剂以镇，代赭性味，质地坠重，以镇虚逆。
孕妇忌服，恐堕胎元，赭石备用，旋转乾坤，以备急用，断难轻置。
代赭性味，旋转逆气，配旋覆花，相配助力，二味并用，功效为佳。
旋覆花草，虽能止逆，不能定逆，旋覆转逆，赭石以定，不至变逆。
赭石之重，以镇逆气，疗治贼风，赤沃漏下，取其性味，收敛血气。
仲景组方，伤寒吐下，心下痞鞕，噫气不除，旋覆代赭，重降逆气。
赤沃漏下，肝心二经，瘀滞之患，胞衣不下，身患惊厥，取重以镇。

三十、滑石

用药滑石，功专滑利

滑石入药，性味甘美，气运大寒，性本沉重，功运沉降，药性归阴。
滑石无毒，入足太阳，太阳膀胱，通利九窍，津液频生，行走六腑。
滑石气运，消除积滞，驱逐瘀血，内解烦渴，分行水道，下实大肠。
上气降火，实有奇功，用药滑石，功专滑利，火积膀胱，非此不除。
夏月口渴，必用以解，滑石性味，通利膀胱，祛湿解热，止渴圣药。
湿热化邪，蕴积膀胱，火气上升，体内作渴，利除湿热，火随湿解。
膀胱湿热，气化自行，肺气清肃，不生火邪，内生阴津，津液自润。
渴症不同，内火而渴，外火而渴，犯暑而渴，外来之火，湿郁膀胱。
阴虚而渴，内起之火，湿流膀胱，滑石性味，通利湿热，湿不能去。
外火可泻，内火宜补，滑石利尿，气运止渴，八纲辨证，不可不慎。

滑石利窍，不独小便，上能利通，毛腠之窍，下能通利，精溺之窍。
甘淡之味，先入于胃，渗走经络，游溢津气，上输于肺，下通膀胱。
肺主皮毛，为水上源，膀胱司津，气化能出，上能发表，下利水道。
荡热燥湿，发表解肌，荡热上中，通利水道，中下除燥，上中之湿。
邪热散去，三焦和宁，表里合和，湿去之际，阑门通畅，阴阳合利。
滑石性急，甘草性缓，相合成散，缓急得宜，泻火至神，消暑至易。
滑石甘草，泻火已燃，不能泻火，邪火未发，消除盛暑，不消残暑。
滑石形性，有形之物，泻火无形，滑石甚重，消暑通利，自存长短。
滑石性速，逐邪走行，膀胱下泄，犹恐迅速，佐以甘草，性缓逐邪。
滑石甘草，各有所长，各有所短，扬长避短，祛邪尽出，小便下泄。

滑石下行，不能上行，佐以甘草，性味大缓，药留中焦，不留上焦。
下焦虚热，膀胱无水，无水强利，无衣之人，相向索衣，无食索食。
窘迫呈状，无以描述，滑石性味，可泻实火，通利邪水，不泻虚火。

三十一、朴硝（芒硝、皮硝、玄明粉）

朴硝形色，黄赤杀人

朴硝入药，味苦辛咸，气运透寒，功性沉降，性味归阴，内用有毒。
朴硝形色，青白者佳，黄赤杀人，诸石药毒，皆能转化，六腑积聚。
朴硝性味，泽润燥粪，推陈致新，消除痈肿，排脓散毒，天行疫痢。
朴硝入药，破除留血，通畅闭藏，伤寒发狂，停痰作癖，朴硝组方。
感受外邪，凡有实热，悉可泻除，朴硝质重，又善堕胎，孕妇忌用。
朴硝再煎，谓曰芒硝，芒硝入药，善消痰癖，通畅月经，漆疮可敷。
妇人难产，用药芒硝，子胞可下，洗洁心肝，明目醒神，涤胃止痛。
热淫于内，治以咸寒，佐以苦寒，仲景组方，大黄芒硝，相须为使。
皮硝源处，硝皮而出，可用洗目，老眼复明，洁净阴囊，去湿却痛。
玄明石粉，微祛虚热，亦消老痰，以上四味，皮硝外治，余俱内治。
硝性最紧，朴硝第一，芒硝次之，明粉又次，俱宜救急，不可救缓。
实病则宜，治虚则失，玄明石粉，能退虚热，似可治虚，只可暂用。
伤寒发病，邪传在脏，常悬一刻，不可再停，大黄入药，性味下行。
用药大黄，不用芒硝，大黄气运，不得芒硝，其势不速，功效徐缓。
邪在上焦，用药宜缓，邪在下焦，用药宜急，用药芒硝，助其迅扫。
朴硝澄下，硝之粗品，其质重浊，芒硝牙硝，硝之精品，其质清明。
朴硝性味，水能胜火，寒能胜热，心火炽盛，实热要药，疗热生痰。
朴硝入药，主应证候，精神迷乱，五心潮热，烦躁不眠，精神错乱。
咸能软坚，其性善消，能通大便，破除燥结，化解瘀滞，通畅气机。
咸入血分，善消瘀血，外用化水，或煎熏洗，明月消翳，愈疮红肿。
甜硝风硝，亦曰芒硝，甘缓清爽，朴硝傅涂，汤散服饵，芒硝牙硝。
硝气寒咸，走血润下，荡涤三焦，肠胃去热，阳强之病，折治火邪。

三十二、花蕊石

花蕊石性，血证奇效

花蕊石性，气运走行，血证奇效，最化瘀血，以酒调服，男女俱同。
唯酒调服，瘀血消散，化为黄水，劫药至神，化散瘀血，功效至捷。
外调验极，金疮伤口，敷上即合，产后血晕，舐舌即安，不可思议。
花蕊石药，特存备急，用药疗治，审慎用量，不过二分，多反有害。
花蕊石材，最难炮制，研至无声，方可应用，愈细愈妙，无瘀莫用。
血停滞腹，内伤血凝，胸膈作痛，一片横住，火炎血溢，吐血而用。
花蕊石药，功专止血，血化为水，酸以收涩，能下死胎，脱落胞衣。
蕊石性味，善去恶血，东垣组方，胎衣不出，涩剂可下，用药蕊石。
久治吐血，出血升斗，花蕊石散，化血为水，此石之功，盖非寻常。
花蕊石性，原属劫药，下血止后，独参汤方，用以救补，则得之矣。
石性药物，若使过服，肌血有损，组织气机，反致谬误，不可不谨。

三十三、矾石

矾石五种，性味各异

矾石五种，外色各异，白矾黄矾，绿矾皂矾，绛矾不同，性味各异。
矾石白矾，洁白光明，谓曰明矾，成块光莹，形如水晶，谓曰矾精。
煎矾之法，石数百斤，用水煎炼，水成矾石，斤数不减，石中精气。
假水成矾，故有命名，羽湼羽泽，湼泽水也，羽者为聚，聚水而成。
矾石成形，煎石而成，光亮体重，酸寒而涩，水石禀精，整肃秽浊。
或因于寒，或因于热，寒热泻痢，大便白沃，矾石性味，清涤肠胃。
阴蚀恶疮，阴盛生虫，肌肉如蚀，恶疮之证，矾石酸涩，杀虫敛疮。
以水煎石，其色光明，其性本寒，故治目痛，凝结成矾，故坚骨齿。
矾石入药，性味藏酸，气行透寒，内用无毒，用药组方，鼻窍消痈。
骨髓除热，劫除喉痹，止停目痛，禁劫便泻，塞堵齿痛，洗消脱肛。
收涩肠道，敷涂脓疮，功性收水，催吐风痰，通利九窍，平消痈肿。
矾石外用，护膜消疮，内治亦神，矾石有形，正在味酸，入汤无形。
汤药之中，形化无形，存酸之味，散于汤中，性味行散，于酸之内。
矾性最急，气行且燥，善能劫水，不利骨髓，肾水亏虚，不可轻用。

三十四、磁石

磁石水飞，消除大热

磁石入药，乃铁之母，火煅七次，醋淬七次，性味苦咸，内用无毒。
磁石研细，水飞可用，专杀铁毒，消除大热，疏解烦满，去痹酸痛。
绵裹磁石，疗治耳聋，疗治目瞽，强骨益肾，通利骨节，消除痈疽。
驱逐惊痫，消散风邪，祛颈生核，消除喉痛，炼水旋饮，令人有娠。
误吞花针，沉下入喉，系线服下，引上牵出，出针殊效，去怯之剂。
少阳胆经，少阴肾经，二经虚火，上冲喉痛，磁石性味，能治喉痛。
磁石性味，咸以入肾，其性镇坠，功性下吸，火易归元，上痛自失。
人体肾脏，至阴寒水，磁石色黑，功性入水，益肾坚骨，生精开窍。
磁石性味，咸有小毒，大明涩平，藏器咸温，辛咸微温，而非甘寒。
风淫末疾，发于四肢，故肢节痛，不能持物，风湿相搏，久从火化。
骨节皮肤，咸散风寒，温通关节，咸为水化，润下软坚，辛能散毒。
磁石微温，通行除热，及消痈肿，鼠瘘颈核，用药磁石，引火归元。
小儿惊痫，心气怯弱，痰热盛也，咸能润下，重可去怯，用药磁石。
石皆有毒，不宜久服，独有磁石，性禀冲和，内无猛悍，补肾益精。

三十五、铅丹(铅霜、黄丹)

铅入药味,镇心安神

金属铅药,审慎性味,辨别气运,禀气北方,应属壬癸,阴极之精。
铅入药味,性懦而滑,色黑而缁,镇心安神,鬼疰瘿瘤,止反呕吐。
铅霜入药,主应症候,惊怪呕逆,解消酒毒,疗胸烦闷,逐风消痰。
黄丹入药,膏敷金疮,生长肌肉,舒肌住痛,疗治痫疾,收敛神气。
黄丹入药,镇惊除热,止停反胃,消除吐逆,助力消化,通达气机。
铅与铅霜,黄丹然铜,用之得宜,俱可活人,用之失宜,均能杀人。
铅性至寒,大热实热,病发可用,铅霜性味,更甚于铅,尤宜慎用。
黄丹性味,力轻于铅,外科用药,可以多用,内治用药,不宜多用。
天一生水,中含生气,万物之先,金丹之母,八石之祖,五金之宝。
壬金为清,癸水为浊,清为阳气,浊为阴质,阳气为生,阴质有毒。
范以法象,招摄阴阳,烹炼得宜,是成丹药,饵之仙去,黑铅炼服。
黑铅性沉,镇坠阳气,火入阴分,阳气垂绝,阴阳将离,实有奇功。

三十六、盐

盐有五色，形性各异

盐有五色，形色别异，青盐尤佳，性味藏咸，气行透寒，内用无毒。
外治堪洗，下部䘌疮，催吐中焦，久积痰癖，复苏心腹，消除卒痛。
青盐入药，气运性味，走行归经，塞填齿缝，蚯蚓祛毒，鬼蛊杀邪。
少用青盐，接药入肾，过多伤金，走血损筋，黑肤失色，水肿宜忌。
青盐益气，去除气蛊，醒神明目，除却目痛，止停吐血，坚实筋骨。
青盐性味，尤胜各盐，尤能益人，以咸走肾，盐能软坚，补而兼攻。
肾脏气运，有补无泻，肾脏内虚，不忌用盐，水肿之人，肾脏亦虚。
脾土肾水，水肿之病，乃土克水，水属阴物，土亦阴物，盐味入肾。
青盐补阴，走肾之际，必兼走脾，水肿之病，阴虚之至，盐自补肾。
直入于肾，脾欲得盐，性味相资，盐不得已，分味与脾，肾又不肯。
肾脾相战，水症不愈，即有病愈，必且重发，不可相救，脾之益怒。
盐入药味，气味咸腥，血亦咸腥，咸味走血，身患血病，无多食咸。
多食脉凝，凝滞变色，煎盐之际，皂角收之，盐味微辛，辛味走肺。
咸味走肾，喘嗽水肿，消渴发病，盐为大忌，或引痰吐，或泣血脉。
盐为用药，百病之主，百病之中，无不用盐，补肾用药，多选盐汤。
咸味归肾，引药入脏，补心用药，多用炒盐，心苦内虚，以咸补助。
补脾用药，炒盐用药，虚补其母，脾乃心子，积聚结核，盐能软坚。
痈疽眼目，血病用盐，咸能走血，风热之病，寒胜热也，巧妙用盐。
大小便病，咸能润下，骨病齿病，肾脏主骨，咸味入骨，虫伤用盐。

三十七、牛黄

牛黄应候,癫狂发痊

牛黄气运,性味藏苦,气行平和,内有小毒,性味走经,入走肝经。
牛黄入方,专除筋病,小儿用药,疗治诸痫,惊吊客忤,口噤不开。
牛黄应候,大人患病,癫狂发痊,中风痰壅,口禁不语,祛除病邪。
定魄安魂,聪耳明目,孕妇忌服,因堕胎元,盖性大寒,不宜多用。
小儿诸病,牛黄配伍,宜同人参,力戒独用,牛黄独用,反致误事。
牛黄组方,疗治中风,真正中风,世间之人,真正中风,位数绝少。
真中风病,元气不虚,从无痰病,平素身健,且系少年,一时中风。
猝然之症,气血非虚,风入生痰,壅塞气机,阻滞经脉,内脏萎靡。
真中风症,眼红口渴,吐痰如块,或如败絮,其色必黄,必非清水。
欲吐不出,手必捻拳,紧握不放,躁动不安,真正中风,可用牛黄。
原是寒虚,益以寒药,轻则变成,半肢之风,重则痰厥,丧亡顷刻。
真中风病,吾从未见,世人之中,无非虚证,牛黄性味,唯治真风。
牛黄一丸,杀人之丸,人参五分,煎汤共饮,幸加用参,阳德阴福。
牛黄性味,消痰开窍,非祛内湿,非利水道,似与治水,盅者无涉。
水入心胞,走行之宫,非用牛黄,不能化解,牛黄性味,专入心胞。
心胞容水,久必化痰,牛黄化痰,性不化水,非利水药,消痰之物。
牛黄性味,心胞化痰,心胞痰散,心胞外水,自不敢入,心胞之内。

牛肉气运,性味甘美,性情偏温,益养脾胃,最益之品,补益内气。
人体后天,脾胃为主,牛肉性味,善健脾胃,安得无益,不食病牛。
牛乳气运,性味亦甘,但性少寒,姜汁同饮,润肺滋肾,善治反胃。
胃肠内结,不可米饭,同食而服,壅塞气道,阻滞气机,恐生症瘕。

中脏发病，痰涎昏冒，至宝镇坠，若中血脉，中府之病，审慎用药。
初不宜用，麝香治脾，牛黄入肝，用以治筋，龙脑治骨，引风入骨。
经脉蕴热，热盛至口，口不能开，大人发病，癫狂痫痉，皆在心肝。
二经邪热，胶痰为病，心热之际，火自生焰，肝热之时，木自生风。
风火相搏，癫狂焦躁，药味苦凉，除热消痰，则风火息，神魂清澈。
牛黄性味，治心之药，必酌佐使，得味丹砂，组方用药，宁镇有功。
得味参苓，补养之妙，得味菖蒲，山药二位，气运走行，开达心孔。
枣仁远志，相合配伍，和平脏腑，得为归地，凉血之功，安神之美。
中风入藏，始用牛黄，更配脑麝，骨髓透肌，以引风出，祛散风邪。
若中于腑，中于经脉，早用牛黄，反引风邪，入于骨髓，如油入面。
风邪入脏，皆为死证，牛黄主治，心家治病，风热狂烦，清泄心火。

三十八、山羊血

山羊用血，滋养心肺

山羊之血，性味藏咸，气行寒涩，性味走经，心肺二脏，专活死血。
五绝之死，消用一分，用酒化开，葱管吹之，内含药酒，乘气送下。
无山羊血，磨山羊角，用末一分，亦入酒中，前法送下，亦活人命。
两广山羊，甄选入药，借力羊血，亦有功运，恰到时机，功效更神。
山羊宰杀，干燥内血，呈块呈片，显黑褐色，或深紫色，稍现光泽。
羊血性味，气运性味，体轻气腥，以色深紫，光泽为佳，最宜入药。
清水一碗，入血少许，血由碗底，徐徐上升，血丝成线，不散为真。
山羊用血，活血散瘀，通络解毒，疗治外伤，跌打损伤，筋骨疼痛。
吐血衄血，便血尿血，痈肿外伤，用山羊血，活血散血，疗经血病。

三十九、阿胶

阿胶入药,止血止嗽

阿胶气运,性味甘辛,气行平和,功性微温,药味沉降,功性归阳。
阿胶入方,内用无毒,性味走经,气运性味,太阴肺经,肝肾二脏。
阿胶入药,止血止嗽,止崩止带,益气扶衰,治劳损伤,通利便闭。
禁停胎漏,平定喘促,止停泻痢,安胎养肝,坚骨滋肾,益肺妙剂。
阿胶性味,生阴灵药,多用奏功,少用阿胶,亦能取效,唯觅真者。
阿胶煎膏,取阿井水,黑驴之皮,非必黑驴,他色驴皮,亦可熬膏。
阿井唯美,生于东方,天一生水,性急下趋,清而浓重,济水所注。
取其去浊,以祛逆痰,巧用驴皮,驴性最纯,取皮外现,不必取黑。
五行之中,水入于肾,皮走于肺,五脏外主,肺主皮毛,故而用皮。
前人取皮,崇尚黑驴,谓黑属水,以制其热,防范生风,反为蛇足。
阿胶生产,出于东阿,即为真品,不问真假,东阿之水,济水所注。
阿胶之妙,全在济水,若加药味,杂以调和,更失其义,反而失利。
阿胶气运,补益肺气,肺虚极损,咳唾脓血,唯有阿胶,用以补肺。
阴不足者,补之以味,阿胶之甘,以补阴血,阿胶润肺,其性和平。
阿胶性味,主应证候,女子下血,腹内血崩,劳极洒洒,腰腹疼痛。
四肢酸痛,胎动不安,少腹疼痛,虚劳羸瘦,阴气不足,脚酸难立。
穷究根源,精血亏虚,肝肾不足,补肝益血,精之不足,补之以味。
血虚发病,肝无以养,益阴补血,阿胶性味,能养肝气,补益肺肾。
阿胶性味,其言化痰,阴气润下,逐炎上火,概治湿滞,消除痰液。
阿胶治喘,炎上治火,阴气不守,发病为喘,滋阴固本,安肺平喘。

四十、麝香

麝香入药，驱殴疫瘴

麝香味辛，气行气温，内用无毒，善辟蛇虺，诛杀蛔虫，虫蛊痈疰。
麝香入药，用能杀精，驱逐疫瘴，消除胀急，咸消痞满，催生堕胎。
麝香气运，通关利窍，消除恍惚，平息惊怖，镇心安神，扶正省阳。
麝香外用，治疗痈肿，消疮除疽，蚀脓逐血，催吐风痰，启寐平魇。
入药点目，去膜止泪，用药组方，外治居多，内治甚少，多易外用。
食果过多，胸中腹内，未不生虫，生虫思果，思果多食，生虫累积。
初食之快，久食而闷，前用麝香，食果病痊，麝香性味，能杀果虫。
风病不同，有入于骨，有入皮肉，有入脏腑，用药麝香，审慎用药。
麝香走窜，风入骨髓，不得已处，而用麝香，攻邪之药，直入骨髓。
真正中风，风入骨髓，用药麝香，祛风外出，其余风邪，辨别对待。
风邪入袭，脏腑之外，肌肉之间，亦用麝香，引风入骨，变生大病。
世人不知，用药禁忌，妄用麝香，小儿发病，急慢之惊，药不可救。
麝香性味，前人用药，以治风证，香窜之气，引入经络，开其闭关。
近人不知，前人用药，立方本意，毋论闭开，一概皆用，引风入骨。
五脏之风，审慎麝香，以泻卫气，口鼻出血，阳盛阴虚，有升无降。
用药组方，补阴抑阳，慎用脑麝，性味轻扬，飞窜走行，善泻内气。
妇人发病，以血为主，血海内虚，寒热盗汗，宜用补养，禁忌麝香。
麝香性味，通关透窍，上达肌肤，内入骨髓，龙脑相同，香窜过行。
伤寒阴毒，内伤积聚，妇人发病，子宫冷带，亦用为使，通俾关节。
麝香性味，其香芳烈，通关利窍，用为上药，邪气着人，淹伏不起。
关窍闭塞，辛香走窜，自内达外，毫毛骨节，通利俱开，邪从此出。

四十一、腽肭脐

腽肭之脐,补益元阳

腽肭之脐,亦海狗肾,性味藏咸,气运大热,内用无毒,兴阳主药。
腽肭入药,气运性味,治疗癖羸,脾胃劳极,破除宿血,化解结聚。
疏解腰膝,消除寒酸,祛除冷积,补益元阳,诚助房术,用为要药。
海狗肾脏,现用养殖,雌多于雄,雌者入药,气运性味,绝无功效。
雄固兴阳,必配药味,人参白术,熟地山药,山茱杜仲,肉桂巴戟。
苁蓉诸类,功用奇妙,世人好异,动言兴阳,须腽肭脐,唯是错论。
腽肭之脐,误认海豹,为腽肭脐,兴阳无效,不如药味,鹿茸海马。
腽肭脐者,生于东海,最灵善藏,先知捕取,世人为奇,绝难获得。
腽肭外形,象不若狗,头为鱼首,身无鳞甲,尾如鱼尾,身有四掌。
腽肭身形,少异于鱼,海狗海豹,掌与腽肭,外形相同,实有区别。
海豹兽身,毛如豹子,掌上有毛,腽肭四肢,掌上无毛,二者有别。
真腽肭脐,闻气兴阳,不必吞服,海豹之性,亦能兴阳,以豹充腽。
腽肭海豹,海豹性味,气运走行,功薄效轻,博物君子,必有以辨。
腽肭脐者,世情好异,谓不可得,功效实奇,弃用药味,人参鹿茸。
欲得腽肭,及得伪品,修合药饵,朝夕知服,未见其奇,不悟其伪。

四十二、刺猬皮

刺猬外皮，主治五痔

刺猬生处，山野之中，俗名刺鼠，头嘴足爪，俱像刺鼠，刺如豪猪。
见人卷缩，形如芰房，或若栗房，攒毛外刺，溺之即开，猥脂柔铁。
刺猬外形，外形同鼠，毛刺若针，禀气金水，益肠解毒，清热平肝。
刺猬外皮，主治五痔，疗治阴蚀，下血赤白，血汁不止，清除内热。
刺猬外皮，性味藏苦，气行平和，内用无毒，主治五痔，血流大肠。
皮入方药，调理疝痛，掣引小腹，疗治胃逆，鼻塞衄血，开通胃气。
消除内痔，止腹胀痛，祛除阴肿，消除疼痛，皮无内毒，味苦甘平。
痔肿连阴，多牵腰痛，皮入方种，止血宽膨，消除疝积，开胃进食。
刺猬周身，刺利可畏，猛虎野狼，亦不敢伤，消除五痔，去除肿痛。
痔疮发病，或连阴肿，痛及腰背，阴蚀皮肉，血汁不止，肠风下血。
蛊毒下血，用刺猬皮，酒煮内服，刺猬外皮，烧灰绵裹，塞鼻止衄。

四十三、雀卵

雀卵常用，补阴扶阳

雀卵气运，性味藏酸，气行温和，内用无毒，益男阳道，易致坚强。
雀卵常用，常能固闭，补阴扶阳，人参白术，杜仲蛇床，同用有功。
雀卵益阳，取其淫气，雀卵至小，多取伤生，延年续嗣，非为正道。
不得已时，方可用药，兴阳固精，穷日夜力，造物之忌，频用犯忌。
胸胁支满，妨于摄食，病至危重，先闻臊臭，口出清液，先有唾血。
四肢清冷，双目眩花，前后血衰，病名血枯，年少得病，时大脱血。
醉入房中，气竭肝伤，月事衰少，以乌鲗骨，藘茹雀卵，大如小豆。
雀卵性温，补暖命门，升发阳气，自热面强，精自足满，可有子嗣。
雀卵气运，温主通行，性又走下，通达气机，气运走行，主下行气。
雀肉及卵，方同天雄，药性极热，内有大毒，真阳虚惫，方可使用。

四十四、伏翼（夜明砂）

蝙蝠入方，驱逐五淋

生灵伏翼，即为蝙蝠，白者第一，红者次之，灰色蝙蝠，不可以用。
蝙蝠入方，驱逐五淋，通利水道，明亮双目，拨却翳膜，改善视力。
久服蝙蝠，延年无忧，令人神爽，喜乐媚好，用血点眼，夜视有光。
夜明砂药，即蝙蝠粪，炒酒服下，气运性味，通达气运，可下死胎。
白色蝙蝠，入药组方，补益气血，延年百岁，无不可得，多为珍品。
白色蝙蝠，多不可得，粤西之地，有红蝙蝠，古人取用，以作媚药。
白者延龄，红反助火，助火之际，必至动火，火动精泄，终非益人。
蝙蝠岁久，得气至阴，灰色蝙蝠，数过十年，腹下色红，则有百岁。
白色蝙蝠，得气至阴，活数百年，凡物长年，皆服延龄，如若鹿龟。
伏翼生活，羽毛皆白，千岁之物，配以药物，自可难老，理所当然。

四十五、蜂蜜

蜂蜜入方，润燥解毒

生灵蜜蜂，采闻百花，酿成蜂蜜，自然补益，入汤剂内，止润大肠。
世人只知，白蜜为上，蜜蜂采蜜，采用黄花，蜜色为黄，白花蜜白。
黄胜于白，世人未知，花黄之色，中州之气，花白之色，西方之气。
蜂蜜气运，性味甘美，气行平和，气运微温，内用无毒，益气温中。
蜂蜜入方，润燥解毒，补养脾胃，除却痈痉，止消肠癖，消除口疮。
心腹猝痛，用药蜂蜜，补养五脏，通利大便，通达气机，和解三焦。
干咳久咳，化痰止咳，如枇杷叶，款冬紫菀，百部等时，蜜炙内用。
虚劳发病，干咳咯血，蜂蜜生地，茯苓人参，配制而成，滋补脾胃。
蜂蜜久服，益养脾气，消除心烦，食饮不下，止停肠澼，除肌疼痛。
蜂蜜五功，内可清热，补中益气，消解内毒，润燥除火，止痛解肌。
生则性凉，故能清热，熟则性温，故能补中，甘而和平，故能解毒。
柔而濡泽，故能润燥，缓可去急，能止心痛，和可致中，调和百药。

第五部分 肾脏(羽集)

四十六、五灵脂

五灵脂药,祛除血痢

五灵脂药,性味甘美,气行平和,内用无毒,功运性味,生血止血。
用五灵脂,通经开闭,舒达经行,去消心痛,并疗血气,消除刺痛。
选五灵脂,祛除血痢,消解肠风,调和心腹,驱逐冷气,产妇定晕。
小儿疳蛔,宜五灵脂,善消杀虫,虫牙之痛,药笼之中,亦不可缺。
用五灵脂,气运性味,长于行血,短于补血,瘀者可通,虚者难用。
妇人发病,经水过多,赤带不绝,胎前产后,血气诸痛,宜五灵脂。
男女不适,心腹胁肋,少腹诸痛,疝痛血痢,肠风腹痛,选五灵脂。
身体异变,血痹刺痛,肝疟寒热,病发反胃,消渴痰涎,挟血成窠。
血贯瞳子,血凝齿痛,小儿惊风,五痫癫疾,杀虫解药,用五灵脂。
用五灵脂,入走肝经,气味俱厚,阴中之阴,气运性味,故入血分。
肝脏主血,能治血病,散血和血,消积化痰,疗疳杀虫,治疗血痹。

四十七、蝉蜕

蝉蜕护目,宜知所用

生灵之蝉,主疗证候,一切风热,古人用身,后人用蜕,各有所偏。
大抵治病,脏腑经络,当用蝉身,皮肤疮疡,风执走行,当用蝉蜕。
蝉蜕气运,去目翳膜,并侵睛肉,小儿痘疮,用以护目,断不可少。
蝉蜕护目,宜知所用,痘疮未出,蝉蜕护目,非护痘疮,已坏之目。
痘疮发病,现于头面,须护其目,先用蝉蜕,入于发表,双目无痘。
痘已见点,生于目中,蝉蜕消翳,古人盛称,谓曰消翳,凡目之翳。
凡目之翳,少用成功,痘疮之翳,多用无益,辨别证候,审慎用药。
蝉蜕组方,主应证候,小儿惊痫,幼科惊痫,内热为多,积聚脏腑。
血与气并,交走于上,则为薄厥,治以寒凉,降其气火,使不上冲。
病发癫痫,小儿壮热,其意亦同,目之翳膜,儿之痘疮,实热为多。
实热有余,用药蝉蜕,寒能胜热,气虚作痒,内气亏虚,审慎用药。
头风眩晕,皮肤风热,痘疹作痒,患破伤风,疗肿毒瘤,大人失音。
小儿发病,身体发热,噤风天吊,惊哭夜啼,阴除瘙肿,宜用蝉蜕。

四十八、蜗牛

蜗牛入方，可以杀虫

蜗牛气运，性味藏咸，气运寒涩，内有小毒，蜗牛入方，可以杀虫。
蜗牛气运，消除症候，贼风眼斜，疗治惊痫，筋脉拘挛，收敛脱肛。
蜗牛性味，治病亦神，用必须制，甘草些须，火炒焙干，存于药笼。
蜗牛性味，善用杀虫，蜗牛活用，投与麻油，自化为油，油涂虫疮。
蜗牛疗疮，功效如神，蜗牛解毒，气过寒凉，杨梅热毒，似乎相宜。
杨梅热毒，实出诸肾，蜗牛入药，直入肾脏，用以泻火，火去寒留。
阳痿不振，不能生子，真有风热，小儿发病，薄弱多泄，不宜蜗牛。
蜗牛性味，气运走行，清热消肿，性味解毒，消除风热，平定惊痫。
组方消渴，消除喉痹，疗治痄腮，化解瘰疬，消除痈肿，消除痔疮。
蜗牛性味，入方用药，小儿发病，脐风撮口，通利小便，消除喉痹。
蜗牛气运，止停鼻衄，通利耳聋，消解毒痔，止停痔漏，蜈蚣制毒。

四十九、蝎子

古方用药，多用蝎尾

蝎子气运，性味甘辛，内用有毒，小儿风痫，手足抽掣，宜用蝎子。
大人患病，祛除中风，口眼歪斜，除却风痰，消解耳聋，祛风解毒。
疗治瘾疹，不可多服，辛而散气，少少用之，疗治歪斜，正相宜耳。
全蝎消漏，治疗漏疮，必药药味，蜈蚣山甲，使用相制，功用相成。
蝎乃毒虫，性味藏辛，善能治风，善于走窜，风淫可祛，湿痹可利。
内动之风，宜静不动，大毒之虫，性味迅猛，通达经脉，祛散风邪。
大人风涎，小儿惊痫，内风暴动，幼科风痫，挟痰浊上，蝎子入药。
古方用药，多用蝎尾，此虫之力，全在于尾，性情下行，物皆盐渍。
盐亦润下，正与气血，上菀病情，针锋相对，轻者三尾，重者四五。
蝎子性味，入走肝经，疗风掉眩，搐掣痉挛，疟疾寒热，耳聋无闻。
皆属风木，疝气带下，皆属于风，蝎子入方，治风要药，俱宜加用。
牵正散方，祛风化痰，用以止痉，主治中风，口眼㖞斜，四肢抽搐。

五十、九香虫

九香之虫，兴阳益精

九香虫子，性味甘辛，气行微温，性味走经，肾经命门，兴阳益精。
香虫入方，能安神魄，虫中至佳，入丸散中，以扶衰弱，不宜入汤。
香虫气运，以其性滑，恐动大便，兴阳之物，合用参术，巴戟苁蓉。
西蜀香虫，真者为佳，生于江南，若无香气，无香无效，不可入药。
香虫性味，理气止痛，温中助阳，主应证候，胃寒胀痛，肝胃气痛。
肾虚阳痿，腰膝酸痛。膈脘滞气，脾肾亏损，元阳不足，香虫组方。
香虫一两，车前微炒，陈皮桔梗，白术杜仲，为末炼蜜，做成丸子。
香虫性味，膈间利滞，肝肾亏损，香虫一两，车前陈皮，白术杜仲。
香虫组方，膈脘治滞，脾肾亏损，壮大元阳，神经胃痛，腰膝酸痛。

五十一、䗪虫

䗪虫味咸，微寒有毒

䗪虫气运，性味藏苦，气行微寒，内用有毒，䗪虫入方，逐瘀血闭。
䗪虫性味，寒热藏酸，止目赤痛，疗伤泪出，通畅血脉，走行九窍。
疗治喉痹，破除积血，消瘦痞坚，䗪虫形性，视之可憎，实能救命。
畜血之症，必须水蛭，用以消除，瘀血硬痛，必变发黄，亦可䗪虫。
伤寒发病，变症不同，失于不汗，汗难外泄，或有气结，或有血结。
气结发病，可用草木，用药散气，病发血结，䗪虫水蛭，用以散血。
气结发病，小便排泄，必有不利，血结发病，小便排泄，必有通利。
气结血结，身体大热，肠中不适，燥屎作痛，但有血结，小便通利。
虫虫入药，一名䗪虫，恶于麻黄，善破症结，消除积脓，药性堕胎。
䗪虫味咸，微寒有毒，主逐瘀血，破下血积，坚痞症瘕，寒热通利。
三虫食性，俱食牛马，非独此虫，得即堪用，何假血充，然始掩取。
如以义求，应如养鹰，饥则为用，若伺其饱，何能除疾，临证变通。
虫虫之方，曰破积血，或曰下血，或曰畜血，或久瘀血，曰有瘀血。
曰为有血，曰当下血，瘀热在里，或曰如狂，或曰喜忘，皆为血证。
用药䗪虫，主逐瘀血，破下血积，坚痞症瘕，消除寒热，通血利窍。

五十二、僵蚕

僵蚕多服，小腹冷痛

人家养蚕，合箔中蚕，自僵直死，小消白色，似有盐度，即令晒干。
勿令中湿，湿则有毒，气平无毒，浮中而升，性味归阳，主散风痰。
僵蚕气运，性味咸辛，气行平和，内用无毒，气运走升，阴中藏阳。
驱逐风湿，功效殊异，口噤失音，拔除疔毒，肿突病危，急敷僵蚕。
小儿惊痫，彻夜啼哭，妇人崩漏，漏中赤白，用药僵蚕，消除证候。
僵蚕服药，止消阴痒，去除三虫，灭黑消瘢，去除瘢痕，面色变好。
散除风痰，打通结滞，化解痰块，开启喉痹，力驱分娩，罢除余痛。
解除伤寒，功用虽多，不宜多服，少用僵蚕，用药佐使，辅助君药。
僵蚕多服，小腹冷痛，令人遗溺，其性下行，利多成寒，审慎用药。
中风失音，半身不遂，一切风疾，头风口疮，喉痹欲死，灭诸瘢痕。
身患病疾，遍身疹瘰，热毒发背，痔疮痔肿，火丹金疮，皮肤风动。
男子伤寒，后阴易病，女子崩中，产后余痛，乳汁不通，小儿惊风。
夜啼口噤，用药僵蚕，兼去三虫，善能发汗，治面疮瘢，祛除内邪。

五十三、蚕沙

晚蚕蛾屎，胜于春蚕

晚蚕蛾子，气温微咸，略有小毒，其性最淫，强大阳道，交接不倦。
益养精气，禁锢难来，诸疮灭瘢，止停尿血，温暖肾脏，补益肾气。
药用蚕沙，晚蚕之屎，其性亦温，治疗湿痹，瘾疹瘫风，消肠鸣热。
晚蚕蛾屎，胜于春蚕，以其性淫，雌雄有别，择雄而用，雌则无效。
盖雄气温，勤于交合，敏于生育，亦宜丸散，不宜汤剂，嫌过于动。
晚蚕蛾屎，兴阳助力，又不动火，似可多用，宜同人参，白术当归。
人体气运，身无阳气，气不能举，内气亏虚，阳气萎靡，不能久振。
身患湿痛，用药组方，湿聚热蒸，蕴于经络，寒战热炽，骨骱烦痛。
舌色灰滞，面目萎黄，防己杏仁，滑石连翘，山栀苡仁，半夏蚕沙。
霍乱转筋，肢冷腹痛，口渴烦躁，目陷脉伏，时行急证，晚蚕苡仁。
大豆木瓜，川连半夏，黄芩通草，焦栀吴萸，阴阳水煎，稍凉徐服。
迎风流泪，蚕沙巴戟，去梗马蔺，男子妇人，心痛难忍，蚕沙滚汤。

五十四、桑螵蛸

螵蛸入药，补中除疝

桑螵蛸药，二三月间，桑树间寻，花斑纹子，长在树条，采之制备。
微火焙干，存之候用，若非桑树，内用无效，加桑白皮，佐之入药。
桑螵蛸药，螳螂之子，三吴最多，土人不知，采用入药，舍近求远。
桑螵蛸药，性味甘咸，气行平和，内用无毒，调和肾脏，补益肾气。
主应症候，女人发病，血闭腰痛，男子发病，虚损肾衰，益精强阴。
螵蛸入药，补中除疝，止停精泄，而愈白浊，通行淋闭，以利小便。
螵蛸活用，又禁小便，消除自遗，此物最佳，赝品颇多，苦难得真。
此物可种，采子入种，桑树之间，其子必多，数年即繁，不坏桑树。
得味龙骨，治疗泄精，畏旋覆花，失精遗溺，火气太盛，宜少少用。
阴虚多火，人若误用，反助虚阳，溲赤茎痛，强中失精，不可不知。
安镇神魂，平定心志，疗治健忘，小便频数，补益心气，桑螵远志。
菖蒲龙骨，人参茯神，当归龟甲，男子虚损，五藏气微，梦寐失精。

五十五、白头蚯蚓

白头蚯蚓，悍犬咬毒

蚯蚓入药，性味透咸，气行寒涩，内有小毒，颈白者佳，盐水洗用。
白头蚯蚓，主应证候，身患温病，大热狂言，疗治伤寒，伏热谵语。
身患大热，蚯蚓并用，捣烂绞汁，井水调下，消除症候，病发立瘥。
兼治病证，小水不通，蛊毒卒中，杀蛇瘕蛔，消除肾风，疗香港脚。
善疗黄疸，行湿如神，人或虫蛇，咬伤身体，盐水浸用，并发即解。
白头蚯蚓，疗治屎封，悍犬咬毒，犬毛殊功，蚯蚓外用，尤治毒疮。
蚯蚓性味，至微之物，实至神物，大热发狂，用白虎汤，不若蚯蚓。
石膏泻火，而能伤胃，蚯蚓泻火，又不损土，蚓生土中，土为蚓母。
蚯蚓性味，善泻火热，阳明之火，能定心神，心中之乱，一物两治。
地浆性味，取向北方，至阴之气，善泻阳明，至阳之气，调和阴阳。
蚯蚓气运，得土性安，毒以攻热，不毒生毒，相制平衡，以成奇功。
蚓以泻热，发狂之症，得毒而治，转有生机，盖逢火热，寒毒自化。
白头蚯蚓，清热平肝，止喘通络，主应证候，高热狂躁，惊风抽搐。
风热头痛，目赤中风，半身不遂，喘息喉痹，关节疼痛，齿衄瘰疬。

五十六、蟾酥

蟾酥入方,解毒消肿

蟾酥气运,性味甘辛,味辛苦烈,气热有毒,入足胃经,少阴肾经。
蟾酥气运,去毒如神,以毒制毒,消坚破块,解瘀化痈,外治显功。
蟾酥性味,内有大毒,以毒攻毒,宜于外治,不宜内治,断不可缺。
蟾酥入方,解毒消肿,功用强心,用以止痛,治疗疔疮,痈疽发背。
主应瘰疬,慢骨髓炎,咽喉肿痛,小儿疳积,心衰发病,风虫牙痛。
疗治脑疳,奶汁调和,点滴鼻中,疗治蚛牙,和牛酥摩,祛除牙虫。
治腰肾冷,并助阳气,以吴茱萸,苗汁调敷,腰眼阴囊,助推经脉。
蟾酥气运,诸家所主,消积杀虫,温暖通行,其味辛甘,气行温散。
蟾酥入方,发散风火,消除抑郁,解除大热,化解痈肿,拔疗散毒。
小儿疳瘦,恐非正治,不宜漫尝,即亦煅过,若欲内服,勿过三厘。
慎毋单使,必与牛黄,明矾乳香,没药同用,如疮已溃,攻毒拔毒。

五十七、蝌蚪

蝌蚪入药,疗腮腺炎

蝌蚪别名,亦蛤蟆子,疗治火伤,汤火烧伤,捣烂涂敷,功用止痛。
如遇皮破,且无伤痕,用药蝌蚪,同桑椹汁,染须亦佳,须加冰片。
火飚热毒,一切疮疖,蝌蚪一升,淘净晾干,用旧石灰,调稠成水。
三黄散方,日晒搅匀,再晒至干,临时加用,冰片麝香,水化开搽。
无名大毒,一切火毒,病发瘟毒,用寒水石,配净皮消,合川大黄。
用药等分,研极细末,夏季蝌蚪,捞取蝌蚪,收放坛内,制蝌蚪水。
用泥封口,埋至秋天,即化成水,用一大碗,入前药末,各用二两。
阴干再研,收磁罐内,每用之时,以水调涂,疏解肌肤,消除毒邪。
治腮腺炎,蝌蚪一斤,冰片一钱,冰片加入,活蝌蚪内,待溶成水。
融化之水,调涂患处,每天调涂,三至四次,二至三天,病发自消。

五十八、白花蛇

白花毒蛇，山停风痛

白花毒蛇，性味甘咸，气行温和，内用有毒，选用毒蛇，蕲州者佳。
白花毒蛇，止停风痛，如癞麻风，须发脱落，鼻柱将塌，可服用之。
鹤膝鸡距，筋爪拘挛，肌肉皮毛，遭受诸风，审慎证候。断不可服。
白花毒蛇，生性窜性，上行疾走，性不下走，上焦除风，不解下焦。
白花毒蛇，异于凡蛇，蛇终毒物，以毒攻毒，解毒阳分，不解阴分。
中风发病，口面歪斜，半身不遂，阴虚血少，内热而发，宜白花蛇。
用白花蛇，祛除风湿，通透筋骨，平定惊搐，疗治风湿，骨节疼痛。
主应证候，麻风疥癞，小儿患病，惊风搐搦，患破伤风，瘰疬恶疮。
白花毒蛇，主疗中风，湿痹不仁，经脉拘急，口面㖞斜，半身不遂。
骨节疼痛，大风疥癞，暴风瘙痒，脚弱无力，不能久立，通治诸风。

五十九、鱼鳔

鱼鳔之胶,绝似人精

鱼鳔气运,性味藏甘,气行温和,入走肾经,补精益阴,更能生子。
近人多用,种子之方,过于润滑,须同人参,补阳之药,同用为佳。
鱼鳔之胶,绝似人精,入肾补精,恐性腻滞,加入人参,气行其中。
鱼鳔入药,补肾益精,滋养筋脉,止血散瘀,消除肿胀,疗治肾虚。
消除滑精,产后风痉,疗破伤风,消除吐血,创伤出血,血崩痔疮。
竹木入肉,经久不出,巧用鱼鳔,取白敷疮,裹绕四边,肉烂出刺。
鱼鳔入药,主月蚀疮,消除阴疮,疗治痔疮,并烧灰用,入药疗疮。
妇人难产,产后风搐,破伤风痉,鳔胶入药,烧灰存性,止停呕血。
鱼鳔性味,滋养筋脉,定停手战,补益肝肾,养血止血,散瘀消肿。
主应证候,肾虚遗精,腰膝无力,肾虚腰痛,眩晕耳鸣,白带异常。
习惯流产,血虚痉挛,产后风痉,障碍贫血,吐血尿血,崩漏出血。
鳔胶入方,沙苑蒺藜,名聚精丸,为精要药,一味炒研,治痔最良。
久痔枯落,烧灰存性,产后风搐,破伤风痉,滋荣经脉,虚风自息。

六十、龟甲

龟甲性味，至阴之品

药味龟甲，性味咸甘，气行平和，微带有毒，阴中阳也，专补阴衰。
善滋肾损，复足真元，滋补润泽，补益内气，固守元气，内外合和。
漏下崩带，二病并驱，症瘕疟热，伤寒劳复，肌体寒热，欲死殊功。
腰背酸痛，手足沉重，力弱难举，囟门不合，女子阴湿，瘙痒阴疮。
驱逐瘀血，破解积凝，续筋接骨，补心轻身，益气资智，培益精神。
千岁灵龟，身上呈象，五色全具，额端高凸，骨起似角，和用延龄。
龟甲性味，至阴之品，活用全身，加味药物，人参白术，龟毒自解。
死用龟板，取之煎膏，须用灼过，名曰败龟，毒随火化，破除归毒。
若用自死，熬制煎膏，未有不毒，龟年尤长，非受蛇伤，必为毒中。
千岁灵龟，何能易见，德高道重，断不可得，千岁之龟，可以延年。
千岁灵龟，自知趋避，轻露暴显，沙洲塘渚，招人物色，轻投鼎镬。
天地之大，实有此种，道德之贤，无心获之，反助其益，算之炼丹。
千岁之龟，不知修合，终属无益，异人之传，制法奇方，附后采纳。
用方之名，千岁灵膏，千岁灵龟，纸包一个，用火煨死，消除内毒。
桑木煮熟，约用一昼，身甲捣碎，人参一斤，白术二斤，熟地二斤。
桑叶二斤，山茱薏仁，茯苓巴戟，各用一斤，五味四两，柏仁六两。
杜仲半斤，粉碎为末，同龟捣烂，加蜜为丸，用白滚水，日服五钱。
精神还少，须发重乌，寿至百岁，身轻体健，气壮体健，犹身少年。
千岁之龟，其灵更甚，世间安得，千岁之龟，为人所获，此为天厌。
龟寿万年，深藏之处，江湖之内，原不易得，千岁之龟，钟至灵气。
为人所得，趋避之方，以脱于难，可以趋避，趋避不能，获罪于天。
龟潜于渊，性情好淫，唯知取乐，不知修省，天安而得，不加诛戮。
上帝好生，杀物长生，置于无用，助修功德，化生妙药，延龄之丹。

介虫众多，三百六十，龟为之长，神灵变化，凡入药中，勿令中湿。
遂其变化，内藏之性，而成症瘕，入于腹中，制龟之方，乃用水煮。
滚水煮熟，安能作祟，况用桑柴，以制之乎，用龟补阴，正取其神。
方中用药，多是补心，夫心藏神，龟性有神，气以相通，心肾两接。

六十一、鳖甲

鳖甲入药，消散癖瘕

鳖甲气运，性味藏咸，气行平和，内用无毒，炮制鳖甲，醋炙代用。
鳖甲入药，消散癖瘕，化解息肉，祛除阴蚀，除却痔疽，消除瘘瘦。
破除骨蒸，疗治温疟，往来寒热，疗愈肠痈，消肿行气，下除瘀血。
鳖甲之肉，性亦不冷，项下软骨，不必检去，善能攻坚，又不损气。
阴阳上下，痞滞不除，宜用鳖甲，宜研调服，世人俱炙，汤药内煎。
鳖肉补阴，鳖甲攻坚，一物相反，恐未然说，鳖原阴物，以阴补阴。
鳖甲攻坚，鳖性善藏，小有缝隙，鳖必用甲，以钻入缝，力全在甲。
用甲攻坚，原有至理，其性善攻，其味仍补，肉则多补，甲则多攻。
鳖甲性味，善杀痨虫，不杀痨虫，能除病疾，痨瘦骨蒸，骨蒸有虫。
虫得湿热，伺机自生，非尽传染，因热得汗，因汗又热，绝似潮汐。
痨虫生处，不生肠胃，偏生骨髓，不用鳖甲，难入至阴，引药群阴。
大补其阴，不用杀虫，所生之髓，止足供虫，杀虫之药，又多耗髓。
虫死之际，骨髓空虚，热邪未去，痨虫又生，频繁往复，病终无时。
鳖甲杀虫，又补至阴，骨中杀虫，只消鳖甲，佐之补阴，功用宜商。
鳖甲一斤，醋炙鳖甲，地骨半斤，丹皮四两，熟地一斤，山茱半斤。
地栗半斤，白芍白术，薏仁四两，玄参三两，五味二两，沙参六两。
粉碎为末，山药一斤，搅拌为糊，打为丸药，久服虫尽，骨蒸亦愈。
夫龟与鳖，虽同阴类，性实不同，差别殊异，龟性喜出，鳖性喜入。
龟性喜静，而不喜动，鳖性喜动，而不乐静，龟长于补，鳖长于攻。
龟可为膏，用以滋阴，鳖可攻坚，滋阴入药，久服受益，攻坚暂用。
鳖甲性味，入之药味，补阴攻坚，不可久用，用以滋阴，不如龟膏。

六十二、蛤蚧

蛤蚧入药,定喘止嗽

蛤蚧气运,性味藏咸,气运平和,内有小毒,五脏之中,主应肺脏。
肺虚气弱,声咳无休,疗治肺痿,定喘止嗽,益养精血,助发阳道。
血咯不已,传尸痨瘵,祛体邪魅,仍通月经,更利水道,至神功用。
蛤蚧入药,全在于尾,尾损无用,必得人参,麦冬五味,沙参乃奇。
蛤蚧居处,生于西粤,夜间自鸣,鸣声绵延,八九声响,功用最胜。
捕得入药,须护其尾,尾伤有毒,所断之尾,反可用药,善能固气。
其尾急趋,多不动喘,止喘实神,补肺益肾,定喘止嗽,疗治虚劳。
蛤蚧入药,温中益肾,固精助阳,通淋行血,蛤蚧胃部,善能治疝。
蛤蚧补气,定喘止渴,功同人参,益养阴血,助精扶羸,功同羊肉。
蛤蚧性味,主应症候,肺劳咳嗽,淋沥发病,肺肾为病,劳极虚热。
外邪易侵,内证兼发,蛤蚧属阴,补水上源,肺肾得养,劳热自除。
肺朝百脉,通调水道,下输膀胱,肺气清幽,上下和合,水道自通。

六十三、蝼蛄

蝼蛄入药，接续骨伤

蝼蛄入药，即曰土狗，性味藏咸，气令寒涩，内用无毒，言其利水。
蝼蛄入药，上下左右，亦不必拘，通身之用，用以利湿，功效如神。
蝼蛄入药，气运性味，接续骨伤，用药疗治，口疮乳毒，不宜虚人。
蝼蛄性味，利水通便，疗治水肿，石淋瘰疬，小便不利，痈肿恶疮。
蝼蛄气运，主证难产，出肉中刺，溃烂痈肿，消下哽噎，解毒除疮。
水病肿满，呼吸喘促，不得眠卧，蝼蛄五枚，晒干研末，温水调下。
面浮水肿，土狗一枚，轻粉一字，共为细末，搐入鼻中，黄水尽出。
疗治石淋，蝼蛄七枚，新瓦焙干，研末入药，温酒调用，一钱匕服。
小便不通，蝼蛄三枚，苦瓠微炒，捣细罗散，每服用药，冷水调下。
大腹水肿，蝼蛄炙热，每天十个，大戟芫花，甘遂大黄，共研为末。
大小二便，气运不通，蝼蛄蜣螂，男取虫头，女取虫身，焙焦内用。

六十四、鳗鱼

鳗鱼入药，善杀诸虫

鳗鱼入药，性味藏甘，气令寒涩，体内有毒，善杀诸虫，调和五脏。
消除五痔，驱逐腰背，风湿浸淫，治疗男女，骨蒸痨瘵，疗治脚气。
鳗鱼应症，产户虫疮，崩漏不断，多食最效，骨烧熏床，百虫皆死。
鳗鱼性味，非为补益，食之杀虫，尸虫尽绝，痨瘵重生，又不可为。
鳗鱼性味，疗治痨瘵，自是杀虫，必须淡食，盖其咸味，尽入肾中。
鳖与鳗鱼，同是杀虫，而性各别，鳖喜攻入，鳗喜攻出，各有侧重。
二物同用，功效出奇，用之入药，以治骨蒸，宜为分用，不宜同用。
一味欲出，一味欲入，两相拂意，反相忘杀，骨内之虫，驱外而杀。
不若攻入，内而尽诛，故用鳗鱼，不若用鳖，药性更胜，鳖肉但补。
鳗鱼性味，只杀痨虫，骨蒸之病，实可痊愈，胃健能食，滋补之味。
男女患病，一切虚劳，鳗鱼几斤，清水洗净，笼铺荷叶，鳗鱼上蒸。
炷香取起，去头尾骨，捣烂炒熟，山药粉末，丸如梧子，晒干服用。

六十五、鳝鱼

鳝鱼藏甘，补虚除湿

鳝鱼气运，性味藏甘，食用大温，摄食无毒，走经脾肾，补中益气。
补虚除湿，强壮筋骨，疗治痨伤，风寒湿痹，产后淋沥，下痢脓血。
鳝鱼性味，且更兴阳，祛散湿气，善去狐臭，化生津液，止渴生力。
血涂口眼，善能止斜，急救之需，火丹赤肿，鳝血涂敷，功效若神。
鳝头之上，冠者翘楚，时行病起，食之多复，能益气力，复原内气。
病属虚热，鳝鱼入方，不宜食用，时病前后，疟痢胀满，诸病大忌。
鳝鱼应候，主湿痹气，补益虚损，血气不调，羸瘦止血，除腹冷气。
补中益血，疗治沈唇，少气呼吸，足不立地，补益五藏，逐十二邪。
熊筋骨粉，当归人参，等分为末，酒蒸鳝鱼，取肉捣烂，增助力气。
久痢虚证，大便脓血，黄鳝一条，红糖三钱，鳝去肚杂，新瓦焙枯。
和糖研末，开水吞服，鳝鱼性味，甘温具足，补中益血，甘温通经。

六十六、螃蟹

螃蟹气运，气令寒涩

螃蟹气运，性味入经，走足阳明，阳明胃经，足厥阴经，厥阴肝经。
螃蟹气运，性味藏咸，气令寒涩，内有小毒，散血解瘀，益气养筋。
螃蟹入药，胸热烦闷，去面肿僻，疗愈漆疮，续接筋骨，强健身体。
夙疾人食，其病复发，孕妇食下，令人横生，最不利人，而最喜噬。
然得螃蟹，解散胸热，亦有可取，若用入药，只用跌损，疏解筋韧。
蟹性最动，爪尤善动，子死腹中，胞不能破，用之实神，正取其动。
螃蟹形性，物极动风，体有风疾，不可食用，偶遇红柿，不可同食。
偶中蟹毒，煎紫苏汁，捣冬瓜汁，俱可解散，风发霍乱，木香汁解。
跌打损伤，血热瘀滞，皆宜螃蟹，血寒凝结，脾胃寒滑，咸不宜服。
胸中热结，蟹咸气寒，入足阳明，足厥阴经，热淫于内，治以咸寒。
厥阴风热，面肿歪僻，阳明热壅，二经解热，筋得滋养，内气自益。
咸走入血，善能软坚，解结散血，疗愈漆疮，能解漆毒，多宜外用。
性能败漆，生捣螃蟹，疗治漆疮，涂疗火伤，取性散血，养筋活血。

六十七、海马

海马功效,更善堕胎

海马归类,亦归虾属,性味走经,肾经命门,专善兴阳,不亚海狗。
海马功效,更善堕胎,能催海马,入药功用,不亚腽肭,乃尚腽肭。
海马入药,沿海多生,不论雌雄,最能兴阳,山东第一,广东次之。
山东海马,尤得生气,阳气之生,尤能种子,味咸性温,内用无毒。
海马性味,补肾壮阳,调气活血,疗治阳痿,遗尿虚喘,难产症积。
妇人将产,烧末饮服,谓气和血,温暖水藏,强壮阳道,善消瘕块。
远年虚实,积聚瘕块,木香一两,海马一对,雌者黄色,雄者青色。
大黄炒锉,焙青橘皮,炒白牵牛,巴豆选用,四十九粒,六味组方。
加人中白,浸青橘皮,裹住巴豆,以线系定,入人中白,再浸七日。
橘皮余药,粗捣过筛,每服二钱,水用一盏,煎三五沸,临睡温服。
发背恶疮,兼治疔疮,海马一双,用鸡血藤,水银朱砂,雄黄三钱。
轻粉一钱,脑子麝香,上除水银,研末和合,水银再研,点药入内。

六十八、文蛤

文蛤应症,瘰疬痰核

文蛤入药,性味走经,气运行令,入手太阴,太阴肺经,太阳膀胱。
文蛤气运,性味苦咸,气平寒涩,内用无毒,利水堕痰,胁腰驱痛。
消除喉咳,缓和胸痹,收涩崩漏,平消鼠痔,用于伤寒,利水走肾。
文蛤入药,洗净晒干,碾碎成末,煅制文蛤,烟火煅红,取出放冷。
酒煮一时,乘热捣细,用酸浆水,或用陈醋,煮半日许,捣粉入药。
邪热痰结,文蛤入药,气虚有寒,不用文蛤,巧用性味,消除邪热。
文蛤气运,清热利湿,化痰软坚,消除口渴,解除烦热,咳逆胸痹。
文蛤入药,气运性味,清金利水,解渴除烦,化痰止嗽,软坚消痞。
外科入药,文蛤应症,瘰疬痰核,崩漏痔瘘,鼠疫发病,疳蚀口鼻。
痰饮胶结,顽痰不化,病为咳逆,文蛤一两,烧灰存性,研极细末。
姜制半夏,胆星厚朴,广皮白芥,白术枳实,麸皮拌炒,研末调服。

六十九、珍珠

珍珠入药，内治绝少

珍珠性味，气令寒涩，内用无毒，组方入药，稳镇心神，润养颜色。
点目去膜，塞耳治聋，珍珠组方，小儿惊痫，尤堪止渴，亦能坠痰。
珍珠入药，内治绝少，存之以备，外治之需。生肌最良，疮毒必用。
身患外伤，内毒未净，毒邪内涌，遽用珍珠，用以生肌，转难收口。
珍珠性味，甘咸性寒，泻热定惊，感月而胎，水精所孕，水能制火。
珍珠气运，入走经脉，心肝二经，镇心安魂，肝脏藏魂，借其宝气。
大抵宝物，多藏奇妙，镇心安魂，金箔琥珀，龙齿安魂，假其神气。
珍珠入药，坠痰拔毒，收口生肌，疗治惊厥，驱热疗痘，下胎胞衣。
大人发病，惊悸怔忡，癫狂恍惚，神志不宁，小儿发病，遇触即惊。
小儿惊风，神经搐搦，珍珠茯苓，钩藤半夏，甘草人参，同炒研末。
小儿中风，手足拘急，珍珠石膏，风痰火毒，喉痹惊风，珍珠牛黄。
口内诸疮，珍珠三钱，硼砂青黛，冰片黄连，煅人中白，上为细末。
久积顽翳，盖覆瞳仁，珍珠地榆，水二大盏，煮至水尽，取出珍珠。
醋浸五日，热水淘洗，令无醋气，研令极细，每以铜箸，少许点翳。
诸毒疽疮，穿筋溃络，烂肌损骨，破关通节，脓血淋漓，溃久不收。
珍珠胞衣，白蜡一两，猪脂一两，火上熔化，和入粉末，调匀轻敷。

七十、牡蛎

牡蛎涩精，精必通利

牡蛎气运，性味藏咸，气运平和，功性微寒，内用无毒，左顾者良。
牡蛎性味，入少阴经，少阴肾经，软消积癖，除消结核，去胁下硬。
泻热掀肿，益精强肾，遗尿可禁，敛收阴汗，功效如神，摩消宿血。
消除老痰，绝断鬼交，收敛气滞，可为佐使，佐补则补，佐攻则攻。
牡蛎入药，配伍组方，助力君臣，随药转移，协同发力，不能自主。
牡蛎涩精，而精愈遗，非因牡蛎，牡蛎涩精，精必通利，而后可止。
大病之后，水不下行，原宜用补，补气消水，伤寒经汗，吐下之余。
元气缥缈，不能骤生，补则功缓，因势利导，而用泽泻，通利水道。
恐忧水势，激流而下，单用泽泻，太泄其水，元气随水，走行尽泄。
巧用牡蛎，利中以涩，利中带涩，水泄之际，元气无亏，泄中有补。
利中用涩，人体精华，盖精愈涩，而愈遗流，补精带涩，徒补无益。
遗精之病，审慎牡蛎，断不可用，用之而效，玉关大开，不得已用。
危急之际，用药牡蛎，闭精一时，不可持久，长服牡蛎，功效多反。
牡蛎之肉，味甘性温，即鲍鱼肉，牡蛎入药，用止梦遗，守护内气。
牡蛎鲍鱼，二物之壳，二者同气，止涩之味，食之过多，任督路断。
二经之气，不能上升，抵达唇口，须髯渐少，多食牡蛎，令人少髭。

七十一、水蛭

水蛭性味，善祛积瘀

水蛭气运，性味咸苦，气行平和，功性微寒，内用有毒，用炒黄黑。
水蛭性味，善祛积瘀，消除坚瘕，仲景夫子，抵当汤丸，疗治伤寒。
瘀血发黄，水蛭入药，疗治折伤，通利水道，通畅月信，下堕妊娠。
蓄血不化，水蛭入方，必用之药，水蛭形性，有形之物，散有形血。
血蓄之症，气结之症，二者不同，虽同热证，气结发病，热结膀胱。
气结之病，可用气药，散于无形，血蓄发病，热结肠胃，必用血物。
水蛭形性，水田蚂蟥，食人之血，可恶之物，仲景夫子，用治伤寒。
伤寒瘀血，血瘀蓄积，积聚不散，唯有水蛭，实无他药，可以代替。
水蛭获取，不可多得，多用虻虫，虻虫性味，不及水蛭，功效若神。
水蛭难死，又善变化，能用一身，化为千万，世人疑惑，不敢用蛭。
水蛭入药，制不得法，难死能生，制之得法，不生永死，唯有制法。
取干水蛭，铁刀细切，如小米大，文火炒黑，烟起取出，不放地上。
水蛭生存，以土为母，离土无养，与土同用，善解瘀血，随土共行。

七十二、龙骨

龙骨生处，地气所结

龙骨气运，性味藏甘，气运微寒，性味归阳，虽有雌雄，无分功效。
龙骨色黑，不可入药，须用火炼，研末水飞，始可用之，组方入药。
大肠不通，用药龙骨，滑泻闭塞，收敛气机，浮越正气，止停肠风。
龙骨入药，主应证候，妇人患病，带下崩中，塞滞梦寐，肾虚泄精。
小儿发病，惊痫风热，用药龙骨，辟除邪气，消除精物，除却肠痈。
身患内疽，用药龙骨，固敛虚汗，收缩小便，散解坚结，消除症瘕。
龙齿性味，定心安魂，男妇发病，邪梦纷纭，尤宜急服，消解症状。
紫稍花草，龙精飘忽，沾于水草，世无真物，若有真勿，功则兴阳。
龙善变化，山野之中，往有龙骨，任人取携，血骨淋漓，不见风云。
龙骨为真，世间所用，地气结成，非天之龙，风云行雨，滋养万物。
神龙呈祥，唯有见尾，而不见首，不使人见，地气龙骨，不能变化。
龙骨生处，地气所结，地气之深，性当属阴，不当属阳，自有渊源。
龙齿安魂，而不安魄，虎性属阴，而龙属阳，龙归为火，而虎为金。
龙生地下，宜为属阴，虎生地上，亦可为阳，虎生地上，得阳之气。
龙生地下，必得阴气，虎得阳生，不谓阳精，龙得阴生，不谓阴精。
万物皆生，天地之中，无阴滋养，阳则不生，无阳守护，阴则不长。
天地万物，阴阳相随，天体阳气，谓之生气，天地阴气，谓之杀气。
生气属木，人身肝气，应之生气，杀气属金，人身肺气，应之杀气。
人体之中，三魂七魄，天地人魂，七魄藏身，肺中藏魄，肝中藏魂。
魂动神乱，宜用虎睛，用以相制，魄飞缥缈，似宜龙齿，用以相伏。
虎睛制魂，人魂愈动，龙齿制魄，而魄愈飞，大相径庭，二者相悖。
盖魂游动，阳气游动，以阳引阳，三魂始归，龙齿阳气，故能安魂。
魄飞之际，阴气飘飞，以魄招魄，而魄始降，虎睛得阴，故能镇魄。

龙骨制法，黑豆煮汁，以泡龙骨，酒浸一宿，香草汤洗，捣粉袋盛。
燕子制备，功效最神，燕子性情，为龙所喜，龙骨遇燕，自然流动。
阴阳乖离，阴不守阳，或为惊悸，或为狂痫，或为谵妄，自汗盗汗。
阳不固阴，或为久泄，或为淋病，或为便数，或为齿衄，溺血便血。
为赤白浊，女子发病，崩中带下，或为脱肛，阴阳失衡，多善发病。
阴不阳守，阳不阴固，多梦泄精，中风危笃，种种所患，如斯类者。
肝气上逆，挟痰而归，迸迸入心，惊痫颠痉，龙骨性味，敛火安神。
逐痰降逆，惊痫颠痉，痰为水也，随火而生，痰液壅塞，阻滞气机。
龙骨性味，引逆之火，泛滥之水，而归其宅，牡蛎同用，治痰神品。

七十三、海螵蛸

螵蛸组方,消却目肿

海螵蛸药,性味藏咸,气行微温,内用无毒,性味走经,肝肾脾经。
螵蛸主应,女子患病,气血不畅,漏下赤白,经行血闭,阴蚀肿痛。
螵蛸服药,疗治妇人,寒热瘕症,惊风入腹,风邪入侵,环腹疼痛。
五行五脏,足部经脉,三阴经脉,厥阴肝经,肝为将军,藏血之脏。
女人平素,以血为主,虚则漏下,月水赤白,经汁血闭,寒热症瘕。
少阴神经,藏精之脏,隐曲之地,虚多有湿,阴蚀肿痛,虚寒客舍。
男子肾虚,精竭无子,女子肝伤,血枯无孕,味入肝肾,通血祛湿。
凉气入腹,腹痛环脐,肝木主惊,惊人肝胆,营不牙口,腹痛环脐。
螵蛸组方,消却目肿,疗治浮翳,收敛疮口,清除腐脓,治哮最神。
海螵蛸药,乌贼鱼骨,恶遇白敛,忌合白及,恶见附子,血热勿用。
螵蛸气运,除湿制酸,止血敛疮,疗治胃痛,吞酸吐衄,呕血便血。
组方主应,崩漏带下,血枯经闭,腹痛症瘕,虚疟泻痢,阴蚀烂疮。
螵蛸味咸,擅长走血,主应症候,血枯血瘕,经闭崩带,下痢疳疾。
主应肝经,寒热疟疾,聋瘦腹痛,阴痛目翳,流泪不止,厥阴窍病。
胸胁支满,妨于摄食,先闻腥臊,外泄精液,先见唾血,四肢轻飘。
目眩无光,前后时血,名曰血枯,得之年少,有大脱血,气竭肝伤。

七十四、紫河车

河车胞衣，胞中元气

紫河车药，性味藏甘，气运大温，内用无毒，性味走经，五脏六腑。
初产者良，不必尽拘，焙干可用，河车入药，不去筋膜，洗去不佳。
河车入药，疗治诸虚，身体百损，痨瘵传尸，五劳七伤，骨蒸潮热。
组方入药，喉咳喑哑，体瘦发枯，吐衄赤红，并堪制服，男女皆益。
世有处理，埋藏地下，久化为水，名河车水，祛狂祛疫，则无功效。
紫河车药，乃为胞衣，脱离于胞，胞中元气，发散尽泄，胞宜无用。
人之初生，先生胞衣，后生有人，及胞之破，先产下人，后下胞衣。
人体胞衣，先天母气，后天父气，儿脱于胞，阴阳未散，仍存于胞。
人得胞衣，逐生身体，自然生长，慰藉胞衣，化生气血，徐徐生长。
胞在腹中，元气未漓，胞落地下，元气尽失，先天后天，胞为父母。
胞成发生，阴阳之气，阴阳之根，花木之根，得土重生，人身不然。
胞入脾胃，自然化生，生气勃发，益以补气，补血补精，谓之精品。
气得根养，内气再壮，血得根养，血丰再溢，精得根养，精华再满。
古人组方，定大造丸，未得天地，服之效验，亦是平常，疑紫河车。
下寒无火，元阳不举，乾坤化育，丹药配伍，熟地人参，白术为君。
当归山茱，巴戟为臣，茯苓苁蓉，枸杞麦冬，五味山药，芡实柏仁。
枣仁巨胜，牛膝为佐，沙参甘菊，覆盆远志，莲心附子，用药为使。
脐带之功，不及河车，补益之功，草木非比，脐带河车，形性别异。
人体脐带，接续之关，性命根蒂，儿虽堕地，离于胎元，祖气尚存。
凡遇气弱，接以重壮，偶有气短，接以再延，凡遇气绝，接以再活。
后天既老，得气先天，用以再造，修合服食，不得其法，终不获效。
先贤奇方，共传于世，名造化丹，脐带二十，文火焙干，用药为末。
人参黄芪，白术玄参，沙参五味，麦冬山茱，熟地沙苑，蒺藜菟丝。

用淫羊藿，配巴戟天，枣仁远志，砂仁茯神，肉桂枸杞，当归杜仲。
牛膝之末，蜜捣为丸，每日吞食，其方如此，照方修服，滋养容颜。
天地之间，无有弃物，即无弃功，胞胎形性，人之命根，既堕胞胎。
神农无用，延年之具，后圣之本，造为方法，续人之命，非是无用。
疑紫河车，大热之物，最能动火，阴虚火动，审慎河车，恐不宜食。
河车大温，非性大热，阴虚火动，正宜食之，火动水衰，水衰精少。
紫河车药，生人之母，生精之母，精生于温，而不生寒，寒不生精。
紫河车药，生人之母，大温生精，河车生精，相得之宜，不畜水银。
紫河车药，疗治虚劳，骨蒸药佐，气虚加补，补气用药，血虚补血。
两虚用药，人体胞衣，补益阴阳，阴虚精涸，水不制火，反本还元。

参考文献

[1] 龚廷贤. 万病回春[M]. 北京:人民卫生出版社,1984.

[2] 朱震亨. 丹溪心法[M]. 北京:人民卫生出版社,2005.

[3] 夏西超. 黄帝内经四字歌诀[M]. 郑州:郑州大学出版社,2022.

[4] 夏西超. 难经四字歌诀[M]. 郑州:郑州大学出版社,2023.

[5] 赵瑾叔. 本草诗[M]. 西安:陕西人民出版社,1960.

[6] 张璐. 本经逢原[M]. 北京:中国中医药出版社,1996.

[7] 缪希雍神. 农本草经疏类别[M]. 北京:中国医药科技出版社,2011.

[8] 叶桂. 本草经[M]. 北京:中国中医药出版社,2016.

[9] 陈士铎. 本草新编[M]. 北京:中国中医药出版社,2008.

[10] 雷敩. 雷公炮炙论[M]. 南京:江苏科学技术出版社,1985.

[11] 孟诜. 食疗本草[M]. 上海:中华书局,2011.

[12] 夏西超. 品味中医文化四字歌诀[M]. 郑州:郑州大学出版社,2024.

[13] 赵燕. 民国时期本草及方书类医籍出版研究[D]. 北京:北京中医药大学,2022.

[14] 鄢梁裕. 奇珍异宝药物的文献研究:以本草文献中的七种药物为研究对象[D]. 长春:长春中医药大学,2024.

[15] 崔惠涓. 《太平经》生态哲学研究[D]. 北京:中共中央党校,2024.